DESNUTRIR O CÂNCER, NUTRIR O PACIENTE

VALTER LONGO
com a colaboração de Alessandro Laviano
Romina Inès Cervigni
Cristina Villa

DESNUTRIR O CÂNCER, NUTRIR O PACIENTE

Como a Dieta que Imita o Jejum e a Nutritecnologia Estão Revolucionando a Prevenção e o Tratamento de Tumores, Mesmo em Estágios Avançados

Tradução
Karina Jannini

Editora Cultrix
SÃO PAULO

Título do original: *Il Cancro a Digiuno.*

1ª edição 2024.

Todas as ilustrações são de Gilda Nappo; a ilustração 5.1 foi feita por Manuela Lupis e modificada por Gilda Nappo.

Foto 2.2: "Extraída de Evolutionary Medicine: from Dwarf Model Systems to Healthy Centenarians?" de Valter D. Longo, Caleb E. Finch, in *Science*, 28 de fevereiro de 2003: vol. 299, nº 5611, p. 1342. Reimpresso com a autorização da AAAS.

Foto 2.4 © Valter Longo.

Editor: Adilson Silva Ramachandra
Gerente editorial: Roseli de S. Ferraz
Preparação de originais: Denise de C. Rocha
Gerente de produção editorial: Indiara Faria Kayo
Editoração eletrônica: Ponto Design
Revisão: Claudete Agua de Melo

Dados Internacionais de Catalogação na Publicação (CIP)
(Câmara Brasileira do Livro, SP, Brasil)

Longo, Valter
Desnutrir o câncer, nutrir o paciente : como a dieta que imita o jejum e a nutritecnologia estão revolucionando a prevenção e o tratamento de tumores, mesmo em estágios avançados / Valter Longo ; tradução Karina Jannini. - 1. ed. - São Paulo : Editora Cultrix, 2024.

Título original: Il cancro a digiuno
Bibliografia.
ISBN 978-65-5736-328-7

1. Câncer - Aspectos nutricionais 2. Câncer - Dietoterapia 3. Câncer - Prevenção 4. Jejum - Aspectos da saúde I. Título.

24-204357 CDD-616.994052

ÍNDICES PARA CATÁLOGO SISTEMÁTICO:

1. Câncer : Aspectos nutricionais : Ciências médicas 616.994052

Cibele Maria Dias - Bibliotecária - CRB-8/9427

Direitos de tradução para o Brasil adquiridos com exclusividade pela
EDITORA PENSAMENTO-CULTRIX LTDA., que se reserva
a propriedade literária desta tradução.
Rua Dr. Mário Vicente, 368 — 04270-000 — São Paulo, SP – Fone: (11) 2066-9000
http://www.editoracultrix.com.br
E-mail: atendimento@editoracultrix.com.br
Foi feito o depósito legal.

A Luigi Spagnol, uma mente em busca de histórias
capazes de mudar a vida de milhões de italianos, aos cem anos
que não viveu e aos sessenta que viveu com coragem.

A todos que lutam por uma vida longa e saudável.

ADVERTÊNCIA

Fez-se todo o possível para garantir que as informações contidas neste livro, mesmo as de divulgação, fossem precisas e atualizadas no momento da publicação. O autor e o editor não se responsabilizam por eventuais erros ou omissões nem pelo eventual uso impróprio ou pela compreensão errônea das informações fornecidas neste livro, tampouco por qualquer prejuízo financeiro, à saúde ou de outro gênero, sofrido por qualquer indivíduo ou grupo que considere ter agido com base nas informações aqui contidas. Nenhuma sugestão ou opinião fornecida nesta obra pretende substituir o parecer médico. Caso o leitor tenha alguma preocupação em relação a seu próprio estado de saúde, deve consultar um médico.

Todas as escolhas e decisões terapêuticas deverão ser tomadas com o auxílio de um médico, que dispõe dos conhecimentos e das competências necessárias para esse objetivo, bem como dos dados fundamentais, relativos a cada paciente. Este livro tem como finalidade divulgar informações e não deve ser absolutamente utilizado como referência para que o leitor modifique, por iniciativa própria, o tratamento prescrito pelo médico.

As informações sobre medicamentos e/ou componentes afins, bem como sobre seu uso e sua segurança, estão em contínua evolução, são sujeitas a interpretação e devem ser avaliadas em relação à individualidade de cada paciente e de cada situação clínica.

SUMÁRIO

PREFÁCIO

por Alessandro Laviano
Professor associado de Medicina Interna do Departamento de Medicina Translacional e de Precisão da Universidade La Sapienza de Roma

Em 2012, a *New England Journal of Medicine*, considerada por muitos a mais importante revista de medicina, pediu-me para comentar um artigo científico sobre modelos experimentais de neoplasia, ou seja, um crescimento anômalo de células que podem ser benignas ou malignas. O artigo em questão demonstrava que o uso racional e programado do jejum era capaz de reduzir o crescimento das células tumorais e de aumentar sua sensibilidade à quimioterapia. O principal interesse dos editores da *New England Journal of Medicine* era entender se os resultados obtidos em camundongos e células neoplásicas poderiam, mais cedo ou mais tarde, também ser obtidos em pacientes oncológicos. Em poucas palavras, pediam-me para ler o futuro em uma bola de cristal, feita, porém, de complexos mecanismos ligados ao metabolismo e ao sistema imunológico. Eu já conhecia essa área de pesquisa e o grupo que era a autoridade no assunto, bem como seu coordenador, o professor Valter Longo. No entanto, essa foi a ocasião apropriada para estudar em detalhes as razões e os mecanismos dessa abordagem tão inovadora de gerir a doença neoplásica.

Tenho de confessar que o enfoque clínico era bastante crítico para incluir o jejum ou as dietas que imitam o jejum na gestão dos pacientes oncológicos. De modo geral, nós, médicos, inclusive os oncologistas, recebemos uma formação centrada nos medicamentos, ou seja, concentramo-nos na utilização dos fármacos para combater as doenças.

Conhecemos pouco os poderosos efeitos metabólicos dos alimentos e do jejum e, por isso, temos dificuldade para admitir seu papel na gestão do paciente com câncer. Além disso, minha formação clínica e científica é voltada para a prevenção e o tratamento da desnutrição do paciente oncológico. Portanto, em uma primeira avaliação superficial, minhas competências clínicas e científicas pareceriam não apenas estranhas à prática do jejum em oncologia, mas até mesmo antitéticas. Ainda me lembro da recepção reservada ao professor Longo, em 2012, quando ele foi convidado para o congresso da Sociedade Europeia de Nutrição Clínica e Metabolismo, em Barcelona. Eu não estive presente em sua palestra, mas soube das acaloradas discussões na sessão aberta a perguntas. Talvez também por essa razão o professor Longo não tenha participado do jantar social, previsto para a mesma noite, temendo que colocassem laxantes em sua refeição (e desafio você, leitor, a descobrir o que de fato aconteceu; na realidade, Valter sempre me disse que não participou porque simplesmente tinha perdido o convite).

A ciência, sobretudo a médica, procede por hipóteses, verificações e possíveis acertos. Isso significa que não podem existir dogmas válidos para sempre em qualquer canto do universo. Somente na física podem ser traçadas leis universais. Portanto, a melhor maneira de fazer a ciência médica progredir e, com ela, a saúde dos doentes, é não aceitar o conceito de *ipse dixit*, ou seja, de uma autoridade inflexível e imutável, mas sempre se colocar com espírito curioso e crítico diante de qualquer evidência, por mais surpreendente e inverossímil que possa parecer. Ao reler com esse espírito o artigo que me havia sido proposto pela *New England Journal of Medicine*, dois pontos me pareceram claros: 1) as provas científicas apresentadas eram muito sólidas; 2) no longo percurso clínico do paciente oncológico, é possível presumir uma sinergia entre proteção do estado nutricional e ciclos de jejum ou de dieta que imita o jejum, em que a primeira atividade se destina a implementar a segunda com segurança. Portanto, concluí meu texto com "prudente otimismo" e confiança nos estudos clínicos que estavam em curso naquele momento para provar a eficácia do jejum e da dieta que imita o jejum.

Desde aquela época se passaram quase dez anos, e o papel do jejum e da dieta que imita o jejum na gestão do paciente oncológico não é mais um tema tabu. Os estudos experimentais de anos atrás já são validados por dados clínicos, obtidos tanto em pessoas saudáveis quanto em pacientes oncológicos. Alguns centros oncológicos já contemplam a integração entre terapia tradicional e terapia metabólica, pelo menos para alguns tipos de câncer. Além disso, o cenário geral da luta contra o câncer tornou-se mais complexo e requer estratégias inovadoras. De fato, parece evidente que muitos medicamentos antineoplásicos, ou seja, antitumorais, tenham na prática menos eficácia do que foi demonstrado nos estudos realizados, para que se possa pedir sua aprovação junto às autoridades reguladoras (por exemplo, a FDA, Food and Drug Administration, agência federal do Departamento de Saúde e Serviços Humanos dos Estados Unidos, e a EMA, European Medicines Agency ou Agência Europeia de Medicamentos), que devem, necessariamente, aprovar qualquer medicamento antes de ele ser comercializado. Muitos dos novos fármacos são extremamente caros e, portanto, é crucial conhecer a sua eficácia. Por fim, estatísticas recentes parecem evidenciar uma redução progressiva da mortalidade por câncer, mas também um aumento da incapacitação devida ao câncer e talvez à terapia. Esse cenário traz de volta para o primeiro plano a importância da qualidade de vida, parâmetro muitas vezes esquecido ou subestimado na aprovação de novos medicamentos.

Este livro não pretende, de modo algum, apresentar as novas diretrizes da gestão da doença oncológica. Pretende apenas destacar o trabalho realizado por um grupo de cientistas em poucos anos, que abriu outras possibilidades para os pacientes oncológicos. As provas científicas sobre o jejum e a dieta que imita o jejum são sólidas e robustas, mas, por certo, ainda não podem ser adotadas como tratamentos-padrão. Contudo, podem ser consideradas como mais uma opção a ser integrada à terapia convencional, validada pelas diretrizes internacionais. Tendo-se em conta a potência metabólica do jejum e dos alimentos, é recomendável levar em conta essa opção apenas depois de discuti-la com o próprio oncologista. Em oncologia, o jejum e a dieta que imita o jejum não são panaceias, ou seja, remédios para todos os males, e não garantem o controle nem a regressão da doença. Este livro deixa claro que a resposta clínica em alguns tumores é superior em relação a outros tipos de câncer e, de todo modo, não é observada em 100% dos casos. Portanto, a integração entre jejum sob supervisão médica e terapias-padrão deve ser considerada como uma opção para poder aumentar as possibilidades de se obter algum benefício dos fármacos antineoplásicos. E se no supermercado torcermos o nariz e não nos interessamos por um desconto de 5%, talvez um paciente oncológico prefira ter 5% a mais de possibilidade de cura.

Eu gostaria de concluir com uma observação mais pessoal, que ainda deriva do comentário publicado na *New England Journal of Medicine*. Graças a esse artigo, conheci pessoalmente o professor Longo, começamos a trabalhar juntos e nos tornamos amigos. Creio que Valter e eu partilhamos a compreensão de que uma colaboração profícua se baseia no reconhecimento e no respeito pelas competências. Não é muito produtivo trabalhar com quem já faz o que você faz ou com quem põe em discussão suas ideias sem ter recursos para tanto. Assim como na vida, a diversidade e o respeito ajudam a alcançar grandes resultados. Estou convencido da potencialidade da integração do jejum e da dieta que imita o jejum na gestão de pacientes oncológicos e dos que padecem de outras patologias, mas a palavra final só poderá ser dada pelos estudos clínicos que estamos tentando delinear e para os quais buscamos financiamento.

Neste momento, eu gostaria de ter uma bola de cristal para ver o que acontecerá daqui a cem anos.

INTRODUÇÃO

Certo dia, quando eu era estudante de doutorado na Universidade da Califórnia, em Los Angeles (EUA), curioso para saber aonde iam todos os caminhões de bombeiros que eu via passar em alta velocidade diante de minha casa, decidi seguir um deles. Assim, depois de alguns quilômetros cheguei a um cruzamento onde uma pessoa havia caído da bicicleta, provavelmente na tentativa de desviar de um automóvel. No local já havia duas viaturas da polícia e uma ambulância.

"Incrível!", pensei. "Em poucos minutos, chegaram um caminhão dos bombeiros, duas viaturas da polícia e uma ambulância porque uma pessoa caiu da bicicleta!"

Anos depois, quando uma jovem me contou que tinha estado no hospital para se consultar com um oncologista, lembrei-me desse dia em que fui atrás do caminhão dos bombeiros. Sem pestanejar, o médico lhe dissera que ela tinha câncer de mama em estágio avançado, provavelmente incurável. A consulta havia durado muito pouco, e ela estivera apenas com aquele oncologista e com nenhum outro especialista. Como podiam dedicar tanto empenho, tanta gente e tantos recursos a uma pessoa que cai da bicicleta, e aquela mulher, que corria o risco de morrer por causa de um câncer, tinha de se contentar em ver apenas um médico por não mais de meia hora? Onde estava o restante da equipe? Onde estavam o oncologista clínico molecular,[1] o nutricionista oncológico, o psicólogo etc.? Atualmente, alguns hospitais começam a fornecer um serviço melhor, mas a maior parte dos doentes de câncer ainda tem de se contentar em consultar apenas um especialista muito ocupado.

Pensei no oncologista como o primeiro policial a chegar à cena do acidente, mas que não poderia contar com o restante da equipe, pois ela custava muito caro. Ainda que não fosse assim, não existe a figura do biólogo molecular clínico, e os pesquisadores clínicos especializados em nutrição são tão raros quanto os psicólogos especializados em câncer.

Dito isso, como bioquímico e "juventólogo" que estudava como permanecer jovem e com saúde, comecei a pensar se aquela mulher poderia ter evitado o câncer. A maioria das pessoas que conheci quando era criança na Ligúria e no sul da Itália nunca teve câncer. Por que, então, aquela mulher e quase a metade da população dos Estados Unidos, como de muitos outros países, inclusive a Itália, adoece hoje de câncer? Eu estava estudando com Roy Walford, um dos maiores especialistas do mundo em nutrição, envelhecimento e câncer, e sabia que os camundongos vivem cerca de dois anos e meio e começam a adoecer de câncer com cerca de um ano e meio de vida, algo que raramente acontece com pessoas dessa idade. Por que todos falavam de prevenção do câncer se o culpado e, de longe, o maior fator de risco para adoecer de câncer era o envelhecimento?

Uma pergunta que costumo fazer no início de minhas conferências é a seguinte: "Na sua opinião, quantos anos mais poderíamos viver, em média, se fôssemos capazes de curar definitivamente o câncer?". As respostas que recebo variam de dez a 25 anos, e todos se surpreendem quando digo que, na realidade, trata-se de mais três ou quatro anos. Há pouco tempo, eu disse isso a um dos mais famosos especialistas em pesquisa sobre o câncer, e ele rebateu: "Então, deveríamos parar de fazer pesquisa sobre o câncer e ir para casa?". Obviamente eu não quis dizer isso. Afinal, passo boa parte do meu tempo dedicando-me à pesquisa sobre o câncer e trabalhando no Norris Cancer Center da

USC, em Los Angeles, e no Instituto de Oncologia Molecular IFOM, em Milão. Na realidade, eu me referia à necessidade de também prestarmos atenção à "juventologia", ou seja, ao estudo da juventude e do chamado "*healthspan*", ou seja, o período da vida em que uma pessoa permanece jovem e saudável, em vez de nos concentrarmos apenas na prevenção do câncer. Eu defendia que deveríamos dedicar nossa atenção a como retardar o envelhecimento, pois ele constitui o maior fator de risco para contrair uma grande quantidade de patologias e disfunções, não apenas o câncer.

Alguns anos atrás, durante uma conferência, alguém do público pediu a palavra e me disse: "Professor Longo, conheci uma senhora que, todas as manhãs, por volta das onze horas, tomava um cálice de *grappa*. Foi para uma casa de repouso e, ao fazer 103 anos, disseram-lhe que, por razões de saúde, ela não poderia mais tomar sua aguardente. Pouco depois, a mulher morreu". Todos desataram a rir, esperando que eu defendesse a decisão da casa de repouso de tirar a *grappa* da mulher, mas ficaram surpresos quando eu disse que não deveriam ter feito isso e que, de fato, um consumo reduzido de álcool (menos de uma taça por dia) não tem nenhum impacto sobre a longevidade,ou tem uma associação ligeiramente positiva com a longevidade. O jornalista que estava moderando o encontro interveio, dizendo que, de todo modo, o álcool deveria ser evitado porque é um fator de risco para o câncer, mas, se isso é verdadeiro para alguns tipos de câncer, o efeito de um reduzido consumo de álcool (por exemplo, menos de cinco taças de vinho por semana) sobre o risco de contrair a maior parte dos tumores é muito baixo ou nulo. O que é ainda mais importante e que devemos levar em consideração é como o álcool influencia a "juventologia" e o *healthspan*, e não apenas o surgimento do câncer. Suponhamos, por exemplo, que um alimento ou uma bebida reduza o risco de adoecermos de câncer e, ao mesmo tempo, tenha poderosos efeitos de proteção contra o diabetes e as doenças cardiovasculares ou o Alzheimer, ou, simplesmente, deixe a pessoa mais feliz e lhe proporcione o desejo de se empenhar para viver com saúde e por mais tempo: em minha opinião, esse alimento ou essa bebida pode ser recomendado à maior parte das pessoas, com exceção daquelas cujos antecedentes familiares indiquem um alto risco de adoecer de um dos tumores em que o álcool incide negativamente, como os de cabeça e pescoço.[2]

Por isso precisamos "intervir contra o envelhecimento" ou, melhor ainda, promover o *youthspan* (o período da vida em que permanecemos jovens) e o *healthspan*. Desse modo, poderíamos otimizar a proteção não apenas contra o câncer, mas também contra todas as patologias e disfunções ligadas ao envelhecimento. Durante muitos anos, acompanhei Emma Morano, de Verbania (norte da Itália), até sua morte, aos 117 anos, quando foi considerada a pessoa mais velha do mundo. Alguns anos atrás, ao passar dos 100, ela chamou seu médico, o doutor Carlo Bava, e lhe disse que estava preocupada e teria de parar de comer carne vermelha. O médico lhe perguntou a razão, e ela respondeu: "Um jornalista me disse que dá câncer". Se para a centenária senhora Morano a influência da carne vermelha no risco de adoecer de câncer deveria ser a última das preocupações, para a população adulta não é bem assim, uma vez que, por muitos anos, o câncer será uma das doenças mais difundidas e letais em todo o mundo, e encontrar a equipe e o tratamento corretos fará a diferença entre a vida e a morte. Segundo a Sociedade Americana de Câncer, a população dos Estados Unidos tem um risco de cerca de 40% de adoecer de câncer e de 20% de morrer dele.[3] Esse não é um problema apenas dos Estados Unidos, pois na Europa os números são semelhantes. De acordo com a Cancer Research UK, instituição britânica independente que se dedica à pesquisa do câncer, cedo ou tarde, cerca de 50% dos habitantes do Reino Unido serão diagnosticados com câncer[4] e, no que se refere à Itália, a Associação Italiana de Oncologia Médica (AIOM), em colaboração com a Associação Italiana de Registros de Tumores (AIRTUM), observou que 50% dos homens e mais de 30% das mulheres têm a probabilidade de adoecer de câncer ao longo da vida.[5]

Por que conseguimos reduzir o risco de doenças cardiovasculares e de morte ligada a elas e a muitos outros distúrbios, mas não tivemos o mesmo êxito contra o câncer? A resposta se encontra no mecanismo molecular responsável por essa patologia:

1) o tumor pode ter origem em muitos tipos de células, dando lugar a formas semelhantes da doença em alguns aspectos, mas muito diferentes em outros;
2) em uma massa tumoral, nunca está presente apenas um tipo de célula, mas muitos, e cada um pode ou não responder a um tratamento específico;
3) mesmo que uma terapia antitumoral se mostre eficaz para combater 99,9% das células tumorais, a única célula capaz de sobreviver pode dar origem a novas massas tumorais, que em geral são mais difíceis de combater do que as precedentes;
4) as massas tumorais podem conter células-tronco capazes de continuar a produzir novas células tumorais, ainda que o tratamento adotado seja eficaz.

Um "complô sem conspiradores"

Afinal, por que tanta gente adoece de câncer? A resposta está, em parte, no que chamo de "complô sem conspiradores", um neologismo que criei para descrever a situação.

Para muitos, o objetivo é o lucro, não a saúde das pessoas. Por isso, as indústrias alimentícias, as de tabaco, as companhias petrolíferas, a indústria automobilística, bem como os meios de comunicação de massa, os hospitais e até os médicos participam desse "complô sem conspiradores", uma vez que não se opõem ao atual estado das coisas e, em muitos casos, o promovem. "Sem conspiradores" porque: 1) o diretor-executivo de uma empresa que vende batata frita, hambúrguer ou bebidas açucaradas não se alia ao diretor-executivo de uma empresa farmacêutica que vende medicamentos contra o diabetes para tramar um complô a fim de manter as pessoas obesas e doentes; 2) a maioria dos médicos é movida por boas intenções e apenas prescreve o medicamento contra o diabetes porque não sabe o que mais pode fazer e, muitas vezes, não pode fazer mais nada. Por exemplo, há algum tempo sabemos que uma dieta "ocidental", rica em calorias derivadas de gordura animal, proteínas e açúcares promove a obesidade, o diabetes e os distúrbios cardiovasculares, além de aumentar o risco de câncer, de doenças neurodegenerativas etc. Como expliquei em meu primeiro livro, a solução existe e consiste na adoção de uma "dieta da longevidade" e de um estilo de vida adequado, e isso não com base em uma opinião minha, mas na de centenas de estudos em diversas áreas, que reuni na definição dos "Cinco Pilares da Longevidade": epidemiologia, estudos clínicos, pesquisa de base sobre a longevidade, estudo dos centenários e estudo dos sistemas complexos. Uma vez que a dieta da longevidade se fundamenta não apenas em evidências científicas, mas também na dieta das regiões do mundo com altas taxas de centenários, ela pode ser adotada sem mudanças drásticas e com base em tradições e hábitos desenvolvidos ao longo de séculos.

Mas então, por que o mundo não muda nessa direção, aproveitando os benefícios que uma nutrição e um estilo de vida mais saudáveis oferecem em termos de saúde, duração da vida e economia de dinheiro (nos Estados Unidos, quase 20% do produto interno bruto é gasto em despesas sanitárias)?

1) A formação da maior parte dos médicos enfoca o combate de doenças. Se tiverem sorte, durante a formação frequentarão um curso de nutrição e nenhum sobre "nutrição e longevidade em matéria de saúde".
2) Muitas indústrias alimentícias e farmacêuticas tiram vantagem da "confusão de informações", que, de fato, protege das críticas o alimento não saudável e fomenta o uso de medicamentos como único recurso para tratar distúrbios e doenças.

Pagam centenas de consultores pertencentes ao mundo acadêmico e conseguem exercer uma grande influência sobre a mídia por meio da publicidade, na qual são peritos. Com isso, não quero dizer que todas as empresas alimentícias e farmacêuticas recorrem a essas práticas, mas as que fazem isso são numerosas o suficiente para produzirem certa confusão sobre quais são os alimentos saudáveis e quais não são, e sobre o modo de prevenir e tratar as doenças. Não sou absolutamente contra os medicamentos, mas apenas contra aqueles inúteis ou recomendados como "paliativos", que não buscam resolver o problema na base. Com efeito, neste livro promovo o uso de medicamentos oncológicos que funcionam e raramente aconselho apenas a dieta que imita o jejum.

3) Se as pessoas desenvolverem doenças crônicas, hospitais e clínicas particulares ou conveniadas lucram mais do que promovendo uma longevidade sem doenças. Isso não significa que fazem isso de propósito, mas o incentivo não é associado à cura.
4) Os cientistas costumam usar estratégias "de um único pilar" (baseando-se, por exemplo, apenas na epidemiologia ou na pesquisa de base) e estão sempre em busca de ideias originais. Portanto, tendem a seguir por direções bem diferentes em vez de unir forças em uma única missão em favor da saúde. Além disso, com frequência preferem não se ocupar dos pacientes e raras vezes se envolvem nas terapias: isso pode ser muito bom para a ciência, mas é péssimo para quem está doente no momento.
5) Muitas vezes os jornalistas não conseguem ver tudo isso com clareza, e a isso se acrescenta a preocupação com as possíveis reações das indústrias alimentícia e farmacêutica, dos médicos, dos hospitais e assim por diante.

Por que falo de "complô sem conspiradores"? Porque todos, inclusive eu, aceitamos fazer parte desse sistema que nos garante trabalho e enriquece empresas e hospitais particulares. De quem, então, é a responsabilidade? De todos nós, que permitimos que esse sistema exista. A solução são fontes de informação confiáveis, como universidades, médicos com uma formação séria em matéria de alimentação e *healthspan* e nutricionistas especializados em juventologia e *healthspan*, que trabalhem em equipe com os médicos; hospitais que não tirem proveito do adoecimento contínuo das pessoas, e sim do fato de elas permanecerem jovens e saudáveis; e empresas alimentícias e de tecnologia da nutrição, entre elas as fundadas por mim, que trabalham duro para crescer, tendo como principal objetivo a saúde e a longevidade de seus clientes e a sustentabilidade ambiental. Por todas essas razões, além de não receber nenhuma remuneração dessas empresas, comprometi-me a doar 100% de meus possíveis dividendos para a pesquisa e obras de caridade. Além disso, criei duas fundações sem fins lucrativos, a Create Cures Foundation (www.createcures.org), nos Estados Unidos, e a Fundação Valter Longo Onlus (www.fondazionevalterlongo.org), na Itália, cujo objetivo é assistir pacientes que sofrem de todo tipo de doença e, sobretudo, daquelas em estágio avançado, e, ao mesmo tempo, promover entre as crianças e a população em geral uma consciência sobre os temas da alimentação, de um estilo de vida equilibrado e de uma longevidade saudável. Para que essas fundações possam cumprir sua importante missão de dar a todos a oportunidade de uma vida longa e saudável, também doei a ambas e a seus projetos todo o lucro das vendas dos meus livros.

Voltando ao nosso assunto, há um equívoco generalizado, segundo o qual mudar esse sistema equivaleria à perda de postos de trabalho, a salários mais baixos para os médicos e à falência das indústrias alimentícias e farmacêuticas. Assim como o sucesso de vendas de automóveis elétricos não prejudicou a indústria automobilística, mas até melhorou seus rendimentos, as diversas formas de jejum por nós promovidas – que com outros tipos de jejum talvez sejam a abordagem nutricional mais adotada no mundo – não provocaram perda de postos de trabalho nem frearam a economia. Ao contrário, determinaram mudanças positivas e estimularam muitas indústrias alimentícias a produzirem alimentos mais saudáveis. Quero lembrar aqui as declarações feitas a um jornalista por um proprietário de um frigorífico na Alemanha, que se mostrou satisfeito com o aumento do número de veganos na população: com efeito, graças à venda de hambúrgueres veganos, sua receita havia aumentado, pois esse produto lhe proporcionava uma margem de lucro maior do que os hambúrgueres de carne.

Médicos e biólogos em equipe

Nos últimos anos, nota-se que as pessoas se preocupam cada vez mais em declarar que fazem parte de um grupo: direita ou esquerda, veganos ou carnívoros, medicina tradicional ou medicina alternativa. Estamos nos esquecendo de que a maior parte de nós gostaria de viver o máximo possível com saúde, felicidade e por um bom tempo, mas acabamos nos concentrando no programa do "time" ao qual pertencemos. Creio que isso se deva à nossa necessidade de pertencer a esse ou àquele grupo. Se nos distanciássemos da mentalidade do "time" e nos concentrássemos numa missão, se enfocássemos coisas essenciais e, além das tecnologias, tivéssemos em mente outros fatores como as tradições, a história, a ciência e o ambiente, obteríamos muito mais resultados a um custo menor. Hoje sabemos que, tanto em camundongos, como em macacos e no ser humano, basta uma única mutação genética ou uma intervenção específica na alimentação para se conseguir uma redução importante na incidência do câncer e do diabetes, assim como uma redução paralela do declínio cognitivo. Para conseguir fazer com que essas descobertas e esses conhecimentos cheguem ao maior número de pessoas, precisamos de "times" de diferentes tipos, empenhados mais na resolução de problemas do que em defender uma bandeira de uma cor ou outra.

Já em meu primeiro livro, ressaltei a importância de clínicas com equipes multidisciplinares formadas por médicos, biólogos moleculares, nutricionistas, psicólogos etc., que unam esforços para resolver problemas médicos complexos. Desde então, abrimos duas clínicas, uma em Los Angeles e outra em Milão, nas quais fazemos justamente isso. Na Create Cures de Los Angeles (www.createcures.org), os médicos trabalham em estreito contato comigo, com pesquisadores em biologia molecular e com nutricionistas, que, por sua vez, somam-se a médicos externos, especializados no tratamento de tumores, diabetes, doenças cardiovasculares e outros distúrbios, muitos em estágio avançado. Devo admitir que os primeiros seis meses foram muito desafiadores e que todos, inclusive os pacientes, tiveram do que se queixar, pois estávamos tentando implementar um método que eu já tinha colocado em prática ao colaborar com médicos de diversos hospitais, mas que é mais difícil de construir em uma clínica a partir do zero. Enfrentamos problemas complicados, como a definição da função de cada membro da equipe (tive de tranquilizar os médicos quanto ao fato de que eles continuariam a ter o controle da terapia) e de quanto tempo cada um teria de dedicar aos pacientes, mas, no final, conseguimos vencer essas dificuldades, e estou convencido de que, graças ao que estamos fazendo, em breve assistiremos a uma grande melhora na qualidade dos tratamentos.

Antigas terapias oncológicas *versus* novas terapias oncológicas

Em meu primeiro livro, *The Longevity Diet**, escrevi sobre a importância de encontrar, em primeiro lugar, o especialista "adequado", capaz de escolher a direção correta, e, em seguida, a equipe de clínicos para poder seguir por esse caminho com confiança, sem descumprir nenhuma regra da prática médica nem se afastar dos tratamentos padrão. Se você é um paciente oncológico, desejará que essa equipe de especialistas

* *A Dieta da Longevidade*. São Paulo: Cultrix, 2023. (N. da T.)

e médicos lhe dê: 1) o melhor em matéria de tratamentos e 2) que eles sejam realizados no menor tempo possível, com poucos efeitos colaterais e nenhum efeito de longo prazo. Em resumo, você desejará que essa equipe lhe dê a garantia não apenas de que você está sendo tratado, mas também de que poderá viver com saúde e por muito tempo. É muito difícil obter esse resultado em pacientes com tumores em estágio avançado, mas não tanto naqueles que estão nos primeiros estágios da doença.

Pouco tempo atrás, participei de um *workshop* com muitos diretores de alguns dos mais prestigiados hospitais oncológicos do mundo. Quando defendi os pacientes e disse que deveríamos prestar atenção aos efeitos colaterais dos tratamentos, e não apenas ao câncer, todos me dirigiram quase em coro as seguintes palavras: "Antes de tudo, temos de cuidar do tumor; os efeitos colaterais são um problema secundário". Essas palavras me chocaram, mas me dei conta de que aquelas pessoas estavam combatendo uma guerra, de que faziam isso com poucas armas e de que essas armas matavam muitas células saudáveis e danificavam tecidos normais, mas, de todo modo, eram a única possibilidade de vencer uma batalha que, em muitos casos, às vezes na maioria deles, elas sabiam que perderiam.

Anos atrás, quando escrevi aos organizadores de um dos mais prestigiados congressos de oncologia do mundo para me queixar do fato de que não estava prevista uma sessão dedicada ao dano causado aos pacientes pela terapia oncológica e propus que se organizasse uma, eles se recusaram a fazer isso. Um congresso de tamanha magnitude não tinha nenhuma parte dedicada à proteção do paciente. Como pouquíssimos hospitais e clínicas fornecem aos pacientes um tratamento de tipo 360 graus e uma equipe multidisciplinar que possa maximizar a possibilidade de os pacientes receberem cuidados e viverem com saúde por mais tempo, é importante entender não apenas como a alimentação e as dietas que imitam o jejum podem influir nas terapias, mas também quais devem ser as características do sistema que permitiria otimizar os efeitos da terapia. Para que aquilo que chamamos de "revolução da longevidade" tenha sucesso, os médicos deveriam adotá-la, os nutricionistas que trabalham com eles deveriam ajudar a aplicá-la, e os jornalistas deveriam encontrar uma maneira de transmitir uma mensagem complexa, centrada na vida do paciente, e não nos índices de audiência. Por fim, sem abrir mão dos lucros, os empresários deveriam criar empresas ou desenvolver novos produtos e serviços para fazer com que as pessoas vivam por mais tempo e com saúde.

Por que essas mudanças são necessárias, sobretudo as relacionadas ao aspecto clínico? Porque todos os tipos de câncer têm uma "fraqueza molecular" e, para se desenvolverem, requerem muitos nutrientes, mas também continuam a sofrer mutações. Por isso, combater o tumor limitando-se aos tratamentos-padrão administrados pelos oncologistas equivale a combater uma guerra empregando exclusivamente soldados que matam pessoas: a infantaria que dispara, a força aérea que bombardeia do alto e a artilharia que bombardeia a distância. No entanto, nos últimos cem anos, a guerra em si tornou-se algo mais sofisticado graças à introdução de elementos de inteligência, como, por exemplo, os que levaram Turing a inventar uma máquina computacional capaz de decifrar as mensagens em código dos alemães. Enquanto em todo o mundo se lutava com armas de fogo, uma parte da guerra foi vencida por cientistas como Turing, graças à sua capacidade de "pensamento alternativo", apesar do ceticismo das cúpulas militares da época.

Provavelmente você já deve ter ouvido muitos desses discursos sobre a guerra e estará pensando: "Vamos ao que interessa: é possível curar o câncer?". Respondo que sim, alguns tumores podem ser tratados; porém, o mais importante é que o tipo de tratamento convencional e integrativo que se emprega pode fazer a diferença se um paciente morre aos 25 anos por um linfoma (tumor do sangue que afeta o sistema linfático), aos 32 por um adenocarcinoma (tumor das glândulas presentes em diversos órgãos) ou vive até os 100 anos. Infelizmente, as terapias integrativas (que devem ser acrescentadas às oncológicas convencionais) sofrem as consequências de graves limitações, como:

1) A ideia de charlatanismo associada a grande parte das "terapias alternativas". Por exemplo, pouco tempo atrás foram publicados estudos sobre a injeção de altas doses de vitamina C em combinação com as dietas que imitam o jejum no tratamento de certo tipo de tumores (os chamados "tumores KRAS mutados", ou seja, com uma mutação do gene KRAS, que comanda a síntese das proteínas e está presente, por exemplo, em tumores colorretais ou no pâncreas) em camundongos. Um desses estudos foi assinado por mim e por uma equipe de especialistas.[6] No entanto, muitos começaram a afirmar ou a acreditar que as pílulas de vitamina C pudessem ser eficazes contra qualquer tipo de câncer nos seres humanos. Eis um exemplo de charlatanismo. De fato, foi demonstrado em diversos estudos clínicos que a vitamina C para uso oral não tem nenhuma eficácia, e em nossos experimentos com animais provamos o mesmo também no que se refere à forma injetável, a menos que estivesse associada à dieta que imita o jejum e, de todo modo, apenas em determinados tumores (KRAS mutados).
2) A tendência da maior parte dos oncologistas é considerar qualquer tipo de terapia integrativa e a abordagem de todas as terapias integrativas como charlatanismo, em muitos casos sem terem lido nada a respeito nem tentado entender em que se baseiam. Em defesa dos oncologistas, deve-se dizer que estão sempre sobrecarregados de trabalho e não podem contar com alguém que os ajude a entender as propostas dos cientistas. Dito isso, creio que, diante de tumores em estágio avançado, para os quais não há tratamentos eficazes, o oncologista deveria ter tempo para se informar sobre as terapias integrativas que contam com o respaldo tanto de provas de

> laboratório quanto de estudos clínicos e podem ser consideradas seguras e potencialmente eficazes. Voltando ao exemplo da vitamina C, um oncologista que acompanha um caso de tumor KRAS mutado no cólon, para o qual os tratamentos-padrão não se revelaram eficazes, poderia explicar a seu paciente a existência de estudos clínicos sobre esse tipo de terapia ou ler os artigos a respeito, discutir com os especialistas ou valer-se da lei sobre os chamados "cuidados compassivos" e, em relação a eles, associar ao tratamento-padrão o uso da vitamina C em forma injetável.

Eis o que diz a Food and Drug Administration nos Estados Unidos a respeito dos cuidados compassivos: "Às vezes chamado de 'uso compassivo' [...], é uma potencial via pela qual o paciente que sofre de uma condição, de uma doença ou de um distúrbio grave, que o coloca em perigo imediato de vida, pode ter acesso a uma terapia experimental (que pode ser um dispositivo medicinal, biológico ou médico) para receber um tratamento fora da experimentação clínica, quando não houver à disposição opções terapêuticas alternativas comparáveis ou satisfatórias".[7] Para o oncologista, que deverá assumir a responsabilidade por esse tratamento e nele terá de investir parte de seu tempo, trata-se de um caminho não muito simples de percorrer. No entanto, esse caminho é contemplado pela lei, pois ele pode fazer a diferença, e uma diferença potencialmente grande, para o paciente. Na Itália, vários centros de excelência no tratamento de tumores iniciaram, em colaboração comigo, intervenções integrativas desse tipo numa pesquisa clínica de viabilidade com pacientes afetados por diversos tipos de tumor, baseada em protocolos clínicos aprovados pelas comissões de ética. Essa seria uma solução ideal até a terapia integrativa começar a fazer parte dos tratamentos-padrão; porém, pelo fato de sua aplicação ser muito difícil para a maior parte dos oncologistas, raramente é adotada.

Este livro

Este livro se beneficia de meus trinta anos de pesquisa sobre o envelhecimento e de quinze sobre tumores, bem como de muitos estudos clínicos concluídos ou iniciados em colaboração com alguns dos mais qualificados institutos de tratamento e com estudiosos europeus e norte-americanos, que se dedicaram tanto à prevenção quanto ao tratamento de tumores e se concentraram sobretudo nos pacientes. Esta obra também se beneficia do que aprendemos na clínica da Fundação Create Cures (www.createcures.org), em Los Angeles, e na da Fundação Valter Longo (www.fondazionevalterlongo.org), em Milão, nas quais ajudamos e continuamos a ajudar milhares de pacientes oncológicos a seguir as terapias-padrão com intervenções nutricionais ou outras intervenções integrativas.

Os primeiros capítulos, que têm por tema a prevenção de tumores, são mais simples, uma vez que se concentram, de modo geral, na alimentação e na longevidade, mas suas recomendações não são tão previsíveis quanto se possa pensar, pois têm o objetivo de obter efeitos antitumorais e antienvelhecimento, evitando a desnutrição e permitindo que as pessoas possam sentir prazer em continuar a praticá-las pelo resto da vida. Não nos limitamos a dar aquele tipo de conselho improvisado, que ouvimos todos os dias, como: "Coma pouco ou com moderação", "Alimente-se como fazia sua avó" ou "Alimente-se como se fazia no Paleolítico", "Coma poucos carboidratos" ou ainda "Siga a dieta mediterrânea". Trata-se de comer mais, porém limitando-se a certo número de ingredientes que agradem e, ao mesmo tempo, permitam manter um peso normal, respeitando tanto a tradição quanto a tecnologia da nutrição e com base nos resultados obtidos com testes clínicos e estudos epidemiológicos, e realizados com centenários, bem como com a juventologia e os estudos sobre a longevidade. Trata-se de entender que obesidade e jejum não são fenômenos da modernidade, mas representam fases normais da evolução humana, ambas necessárias para sobreviver a longos invernos ou períodos de escassez de alimento. Apenas quando compreendermos nossa origem, nossa evolução e suas bases moleculares, poderemos obter o máximo em termos de longevidade saudável e prevenção de tumores.

Os capítulos dedicados aos tumores e a seu tratamento são mais complexos, porque discorrem sobre os muitos tipos de câncer que estudamos e continuamos a estudar. Partiremos da observação da evolução de uma célula tumoral e de uma massa tumoral. Somos levados a pensar que as células tumorais são tão ou mais inteligentes do que as normais, mas, na verdade, elas são "confusas", embora possam se tornar um inimigo mortal 1) se lhes fornecermos todo o alimento de que precisam ou 2) se não compreendermos que a massa tumoral contém células de muito tipos diferentes, algumas delas resistentes a determinados tratamentos. Por isso, a guerra contra o câncer deve empregar, necessariamente, instrumentos mais sofisticados e concentrar-se sobretudo no que há muitos anos descrevemos como "resistência diferencial ao estresse" e "sensibilidade diferencial ao estresse" ou, em outras palavras, na criação das condições que tornam as células tumorais muito mais vulneráveis à terapia, e as células saudáveis e os órgãos, muito mais resistentes. Partindo dos dados sobre as células, penso que, se pudéssemos tornar as células tumorais dez vezes mais sensíveis, e as células saudáveis, dez vezes mais resistentes à terapia, talvez conseguíssemos curar a maior parte dos tumores. Como veremos mais adiante, já temos condições de fazer isso com muitos tipos de câncer em camundongos; portanto, trata-se de uma meta alcançável, ainda que chegar a ela não seja nada fácil para nós nem para quem trabalha com muitos outros tipos de terapias.

Desse modo, para combater o câncer, teremos de combinar terapias-padrão, como a imunoterapia ou a terapia hormonal, com terapias nutricionais, nas quais a disponibilidade de nutrientes é radicalmente alterada, tanto durante o tratamento quanto depois dele. As mudanças na alimentação devem tornar o sangue menos palatável às células tumorais, a ponto de uma terapia dirigida conseguir matar todas elas.

Desconfie dos oncologistas que não levam em consideração as recomendações sobre alimentação que acompanham as terapias-padrão, pois hoje temos a certeza de que a alimentação e seu impacto sobre o metabolismo podem desempenhar um papel crucial na eficácia das terapias. De certo modo, já se sabia disso cem anos atrás, quando Otto Warburg descreveu as células tumorais como grandes consumidoras de açúcares e produtoras de ácido lático, uma descoberta que lhe rendeu o Prêmio Nobel em 1931.

Este livro não pretende subestimar nem desacreditar o importantíssimo trabalho – por vezes heroico – dos oncologistas, mas fornecer a eles instrumentos e mais motivações para aumentar o número de pacientes que sobrevivem e se curam, e, ao mesmo tempo, diminuir os efeitos colaterais em curto e longo prazo. Por essa razão, escrevi todos os capítulos com a contribuição de oncologistas e outros médicos especialistas nos tratamentos de tumores específicos e, no final de cada capítulo, inseri histórias que contam a experiência direta de alguns pacientes, com a esperança de que isso estimule os oncologistas a explorar e aplicar as intervenções nutricionais como suporte às terapias oncológicas.

Conclusão: este livro descreve uma série de mudanças que não apenas ajudam a prevenir o câncer e outras doenças, mas também têm o objetivo de combater o envelhecimento, sempre com base nos Cinco Pilares da Longevidade saudável. Nem sempre será fácil, mas quem quiser poderá compreender e seguir as diretrizes oferecidas por ele. No entanto, se você tiver sido diagnosticado com um tumor ou tiver tido um no passado, nossas equipes na clínica da Fundação Create Cures (www.createcures.org), em Los Angeles, e da Fundação Valter Longo (www.fondazionevalterlongo.org), em Milão, estarão prontas para assisti-lo na aplicação do que apresento neste livro. Também incentivo os leitores a buscar oncologistas de mente aberta e dispostos a percorrer novos caminhos, a fim de não apenas derrotar o tumor, mas também fazer com que seus pacientes cheguem com saúde aos 100 anos.

Notas

1 O biólogo de oncologia molecular estuda a química do câncer no nível molecular.

2 National Cancer Institute. "Alcohol and Cancer Risk." Última revisão: 13 de setembro de 2018. https://www.cancer.gov/about-cancer/causes-prevention/risk/alcohol/alcohol-fact-sheet.

3 American Cancer Society. "Lifetime Risk of Developing or Dying from Cancer." Última revisão: 13 de janeiro de 2020. https://www.cancer.org/cancer/cancer-basics/lifetime-probability-of-developing-or-dying-from-cancer.html.

4 Cancer Research UK. "Lifetime Risk of Cancer." Última revisão: 11 de setembro de 2018. https://www.cancerresearchuk.org/health-professional/cancer-statistics/risk/lifetime-risk.

5 AIOM, AIRT, SIAPEC, Cancer Figures in Italy. 2020. https://www. aiom.it/wp-content/uploads/2020/10/2020_Numeri_Cancro-operatori_web.pdf.

6 Di Tano, Raucci, Vernieri, Caffa, Buono, Fanti, Brandhorst, Curigliano, Nencioni, De Braud, Longo. "Synergistic Effect of Fasting-Mimicking Diet and Vitamin C Against KRAS Mutated Cancers." Nature Communications, maio de 2020. DOI: 10.1038/s41467-020-16243-3.

7 US Food and Drug Administration. "Expanded Access | Keywords, Definitions, and Resources." Última revisão: 2 de setembro de 2019. https://www.fda.gov/news-events/expanded-access/expanded-access-keywords-definitions-and-resources.

1

DESNUTRIR O CÂNCER, NUTRIR O PACIENTE

Conhecer o inimigo para derrotá-lo

Era 1994, e eu tinha acabado de deixar o laboratório de Roy Walford no Departamento de Patologia da Universidade da Califórnia, em Los Angeles, para entrar no de Química, dirigido pela química Joan Valentine e pela geneticista e microbiologista Edith Gralla, junto ao departamento de Química e Bioquímica. Com Walford, eu havia estudado a restrição calórica em pessoas e camundongos, mas havia chegado o momento de voltar à pesquisa sobre os princípios fundamentais. Eu tinha me dado conta de que não levava jeito para o mundo do "contato direto" da medicina quando segui o curso de Patologia Médica com os estudantes de medicina. O chefe do Departamento de Patologia me pediu para entrar, sem máscara, na sala de autópsia, onde se estudam os cadáveres, e começou por me passar parte do corpo de um homem de 45 anos, que morrera pouco antes de câncer. Ele me perguntou: "O que você vê?".

Naquele período, eu estava estudando para obter o doutorado em Patologia, mas não tinha a intenção de me graduar em Medicina, como seus outros alunos. Era uma prova de força; ele esperava que eu passasse mal e saísse correndo. Mas não foi o que aconteceu. Eu tinha acabado de completar cinco anos de um treinamento muito difícil no Exército dos Estados Unidos e não tinha a intenção de lhe dar essa satisfação. Primeiro, olhei para o homem de 45 anos e, depois, para seus pulmões, que estavam em minhas mãos. Imperturbável, listei nos mínimos detalhes o que via, ou seja, pouca coisa, uma vez que eu era um estudante do segundo ano de doutorado.

Na realidade, aquele paciente, um fumante que tinha morrido de câncer de pulmão, e a natureza da sua morte me perturbaram muito mais profundamente do que na época eu quis admitir. Perturbaram-me por se tratar de uma pessoa jovem, pelo odor que se respirava naquela sala e porque, quando o chefe do Departamento de Patologia pôs os pulmões em minhas mãos, compreendi o quanto a vida é frágil, qual era o verdadeiro objetivo de nossas pesquisas e o quanto era importante estabelecer para si mesmo uma meta, mudar o modo de pensar, ter uma missão e não trabalhar apenas para se tornar um cientista de sucesso. Talvez hoje aquele homem de 45 anos estivesse vivo se alguém lhe tivesse dito como prevenir o câncer, parando de fumar ou adotando um programa alimentar que o protegeria das consequências do tabagismo. Talvez também estivesse vivo se há trinta anos tivessem descoberto a imunoterapia ou outra terapia eficaz. O efeito desse episódio sobre mim foi tão importante que perdi o apetite por dois dias, não comi carne por várias semanas e enveredei pelo caminho que me levaria a me tornar pescetariano.

As células tumorais que haviam matado meu avô e aquele homem de 45 anos tinham acabado de se tornar meu inimigo número um. Eu estava em um dos maiores centros de estudo e tratamento de câncer no mundo (o hospital da UCLA era e continua sendo um dos melhores hospitais dos Estados Unidos), e a maior parte dos jovens pesquisadores adoraria estar no meu lugar, naquele local perfeito para trabalhar com o envelhecimento e o câncer. Contudo, meu instinto me dizia que meu inimigo número um guardava segredos muito mais profundos do que aqueles estudados pela maior parte dos pesquisadores do Departamento de Patologia e que, para conhecer esse inimigo, eu teria de entender de onde ele vinha, como evoluía e por que se comportava de determinada maneira. Pensei nas pesquisas que eu havia realizado sobre o jejum em bactérias, no laboratório de Steven Clarke, no Departamento de Bioquímica, e decidi estudar um organismo um pouco mais próximo dos seres humanos: a levedura *Saccharomyces cerevisiae*, muito usada por padeiros e mais próxima de nós porque, mesmo sendo um organismo unicelular, tal como nós ela é um eucarionte, ou seja, um organismo cujas células têm um núcleo envolvido por uma membrana.

Muitas vezes, acho divertido o antagonismo que opõe cientistas de base e médicos, e o modo como encaram uns aos outros, de cima a baixo. Em 1992, quando pedi ao coordenador dos estudantes de doutorado em Bioquímica para trabalhar no laboratório de Roy Walford, no Centro Médico da UCLA, ele me respondeu: "Não temos nem ideia do que fazem por lá". Dois anos depois, quando voltei ao Departamento de Bioquímica, os médicos e os pesquisadores clínicos se perguntavam por que eu havia decidido perder tempo trabalhando com bactérias e leveduras, enquanto podia ter estudado a doença diretamente no hospital, em camundongos e pacientes. Já naquela época eu pensava que essas duas categorias deveriam trabalhar juntas para resolver os problemas. Sem me deixar abalar, voltei para o local de onde havia partido e, após alguns meses, observei um fenômeno realmente estranho: as leveduras morriam e logo pareciam ressuscitar (figura 1.1).

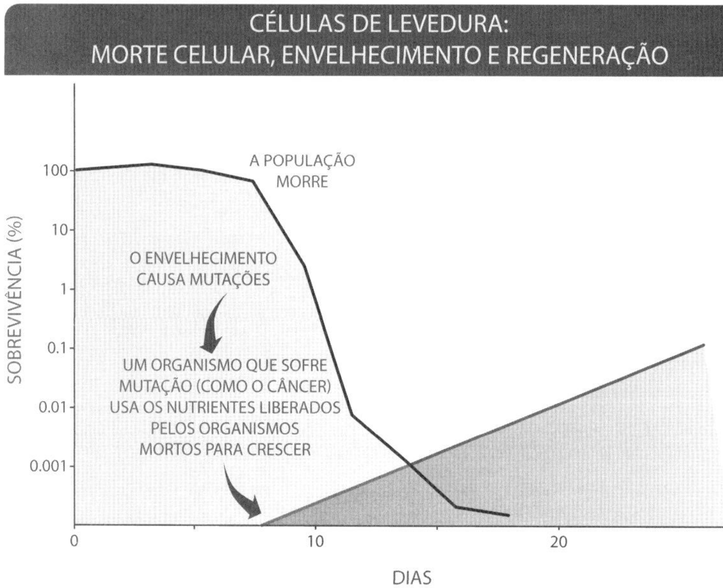

1.1. Ao crescerem, as leveduras envelhecem, e isso causa mutações em seu DNA. Algumas dessas mutações podem conferir aos organismos mutados a capacidade de utilizar, para crescer, os nutrientes liberados pelos organismos mortos. Portanto, a população se "regenera", pois, embora alguns organismos morram, outros proliferam (modificado por: Fabrizio *et al.* *Journal of Cell Biology*, 2004).

A origem do câncer

Mostrei o resultado a meus supervisores, que ficaram atônitos. Os organismos ressuscitavam ou cresciam, mas como podiam crescer tão rapidamente, uma vez que não lhes dávamos nenhum alimento? Para responder a essa pergunta, foram necessários dez anos de pesquisas, que foram publicadas apenas em 2004, após minha nomeação como professor da Universidade do Sul da Califórnia, instituição particular na outra extremidade de Los Angeles, em relação à UCLA, e conhecida pelas pesquisas sobre o envelhecimento. Enquanto envelheciam e morriam, de acordo com um processo de "morte altruísta", as leveduras geravam milhões de mutações no DNA, das quais apenas algumas permitiam ao organismo individual prosperar e crescer em condições de escassez de alimento. Também se descobriu que, para crescer, as leveduras utilizavam os nutrientes liberados pelos organismos mortos ou em processo de morte: na prática, uma espécie de canibalismo. Por um lado, graças aos estudos em laboratório realizados por Paola Fabrizio e muitos outros pesquisadores, demonstramos pela primeira vez que o envelhecimento pode ser um processo altruísta programado, como Darwin e Wallace haviam suposto 150 anos antes, mas não tinham conseguido demonstrar. Por outro lado, identificamos um dos primeiros exemplos de uma série de mudanças naturais que levavam a um crescimento semelhante ao do câncer. Teríamos descoberto a origem dessa doença?

Tal como as células tumorais, as da levedura cresciam sem receber nenhum estímulo para isso e continuavam a crescer apesar das condições de carência de alimento, que normalmente sinalizam para a célula que ela deve parar de crescer. O que tornava mais plausível a possibilidade de que essa realmente poderia ser "a origem do câncer" era o fato de que todas as mutações que provocavam o crescimento de tipo tumoral ocorriam em genes semelhantes aos oncogenes (ou seja, genes mutados que potencialmente provocam o câncer), fundamentais para o crescimento e a sobrevivência do tumor nos seres humanos. Esse fenômeno pode ser explicados de duas maneiras: 1) o câncer surge após mutações casuais de alguns genes do crescimento (os oncogenes), mutações que permitem um crescimento descontrolado; 2) essas mutações são, ao contrário, respostas específicas a uma necessidade concreta; no caso da levedura, a necessidade de se adaptar, adquirindo a capacidade de crescer e sobreviver em condições que habitualmente não lhe permitem. Portanto, as alternativas são mutar ou morrer.

Uma vez que no ser humano o crescimento descontrolado de um câncer não desempenha um papel positivo e adaptativo, é provável que as mutações, que nesse caso levam ao câncer, sejam casuais ou surjam de uma má gestão, relacionada ao avanço da idade e de processos que desempenham um papel biológico. Por exemplo, os mesmos radicais livres que são usados pelo sistema imunológico para matar bactérias provocam consideráveis danos ao DNA, assim como mutações que poderiam se tornar células tumorais. Esse é um fenômeno positivo que poderia ser alterado pelo envelhecimento, permitindo mutações que possibilitam o crescimento do câncer, ou seja, mutações em oncogenes e oncossupressores. Os primeiros são genes que estimulam a proliferação das células, e os segundos inibem seu crescimento. Quando sofrem mutação, podem provocar um tumor. Com efeito, as mutações nos oncogenes alimentam o motor que impulsiona o crescimento do câncer, enquanto as mutações nos oncossupressores eliminam ou enfraquecem o "posto de controle" que pode deter seu crescimento. Um aspecto importante das mutações nos oncogenes, do qual voltarei a tratar mais adiante, é que elas ocorrem nos mesmos genes que aceleram o processo de envelhecimento (IGF-1, Ras, AKT, TOR, PKA etc.) e, se forem inativadas, determinam um prolongamento da vida de diversos tipos de organismo.

Cada vez mais confusas

Portanto, as células tumorais são capazes de mutar e iniciar outros processos de mudança que as tornam não apenas mais aptas a crescer, mas também capazes de sobreviver em condições nas quais normalmente não o fariam. Além disso, na condição de "aceleração" permanente em que se encontram, provocam danos consideráveis ao DNA e aos próprios componentes e, em muitos casos, adaptam-se para poder crescer e sobreviver pelo período em que todos os nutrientes necessários estiverem disponíveis. Enquanto todas ou pelo menos a maioria das células saudáveis do corpo humano são capazes de se adaptar à limitação de alguns ou até de todos os nutrientes provenientes do exterior, as células tumorais não têm essa capacidade; ao contrário, tornam-se cada vez mais confusas a cada mutação ou mudança permanente. Enquanto as células epiteliais da mama de uma mulher ou da próstata de um homem são o resultado de milhares de anos de evolução e podem adaptar-se a uma ampla gama de condições nutricionais, entre as quais o jejum de seu hospedeiro (o paciente), as células tumorais desenvolvem uma dependência cada vez maior do recebimento de quantidades excessivas de cada nutriente do paciente.

O que fazem quase todos os hospitais e a maior parte dos nutricionistas quando se encontram diante de um paciente oncológico? Fazem com que ele coma de tudo e em maior quantidade, esperando que esse alimento em excesso compense a perda de peso e de massa muscular provocada pela doença e pelas terapias. Se em alguns casos essa superalimentação pode trazer vantagens para a massa muscular ou o peso do paciente, em outros, as células que quase sempre se beneficiarão desse excesso de alimento serão as tumorais. Se pensarmos que são necessários cerca de dois meses de jejum total para que um ser humano comece a morrer, parece evidente que também a maior parte das células tumorais, se não todas, morreria após períodos prolongados de jejum. Portanto, o verdadeiro desafio consiste em matar todas as células tumorais muito antes de matar o paciente e, o que é igualmente importante, antes de enfraquecer sistemas fundamentais para combater o câncer, como o imunológico, o nervoso etc.

O câncer faz parte de um programa que prevê a morte altruísta dos seres humanos?

Uma hipótese absurda, mas alternativa, é que o câncer, como as mutações do DNA e o programa de morte altruísta na levedura, faça parte de um programa de "morte altruísta", cujo objetivo é matar indivíduos para colocar as fontes de alimento à disposição dos membros mais jovens da espécie. Eu me lembro de que, na primeira ocasião em que propus essa teoria durante um congresso na Itália, um de meus estimados colegas provenientes do Reino Unido objetou: "Você nem sequer começou a demonstrar a seleção de grupo". Ele se referia ao fato de que a morte de um organismo por razões altruístas implica "seleção de grupo" ou o sacrifício do grupo pelo bem alheio, incluídas as gerações futuras. Verificar a hipótese de que o câncer possa ser parte de um programa cujo objetivo é nos matar para poupar recursos requereria muitos anos e talvez décadas de pesquisas, sem nenhuma garantia de sucesso; por isso, decidi que, por enquanto, deixaria essa hipótese de lado e a consideraria um interessante campo de investigação a ser explorado no futuro.

O escudo de prata

Ao voltar para o Departamento de Bioquímica para investigar as bases do envelhecimento e da doença, concentrei meus esforços na descoberta dos genes que controlam o processo de envelhecimento e nos danos do DNA na levedura de panificação (a esse respeito, ver o capítulo 2). Dez anos depois, no Hospital Infantil de Los Angeles, vi-me diante do caso de uma menina com neuroblastoma em estágio avançado. O neuroblastoma é um tumor que se origina em células nervosas imaturas e se desenvolve nas glândulas adrenais ou no abdômen, no tórax e no tecido nervoso próximo à coluna vertebral. Esse encontro me fez lembrar do período transcorrido no Departamento de Patologia da UCLA e do homem que morrera de câncer aos 45 anos. Pensei, então, que naquele ínterim, graças ao trabalho desenvolvido tanto na UCLA quanto na USC, meu grupo de pesquisa e eu tínhamos nos tornado especialistas no que chamamos de "resistência ao estresse", ou seja, nos genes e mecanismos que protegem mais ou muito mais as células contra as toxinas. Também pensei que os pesquisadores na área oncológica sabiam muito bem como as mutações no DNA e os danos celulares influenciam as células tumorais, mas não sabiam nem estavam interessados em saber como proteger as células saudáveis. Como tínhamos acabado de descobrir que os oncogenes, além de dotar as células tumorais da capacidade de desobedecer às ordens e de continuar a crescer, enfraquecem as próprias células, tornando-as muito vulneráveis aos danos provocados pelas toxinas, perguntei-me se não era preciso partir disso para separar todas as células saudáveis de todas as tumorais.

Com Paola Fabrizio, colega e pesquisadora do meu grupo, publiquei uma série de artigos sobre os estudos nos quais tínhamos usado a levedura como modelo para identificar os genes que aceleram o processo de envelhecimento. Mario Mirisola, outro pesquisador convidado do meu laboratório, ajudou-me a identificar a conexão entre genes que aceleram o envelhecimento e tornam as células mais vulneráveis e nutrientes específicos. Desse modo, descobrimos que os genes que aceleram o envelhecimento das células eram os mesmos que desempenham um papel central no câncer: os oncogenes.

Na época em que comecei a estudar o câncer, todos os pesquisadores buscavam a "bala de prata" que pudesse identificar e destruir apenas as células tumorais. Não me lembro exatamente de quando tive a ideia, mas chamei uma de minhas colegas, uma conhecida especialista em envelhecimento, para lhe apresentar minha teoria. Eu disse a ela: "Acho que encontrei um modo de distinguir todas as células tumorais das saudáveis. Não é uma bala de prata: é um *escudo de prata*".

Minha colega não fazia a menor ideia do que eu estava falando.

O que eu lhe mostrava, e que posteriormente chamaria de "resistência diferencial ao estresse", baseava-se no fato de que, se pararmos de alimentar um organismo, ele entrará em uma modalidade de "não crescimento" e "alta proteção". Era justamente o que eu queria dizer quando falava de "escudo". Já as células tumorais desobedecem e continuam a crescer mesmo sem serem alimentadas, pois o oncogene é bloqueado na posição "sempre ligado" (figura 1.2).

Basta pensarmos nas guerras púnicas e imaginarmos um campo de batalha no qual soldados romanos e soldados cartagineses estão misturados e vestem o mesmo uniforme. A abordagem que aproxima as terapias oncológicas é a busca da "flecha de prata" (a bala) que mata apenas os cartagineses sem ferir os romanos: algo difícil, pois, aos olhos dos arqueiros, postados a 50 metros de distância, todos os soldados se parecem. Suponhamos, então, que, antes de lançar as flechas, os arqueiros ordenem em latim aos soldados que se ajoelhem e se protejam sob os próprios escudos. Apenas os romanos compreenderão esse comando e se ajoelharão, enquanto os cartagineses permanecerão em pé, expostos ao lançamento das flechas.

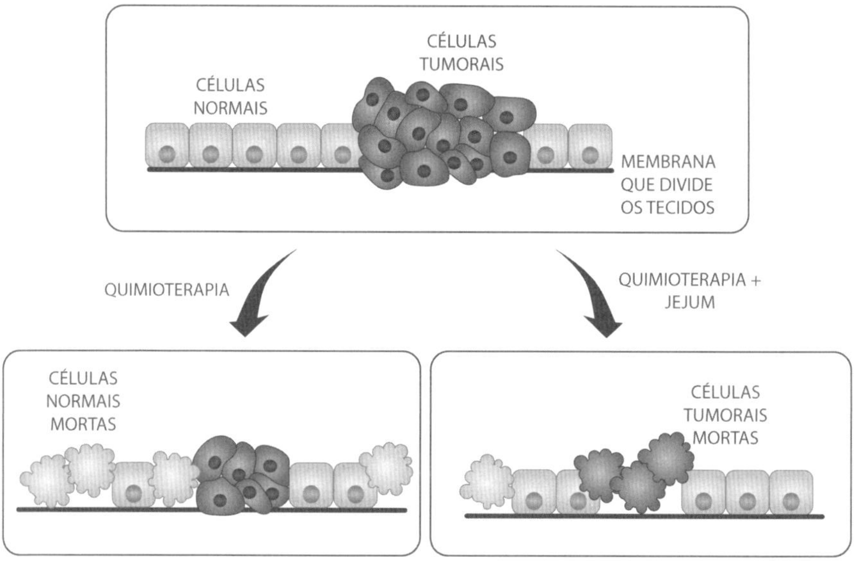

1.2. A resistência diferencial ao estresse se refere a um comportamento diferente das células saudáveis em relação às tumorais diante do jejum, quando são submetidas às terapias tóxicas, inclusive a quimioterapia. Em condições de jejum, as células saudáveis desaceleram seu crescimento ou o interrompem e, desse modo, protegem--se, criando uma espécie de escudo protetor que lhes permite sobreviver por alguns dias mesmo sem nutrientes. À diferença das saudáveis, as células tumorais desobedecem: não param nem se protegem e continuam a crescer e a buscar alimento. Isso faz com que absorvam tudo que encontram, inclusive os fármacos quimioterápicos, e acabem morrendo (modificado por: Nencione *et al. Nature Reviews Cancer*, 2018).

Nesse exemplo imaginário, extraído da História, os romanos são as células saudáveis, e os cartagineses, as tumorais; os arqueiros são os oncologistas, e as flechas, a quimioterapia. Se retirarmos a alimentação de um paciente oncológico antes de submetê-lo à quimioterapia, as células normais responderão elevando um escudo protetor; as tumorais, por sua vez, ignorarão o comando para se protegerem e permanecerão vulneráveis, tornando possível eliminar mais células tumorais e reduzindo os danos às células saudáveis.

Para demonstrar essa hipótese, pegamos uma célula de levedura e nela produzimos uma mutação semelhante a uma mutação oncogênica, chamada Rasval19, gerando uma população de células de levedura que se comportavam como as células tumorais. Em seguida, nós as misturamos a outras células sem oncogenes e as submetemos a diversos tratamentos com fármacos quimioterápicos e a condições que simulam o jejum. Embora estivessem misturadas nas mesmas provetas, assim como as células saudáveis encontram-se misturadas às tumorais no sangue e nos tecidos dos pacientes, a quimioterapia matou 100% das células tumorais e nenhuma das saudáveis (figura 1.3).

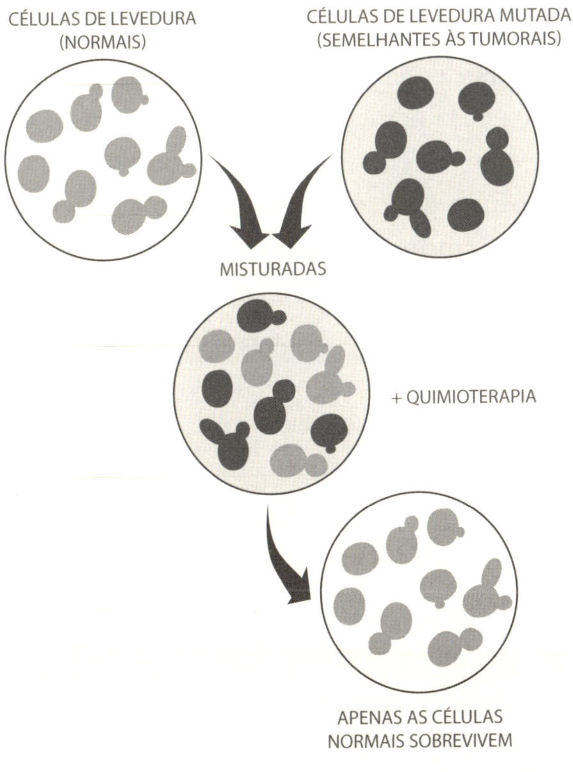

1.3. As células da levedura que se assemelham às tumorais (mutação Rasval19) se comportam de maneira diferente quando misturadas às saudáveis e expostas à quimioterapia e a condições que simulam o jejum. A quimioterapia mata 100% das células semelhantes às tumorais, poupando todas as células saudáveis (modificado por: L. Raffaghello *et al.*, *Proceedings of the National Academy of Sciences of the United States of America*, 2008).

Nosso primeiro estudo sobre o câncer realizado em camundongos, que abordarei no capítulo 2, era muito simples: basicamente, tratava-se de reproduzir os estudos realizados em microrganismos. Pedi a Changhan Lee, um dos estudantes de doutorado do laboratório de Los Angeles, e a Lizzia Raffaghello, pesquisadora de Gênova, que realizassem um novo experimento absurdo: submeter os camundongos a um jejum à base de água por dois ou três dias antes da quimioterapia, repetindo tudo isso por diversos ciclos. Lembro-me de quando apresentei pela primeira vez o experimento a um médico de um hospital pediátrico. Ele me olhou com perplexidade, evidentemente se perguntando o motivo de um experimento como aquele.

Os resultados foram surpreendentes. Em teoria, todos os camundongos submetidos ao jejum sobreviveram e não tiveram nenhum problema de locomoção, apesar da dose maciça de quimioterápicos que haviam recebido, enquanto os que haviam sido alimentados normalmente estavam mal e se moviam muito pouco após a quimioterapia. Durante as semanas seguintes, 65% dos camundongos não submetidos ao jejum morreram, enquanto quase todos que haviam sido submetidos a ele sobreviveram. Reproduzimos o mesmo efeito usando uma ampla variedade de quimioterápicos. Como eu havia esperado e previsto, o jejum provocava invariavelmente a "resistência diferencial ao estresse", ou seja, a proteção contra inúmeros tipos de toxinas nas células saudáveis, e não nas tumorais. Era 2006, e nos demos conta de que essa abordagem tinha um grande potencial do ponto de vista clínico, mas não seria fácil convencer a comunidade médica a considerá-la.

Aos ativistas pelos direitos dos animais

Como já expliquei em meus livros anteriores, às vezes ativistas que defendem os direitos dos animais entram em contato comigo para me perguntar por que camundongos devem ser submetidos ao sofrimento e à morte em nome da pesquisa.

E a eles respondo:

1) Tentamos trabalhar o máximo possível com células e microrganismos, mas mesmo assim é importante e essencial, antes de iniciar qualquer experimentação no ser humano, testá-la em camundongos para melhorar nossas pesquisas e ajudar pacientes em todo o mundo.
2) O jejum forçado não é um procedimento cruel, pois:
   a) os camundongos, assim como as pessoas, podem sobreviver por alguns dias sem alimento;
   b) o jejum lhes traz benefícios, pois pode prevenir as doenças, e os camundongos podem, assim, viver por mais tempo e com saúde.

Sei que submeter os camundongos à quimioterapia lhes causa sofrimento. Isso não me deixa nem um pouco indiferente, mas não vejo alternativa se quisermos salvar vidas humanas. Por essa razão, limitamos ao mínimo necessário os estudos em animais e, de modo geral, aos que têm como objetivo patologias em estágio avançado, mortais ou devastadoras para os pacientes.

Alguns anos atrás, respondi à carta de uma ativista, perguntando-lhe: "Se seu filho, sua irmã ou seu pai estivesse morrendo e o único tratamento possível para salvar a vida deles tivesse de ser testado em camundongos, você permitiria a experimentação ou escolheria deixá-los morrer?".

Mesmo sabendo que muitos ativistas continuarão a não concordar, peço a eles que respondam honestamente à pergunta feita antes e que levem em conta as consequências de suas ações. Se optarmos por não admitir os testes em animais em nenhuma circunstância, incluídas as necessárias para a pesquisa sobre as doenças mortais, não deveríamos mais fazer uso de nenhum medicamento, nem mesmo da Aspirina e dos antibióticos, e teríamos de pedir aos membros de nossa família que fizessem o mesmo.

Considero que as experimentações realizadas em animais deveriam ser realizadas apenas se forem preliminares aos ensaios clínicos em pessoas e se tiverem como objetivo doenças graves e em estágio avançado. Na falta de alternativas, infelizmente são um mal necessário.

A terapia contra o câncer em camundongos

Outro cenário extraído da história militar pode ser evocado em razão de seus paralelismos com a luta contra o câncer, um cenário que, em minha opinião, parece perfeito para descrever a situação e que, portanto, uso com frequência. Em 1812, Napoleão invadiu a Rússia com um exército de mais de 450 mil soldados. Enquanto avançava rumo a Moscou, não encontrou nenhuma resistência. Em vez de lutar, o exército russo se retirava, incendiando aldeias e cidades antes que o inimigo chegasse a elas.

Napoleão ficou surpreso. A invasão havia se iniciado em junho, mas até dezembro os russos se recusaram a lutar. O objetivo de sua retirada estratégica era enfraquecer o exército francês, que, com a chegada do inverno, exauriu-se após ter sofrido de fome e frio durante meses. Então, os russos desferiram o ataque final e, ao final da guerra, houve 400 mil mortos nas fileiras francesas.

As células tumorais se comportam como o exército de Napoleão: continuam a marchar quando seria mais prudente parar. Para sobreviver, precisam alimentar-se muito bem e, como já mencionei, a recomendação em matéria de alimentação dada pelos médicos aos pacientes oncológicos é para que "comam normalmente ou mais do que o normal". No nível intuitivo, isso faz sentido, como teria feito sentido para o exército russo combater os invasores já no verão de 1812, quando os inimigos ainda estavam bem nutridos. No entanto, os russos esperaram até os franceses perderem as forças por causa do frio, da fome e de seus ataques direcionados. Do mesmo modo, as células tumorais mostram-se mais vulneráveis aos ataques da quimioterapia ou de outros tipos de tratamento depois que o camundongo (e, potencialmente, o ser humano) é submetido ao jejum.

Quando tive a ideia do "escudo de prata" como consequência do jejum, eu também tinha em mente um dos ensinamentos fundamentais da biologia da evolução: a maior parte das mutações genéticas, ou seja, das mudanças no DNA, é prejudicial, mas as consequências negativas normalmente se manifestam apenas em determinadas condições. Como descrito acima, as mutações na sequência do DNA das células tumorais aumentam sua capacidade de crescimento, mas, ao mesmo tempo, tornam muito difícil sua sobrevivência em condições desconfortáveis, como o duplo ataque lançado pela falta de alimento e pela quimioterapia.

Seria possível colocar essa teoria em prática? Nossos estudos e os de outros pesquisadores mostram que o jejum, além de proteger as células saudáveis, torna as terapias contra tumores muito mais tóxicas para o melanoma, os cânceres de mama, próstata, pulmão e colorretal, o neuroblastoma, a leucemia e outros tipos de tumor. Em diversos casos, basta os ciclos de jejum (ou de uma dieta que imite o jejum) para se obter um resultado tão eficaz quanto a quimioterapia na luta contra o câncer, mas, sozinhas, as duas estratégias não são ideais: efeitos terapêuticos duráveis são alcançados somente quando se combina o jejum ou as dietas que imitam o jejum e as terapias-padrão desenvolvidas e, em parte, eficazes contra tumores específicos. Nos estudos em camundongos, a combinação de jejum e terapias específicas é capaz de curar uma parte dos animais mesmo em uma fase avançada da doença, depois que o tumor sofre metástase. Nem todos os camundongos se curam, mas tanto minha equipe quanto outras viram o porcentual de cura estabelecer-se entre 20 e 60% para vários tipos de câncer.

Neste livro, vou descrever os efeitos do jejum e da dieta que imita o jejum na luta contra diversos tipos de câncer, valendo-me tanto dos experimentos realizados em laboratório quanto dos resultados dos estudos clínicos.

A dieta que imita o jejum e a eliminação das células tumorais por meio do sistema imunológico

Entre as novas terapias para tratar e, em alguns casos, curar os tumores, talvez a mais promissora seja a imunoterapia, que conta com o sistema imunológico para eliminar as células tumorais. Em uma série de estudos clínicos muito promissores com modelos animais, realizados na Universidade do Sul da Califórnia, na Itália e na Espanha, minha equipe e as de outros pesquisadores mostraram que a dieta que imita o jejum pode ativar um efeito semelhante ao produzido pela imunoterapia.[1] Diversos estudos sobre os cânceres de mama, de pele e de pulmão evidenciaram que o jejum/a dieta que imita o jejum desempenha três funções fundamentais:

1) enfraquece as células tumorais e o escudo protetor que as salvaguarda das células do sistema imunológico;
2) promove a produção de novas células do sistema imunológico, mais agressivas em relação ao tumor;[2]
3) aumenta a eficácia da imunoterapia.

Retomarei esse tema nos capítulos a seguir.

A dieta que imita o jejum e os esteroides usados em quimioterapia

No tratamento dos tumores, muitas vezes são usados alguns corticosteroides em combinação com a quimioterapia, ou seja, hormônios como a prednisolona, a metilprednisolona e a dexametasona. Em uma publicação recente, mostramos que a dexametasona administrada em camundongos aumentava a toxicidade do quimioterápico doxorrubicina, pois elevava o nível de glicose no sangue.[3] Veremos mais adiante como a glicose não apenas acelera o envelhecimento celular, mas também enfraquece as próprias células quando expostas às toxinas.

Por isso, ao elevar os níveis de glicose no sangue, os corticosteroides enfraqueciam as células saudáveis dos camundongos e, ao mesmo tempo, provavelmente fortaleciam as células tumorais. Esse efeito era anulado se, ao tratamento com dexametasona e quimioterapia, fosse combinada uma dieta que imita o jejum.

Os resultados de nossa pesquisa indicam que os corticosteroides só deveriam ser usados durante os tratamentos quimioterápicos na falta de alternativas praticáveis. De fato, altos níveis de glicose no sangue de pacientes tratados com quimioterapia são associados a um aumento do risco de desenvolvimento de infecções e a um aumento dos casos de morte em relação aos pacientes em cujo sangue esteja presente uma quantidade normal de glicose.[4] Desse modo, tanto os dados das pesquisas em camundongos quanto os dados clínicos preliminares indicam que os hormônios esteroides que elevam os níveis de glicose no sangue podem ser prejudiciais se combinados com a quimioterapia.

O jejum e a dieta que imita o jejum na terapia oncológica aplicada ao ser humano

Após a publicação, em 2008, de nosso primeiro estudo que evidenciava os poderosos efeitos protetores do jejum em camundongos submetidos à quimioterapia, a imprensa retomou com entusiasmo a notícia da existência de um "escudo de prata", construído graças ao jejum e capaz de proteger os pacientes oncológicos. Um artigo do *Los Angeles Times* que abordava o tema chamou a atenção de Nora Quinn, juíza da cidade que havia acabado de ser diagnosticada com câncer de mama e estava para se submeter à quimioterapia. Pouco depois da publicação do artigo, uma amiga de Nora ligou para mim para dizer que a mulher estava jejuando havia oito dias. Fiquei chocado. "É uma loucura", respondi. "Por favor, diga à sua amiga para voltar imediatamente a se alimentar!"

Assim que a notícia começou a circular, muitos pacientes decidiram improvisar perigosas versões pessoais da dieta que imita o jejum. Por sorte, Nora respondeu muito bem a períodos mais breves de jejum, associados à quimioterapia, e não sofreu muito os efeitos colaterais geralmente associados aos tratamentos. Fico feliz por poder contar que conversei com ela há pouco tempo e que não teve nenhuma recidiva. Sua história pode ser lida no capítulo dedicado ao câncer de mama.

Outro caso de um paciente que adotou prematuramente a dieta que imita o jejum foi Jean-Jacques Trochon, piloto da Air France. Diagnosticado com um tumor no rim que se estendera com diversas metástases para os pulmões, ele havia lido a respeito de nossos experimentos com camundongos e entrou em contato comigo, perguntando-me como poderia jejuar antes de submeter-se à quimioterapia. Assistido por seu oncologista, Jean-Jacques seguiu com meticulosa atenção todas as minhas instruções, combinando uma dieta que imita o jejum a uma terapia à base de substâncias vegetais, desenvolvida por outro estudioso. Dois anos depois, voltou a pilotar. Recolhi seu depoimento no capítulo dedicado ao câncer renal.

Por certo, essas histórias não são uma demonstração de que a combinação de terapia oncológica e dieta que imita o jejum pode curar o câncer, mas de que, junto com as pesquisas realizadas em camundongos e aos dados dos ensaios clínicos, estamos diante de uma estratégia potencialmente vantajosa para tornar mais eficazes as terapias-padrão, reduzindo, ao mesmo tempo, seus efeitos colaterais.

Depois da publicação de nosso estudo sobre a combinação de jejum e quimioterapia em camundongos, foram publicados muitos outros sobre modelos animais e vários estudos clínicos que tinham por tema o uso tanto da dieta que imita o jejum quanto do jejum à base de água no tratamento de diversos tipos de tumor, em muitos casos, mas nem sempre, combinados com as terapias-padrão. Com pacientes que se encontram no primeiro estágio de algumas leucemias também realizamos um estudo clínico que incluía dietas que imitam o jejum, mas nenhum tratamento farmacológico, uma vez que nesse estágio da doença os tratamentos-padrão preveem o que é definido como "abordagem observar e esperar".

Nos capítulos a seguir, com a ajuda das doutoras Romina Cervigni e Cristina Villa e do restante de minha equipe na clínica Longevity and Healthspan, da Fundação Create Cures (www.createcures.org), nos Estados Unidos, e da Fundação Valter Longo (www.fondazionevalterlongo.org), na Itália, bem como de muitos oncologistas e médicos atuantes em diversas universidades, apresentarei todos os dados atualmente disponíveis sobre os seguintes temas: a) jejum e dietas que imitam o jejum, seja na prevenção, seja no tratamento de todos os tipos de tumor; b) nutrição cotidiana e outras terapias associadas à nutrição, relacionadas a um aumento da eficácia das terapias farmacológicas convencionais. Em alguns casos, pudemos nos valer tanto de amplas pesquisas sobre modelos animais quanto de estudos clínicos; em outros, apenas dos primeiros. Tentamos expor esses temas de modo que ficassem claros para os pacientes, os profissionais de saúde e os oncologistas e maximizando a segurança dos pacientes. Por exemplo, em alguns casos, tínhamos dados muito limitados sobre a eficácia do uso do jejum e da dieta que imita o jejum associados à quimioterapia para a cura de um tumor específico, mas dispúnhamos de uma grande quantidade de dados clínicos sobre a segurança dessa combinação específica nos pacientes que estavam sendo tratados com uma variedade de quimioterápicos, independentemente do tipo de tumor.

Notas

1 Stefano Di Biase et al. "Fasting-Mimicking Diet Reduces HO-1 to Promote T Cell-Mediated Tumor Cytotoxicity." *Cancer Cell*, julho de 2016. DOI: 10.1016/j.ccell.2016.06.005.

2 *Ibid.*

3 S. Di Biase, H. S. Shim, K. H. Kim, M. Vinciguerra, F. Rappa, M. Wei, *et al.* "Fasting Regulates EGR1 and Protects from Glucose- and Dexamethasone-Dependent Sensitization to Chemotherapy." *PLoS Biology*, março de 2017. DOI: 10.1371/journal.pbio.2001951.

4 M. A. Weiser, M. E. Cabanillas, M. Konopleva, D. A. Thomas, S. A. Pierce, C. P. Escalante, *et al.* "Relation Between the Duration of Remission and Hyperglycemia During Induction Chemotherapy for Acute Lymphocytic Leukemia with a Hyperfractionated Cyclophosphamide, Vincristine, Doxorubicin, and Dexamethasone/Methotrexate-Cytarabine Regimen", *Cancer*, março de 2004. DOI: 10.1002/cncr.20071.

2

GENES E CÂNCER

O que é o câncer?

No capítulo anterior, mencionei o que poderia ser a origem do câncer e o fato de que, ao contrário da convicção amplamente difundida de que as células tumorais seriam inteligentes e poderosas, na realidade elas são confusas e fracas, mas podem crescer com rapidez e se defender. Além disso, no grande grupo de células tumorais presentes em uma massa tumoral, algumas podem sobreviver e crescer, dificultando o combate ao próprio tumor.

Quais são as características que tornam as células tumorais confusas, mas, ao mesmo tempo, mortais? Douglas Hanahan e Robert Weinberg as descreveram em uma série de artigos famosos, intitulados "Hallmarks of Cancer".[1]

Vejamos essas características das células tumorais.

1) **Proliferação contínua**. Isso significa que, em teoria, todas as células tumorais podem crescer incessantemente em número no espaço e no tempo, onde e quando as células saudáveis não o fariam. Essa característica pode ser favorecida ou diretamente provocada por mutações que mantêm

sempre ativos alguns genes do crescimento: os oncogenes. Esses últimos são versões transformadas dos mesmos genes que promovem o crescimento normal das células e que aceleram o envelhecimento, como o Ras, o AKT e o PKA.

Imagine que o pedal do acelerador do seu carro quebrou e permanece sempre pressionado até o fundo. Você está passando por uma cidade na qual circulam mil automóveis pelas ruas, e os motoristas tentam manter-se na faixa certa e sobreviver o máximo de tempo possível. Imagine também que, para cada automóvel que sofre um acidente e interrompe sua marcha, um ou dois carros perde o controle. Sem dúvida, a cidade seria devastada, exatamente como o corpo humano é devastado pelo câncer. Algumas pessoas podem se perguntar por que o motorista não para o carro, apertando o pedal do freio. O carro pode ser parado, mas às células tumorais falta o equivalente dos freios de um automóvel, ou seja, os genes oncossupressores. São as mutações desses genes as responsáveis pela próxima característica do câncer: recusar a ordem de parar de crescer.

2) **Recusar a ordem de parar de crescer**. Para evitar que oncogenes e outros fatores gerem células tumorais, as células saudáveis de nosso corpo são dotadas de genes oncossupressores, como o p53 e o gene associado ao retinoblastoma. Uma das funções desses genes é impedir que as células se dividam (ou seja, gerem outra célula), mas também a de eliminar as células que estiverem danificadas a ponto de representarem um perigo para o restante do organismo. Retomando a analogia do automóvel, esse é um carro que não para de acelerar e não dispõe de freios. Se isso acontecesse em um estacionamento coberto e o pedal do acelerador se quebrasse e permanecesse pressionado, esse e os outros automóveis descontrolados teriam de sair do estacionamento para que pudessem causar um grave

dano à cidade. Eis que chegamos à próxima característica das células tumorais: a capacidade de invadir outras regiões.

3) **Invasão e metástase**. Normalmente, as células se mantêm dentro de determinado tecido porque recebem um sinal mecânico (são pressionadas ou bloqueadas por outras células) ou porque são expostas a fatores que não ativam seu crescimento. As células tumorais, por sua vez, desobedecem a esses sinais e invadem tecidos e regiões nas quais, em condições normais, seriam impedidas de entrar. Uma invasão que as torna particularmente perigosas é a dos vasos sanguíneos, que, para retomarmos a analogia com o automóvel, são como estradas que permitem às células tumorais chegar a lugares distantes, em um fenômeno chamado "metástase". Depois que o tumor inicia esse processo, torna-se muito mais difícil tratá-lo, até porque as células tumorais metastáticas podem prover-se de novas mutações e/ou características. Para enfrentar essa extrema periculosidade das células tumorais, a evolução nos dotou da "senescência replicativa", ou seja, do envelhecimento da capacidade das células de gerar outras novas.
4) **Contornando a senescência replicativa**. Além de lidar com os oncossupressores e a dificuldade de percorrer distâncias, as células tumorais devem enfrentar uma espécie de relógio, que estabelece um número máximo de células que cada uma pode produzir. Esse relógio é, em parte, controlado pelo comprimento dos telômeros, pequenas porções de DNA que se encontram nas extremidades dos cromossomos. Se os telômeros forem suficientemente longos, a célula poderá continuar a gerar novas células; caso se reduzam, o crescimento celular se interrompe e a célula é definida como "senescente" ou, simplesmente, velha. Voltando ao automóvel, poderíamos imaginar os telômeros como os pneus: quando estão carecas, o carro não pode mais rodar.

Um dos modos pelos quais as células tumorais contornam esse obstáculo é a ativação de uma enzima chamada "telomerase", capaz de manter o telômero longo o suficiente para permitir que a célula continue a crescer.

5) **Angiogênese**. Assim como, a certa altura, os automóveis descontrolados poderiam ficar sem gasolina, as células tumorais logo podem ficar sem combustível e, portanto, precisam abastecer-se sempre de nutrientes. Um dos principais temas deste livro é justamente a diferença entre células normais e células tumorais na utilização dos nutrientes, mas, nesse caso, estamos falando da capacidade das células tumorais de promover a angiogênese, ou seja, o desenvolvimento de novos vasos sanguíneos, com o objetivo de fazer com que o sangue flua para a massa tumoral, como se os automóveis sem controle pudessem incentivar a construção de um maior número de postos de abastecimento, para assim poderem continuar a circular e alimentar a própria difusão.
6) **Recusa em morrer**. Como vimos anteriormente, em nosso corpo está presente um mecanismo de morte celular programada, chamada de "apoptose", cujo objetivo é matar as células danificadas. Outro instrumento poderoso das células tumorais é a capacidade de se recusarem a morrer, bloqueando esse mecanismo. Trata-se de um instrumento tão importante para a sobrevivência das células tumorais que uma parte dos fármacos antitumorais é projetada justamente para anular essa proteção contra a morte programada e fazer com que as células tumorais acabem morrendo.

Além dessas características, atualmente estamos constatando que as células tumorais podem prosperar na presença de processos inflamatórios e adquirir a capacidade de se defender das células do sistema imunológico para não ser reconhecidas por ele. Por fim, como se desenvolvem continuamente graças a novas mutações e modificações no DNA, são capazes de mudar o próprio metabolismo. Assim, algumas células conseguem sobreviver às terapias dentro de uma massa tumoral.

O jejum tem como alvo a maior parte das características das células tumorais

Por conseguirem bloquear a capacidade das células tumorais de se modificar e escapar da toxicidade dos tratamentos, o jejum e a dieta que imita o jejum são uma espécie de "curinga" que ajuda as terapias- -padrão, muitas vezes aumentando sua eficácia contra uma grande variedade de células tumorais, por enquanto nos camundongos e nas mulheres com câncer de mama. A isso cabe acrescentar que o jejum e a dieta que imita o jejum desempenham sua ação em muitos outros fatores responsáveis pelo surgimento dos tumores: inflamação, bloqueio da resposta imune, falta de resposta aos sinais inibidores do crescimento e independência em relação a eles. De fato, pelo menos nos camundongos, mas também nos primeiros estudos clínicos em pacientes, o jejum e a dieta que imita o jejum:

1) bloqueiam muitas vias de fuga das células tumorais, limitando a disponibilidade de nutrientes e de fatores de crescimento;
2) reduzem a inflamação;
3) aumentam a capacidade do sistema imunológico de reconhecer diversos tipos de células tumorais;
4) induzem contra as células tumorais sua própria capacidade de parar de crescer e sua independência em relação aos sinais de crescimento. Uma vez que, durante o jejum, o bloqueio do crescimento é muito importante para a sobrevivência das células, as tumorais, que não param de crescer, têm uma probabilidade maior de morrer. As células tumorais são como pessoas que continuam a correr no deserto, debaixo do sol, sem água, em vez de buscar a sombra e se hidratar;

5) promovem a apoptose (a morte celular programada) mediante a produção de moléculas reativas de oxigênio, que acionam processos de suicídio celular nas células tumorais, mas também reduzindo os fatores que bloqueiam essa morte (IGF-1 etc.).

Os genes que controlam o câncer

Nos microrganismos

No capítulo anterior, expliquei como as modificações em alguns genes do DNA podem fazer com que um organismo unicelular cresça em condições adversas e se comporte de modo semelhante às células tumorais. O fato interessante é que essas mutações na levedura ocorrem em genes do mesmo tipo dos que estão na base do desenvolvimento e do crescimento dos tumores no ser humano: os oncogenes (ou proto-oncogenes antes da mutação no DNA). Como já expliquei, a maioria dos tumores precisa desse tipo de mutação do DNA para sobreviver e crescer.

Há mais de vinte anos, já sabíamos que os genes do envelhecimento (os desativados pelo jejum) são muito eficazes para acelerar a deterioração e as mutações no DNA e para aumentar o crescimento de tipo tumoral. Desativando-os, conseguimos reduzir drasticamente as mutações do DNA e o crescimento de tipo tumoral. Tratava-se dos mesmos genes que, uma vez bloqueados, faziam viver por mais tempo as células da levedura: SCH9/S6K-TOR na via metabólica dos aminoácidos das proteínas Ras-PKA e na dos açúcares. Quanto maior fosse o nível de aminoácidos, proteínas e açúcares, maior seria a atividade dessas vias metabólicas e maiores seriam também tanto o crescimento quanto a deterioração e as mutações no DNA. O alimento que comemos para crescer e ser ativos, o que contém açúcares e proteínas, era o mesmo que envelhecia as células da levedura, deteriorava o DNA e ativava um crescimento anormal, semelhante ao tumor.

Portanto, se esses genes do envelhecimento, acionados por açúcares, aminoácidos e proteínas, estiverem ativos, o organismo se empenhará em crescer em termos de dimensões, mas também de reprodução. Para tanto, deve extrair energia da própria proteção, permitindo que o processo de envelhecimento proceda de modo mais rápido. Durante a produção de um novo organismo, os danos provocados ao DNA e a outros componentes do "organismo mãe" são irrelevantes, pois grande parte deles será removida durante o processo de reprodução e a passagem para o "organismo filho", de modo que ele possa iniciar uma vida em plena saúde.

Com sua drástica redução de proteínas e açúcares, o jejum obriga o organismo a adotar uma modalidade de proteção, mas não apenas isso. Como descobrimos, ele também pode atuar como "filtro", pondo em prática alguns dos processos de limpeza e reparação que ocorrem durante a reprodução antes do nascimento do novo organismo, mas sem a necessidade de que a reprodução se realize. Em outras palavras, talvez o jejum represente uma oportunidade muito antiga para todos os organismos, incluídos os seres humanos, de:

1) eliminar elementos danificados, entre os quais, células e componentes celulares tumorais;
2) utilizar as células tumorais para fins energéticos, em uma espécie de processo semelhante ao canibalismo;
3) em um segundo momento, quando as quantidades normais de alimento estiverem novamente disponíveis, ativar as células-tronco para substituir as tumorais por células jovens e saudáveis.

Nos camundongos

E os camundongos? Reduzindo-se os níveis dos genes ativados por proteínas e açúcares (os hormônios do crescimento IGF-1, S6K-TOR e PKA), eles também vivem por muito mais tempo e, apesar disso, mostram uma considerável redução no surgimento de tumores.

Em um estudo, foram comparadas as causas de morte em dois grupos de camundongos, cada um com 45 indivíduos, o primeiro com níveis de fatores de crescimento (que controlam os genes das proteínas e dos açúcares) muito baixos, e o segundo formado por camundongos normais. Os resultados mostraram que, enquanto 87% dos camundongos do grupo normal morria de tumor, esse porcentual caía para 40% naqueles com fatores de crescimento muito baixos, com uma redução particularmente significativa da incidência de linfomas e câncer de mama.[2] De maneira análoga, em outro grupo de camundongos com níveis baixos dos fatores de crescimento, as mortes por tumor foram de 42%, cerca da metade que entre os camundongos normais (83%).[3]

Esse e outros estudos indicam, portanto, que os camundongos com níveis baixos dos fatores de crescimento que controlam os genes das proteínas e dos açúcares têm uma incidência de tumores igual à metade dos camundongos normais. A isso se acrescenta o fato de que os exemplares normais desenvolvem cerca do dobro dos tumores em um período muito breve, considerando-se que os camundongos com um baixo nível dos fatores de crescimento vivem por um tempo pelo menos 40% maior. Portanto, se também levarmos em conta esse prolongamento da vida em 40%, a incidência média mensal dos tumores se mostra três vezes menor nos camundongos com fatores de crescimento baixos.

Não por acaso, e como já explicado neste livro, os fatores de crescimento controlam os níveis de insulina e de genes semelhantes tanto nas leveduras quanto nos camundongos: S6K-TOR e Ras/AC/PKA.4

Se observarmos o desenvolvimento dos tumores em camundongos com níveis baixos dos fatores de crescimento, notaremos que nesses exemplares o tumor cresce muito mais lentamente em relação ao que ocorre nos camundongos não modificados (figura 2.1). Por conseguinte, desses genes depende não apenas a possibilidade de o camundongo adoecer ou não de câncer, mas também a possibilidade de as células tumorais conseguirem sobreviver e crescer depois de formadas.

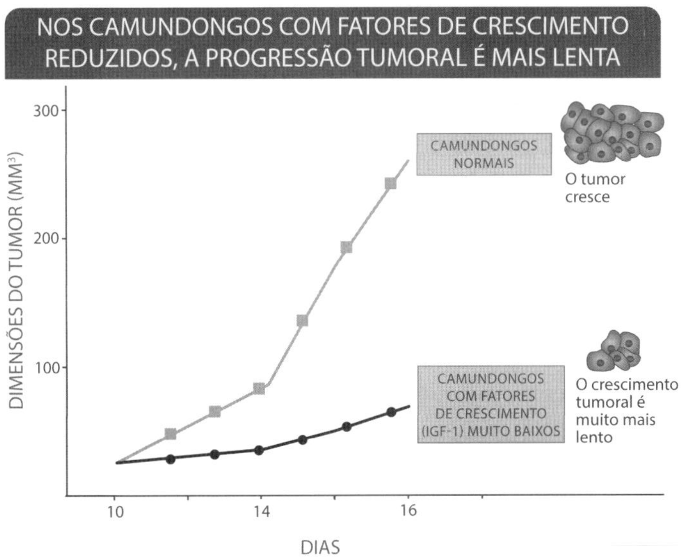

2.1. A progressão do melanoma em camundongos sem o receptor do hormônio do crescimento (GHR) e com níveis muito baixos do fator de crescimento (fator de crescimento semelhante à insulina tipo 1, IGF-1) é fortemente refreada em relação à progressão e ao desenvolvimento do tumor em camundongos normais. Isso permite compreender que o receptor do hormônio do crescimento GHR e o fator de crescimento semelhante à insulina tipo 1 IGF-1 promovem não apenas a formação dos tumores, mas também sua progressão.

É importante ressaltar que os experimentos com leveduras e camundongos foram realizados por inúmeros laboratórios com grandes quantidades e variedades de exemplares, alcançando resultados semelhantes. Por exemplo, efeitos similares sobre a redução da incidência dos tumores foram obtidos em camundongos sem o gene do hormônio do crescimento (GHD) e em camundongos sem o gene do receptor do hormônio do crescimento (GHRD). Para explicar a diferença com uma analogia, poderíamos dizer que os camundongos sem o gene não tinham a "chave" do crescimento, enquanto os sem o receptor não tinham a "fechadura". Esses resultados indicam que os efeitos dos fatores de crescimento sobre a incidência e o crescimento dos tumores provavelmente são semelhantes nos organismos unicelulares, nos camundongos e no ser humano (ver parágrafo seguinte).

No ser humano

Em 2003, com Caleb Finch, da Universidade do Sul da Califórnia, escrevi um artigo para a revista *Science*, intitulado "Evolutionary Medicine: From Dwarf Model Systems to Healthy Centenarians?" [Medicina evolutiva: dos sistemas modelo "anão" aos centenários saudáveis?]. Lembro-me de ter conversado por um bom tempo com a editora, Katrina Kelner, a respeito da expressão "evolutionary medicine". Eu sustentava que nesse artigo propúnhamos uma abordagem que poderia mudar o modo como pensamos a medicina, mais focado na alimentação e na genética para aumentar as probabilidades de uma longevidade saudável do que nos medicamentos que retardam a progressão das doenças. Minha argumentação era a seguinte: "Por que nos concentrarmos em uma abordagem que, para frear a progressão das doenças, usa um curativo depois que elas são diagnosticadas, em vez de dedicarmos a mesma atenção a um programa em cujo centro esteja a longevidade, que permite a um camundongo viver por muito mais tempo e adoecer muito menos?".

Camundongos e seres humanos são mamíferos, mas os segundos são capazes de prevenir o surgimento de um tumor por um período trinta vezes mais longo do que os primeiros graças à evolução que os dotou de um dispositivo anti-idade e anticâncer muito sofisticado. Katrina discutiu acaloradamente comigo porque a expressão "evolutionary medicine" não a convencia nem um pouco, mas, como sou originário do sul da Itália, sempre estou pronto para discussões acaloradas. No final, ela permitiu que eu não mudasse o título. Aliás, na redação da *Science*, a ideia agradou a ponto de dedicarem um número inteiro ao envelhecimento, introduzindo-o com um artigo escrito justamente pelo redator-chefe da revista, intitulado "Research on Aging: The End of Beginning" [Pesquisa sobre o envelhecimento: o fim do início], que trazia uma imagem extraída de nosso artigo e que reproduzo aqui (figura 2.2).

O artigo também apresentava um gráfico retirado de um artigo de Richard Miller, intitulado "Extending Life: Scientific Prospects and Political Obstacles" [Prolongando a vida: perspectivas científicas e obstáculos políticos], para explicar de que modo, com base no estudo da demografia, a pesquisa sobre o envelhecimento é potencialmente a mais vantajosa de todas e que, caso se investisse nessa área, obteríamos muito mais anos de vida saudável em relação aos que obtemos tratando o câncer, distúrbios cardíacos, o acidente vascular cerebral e o diabetes em conjunto (figura 2.3).

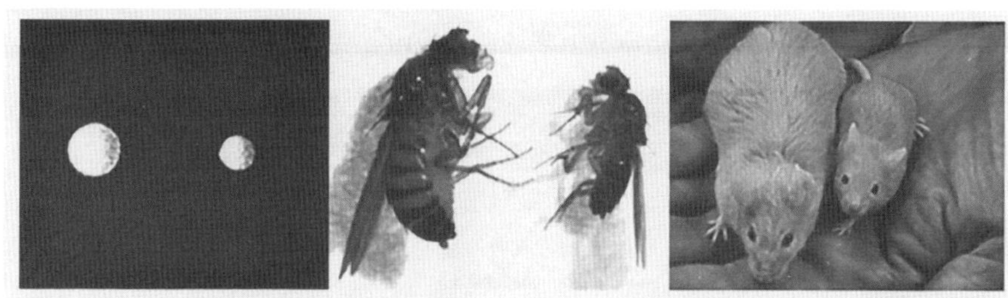

2.2. Leveduras, mosquinhas e camundongos. À esquerda, leveduras, mosquinhas e camundongos sem mutações, utilizados como termos de comparação; à direita, leveduras, mosquinhas e camundongos anões com mutações nos níveis dos genes do crescimento, que, por conseguinte, causam um crescimento menor. No entanto, essas mutações são importantes para uma vida mais longa: de fato, as leveduras anãs com mutações sobrevivem por um tempo três vezes maior que a levedura normal, e seu DNA é protegido; as mosquinhas anãs vivem o dobro; já os camundongos vivem 40% mais em relação aos que não têm mutações, e seus tumores se reduzem pela metade (Longo *et al.*, *Science*, 2003).

Com isso, não se pretendia diminuir a importância da pesquisa sobre o câncer ou o diabetes, mas afirmar a necessidade de complementá-las com a pesquisa sobre o envelhecimento.

Tomo emprestado da redação da Science a expressão "o fim do início" para me referir à pesquisa sobre alimentação, genética, prevenção e tratamento dos tumores, sobre a qual penso que já alcançamos justamente "o fim do início". Em 2003, porém, ainda não era assim; por isso, comecei a procurar pessoas que apresentassem mutações nos genes do crescimento e que fossem resistentes ao envelhecimento e às patologias relacionadas à idade. Haveria em algum lugar pessoas com carências no hormônio do crescimento ou nos receptores do hormônio do crescimento, como ocorria com os camundongos longevos e saudáveis? Escrevi a Zvi Laron, endocrinologista pediátrico em Israel, que me indicou um grupo de pessoas muito idosas da ilha de Krk, na Croácia, afetadas por uma carência no receptor do hormônio do crescimento (chamada justamente de "síndrome de Laron"), que chegavam aos 90 anos sem adoecer de tumor nem de outras patologias. Mas essas pessoas não eram numerosas o suficiente para estabelecer se as carências no receptor do hormônio do crescimento também as protegeriam do envelhecimento e das doenças.

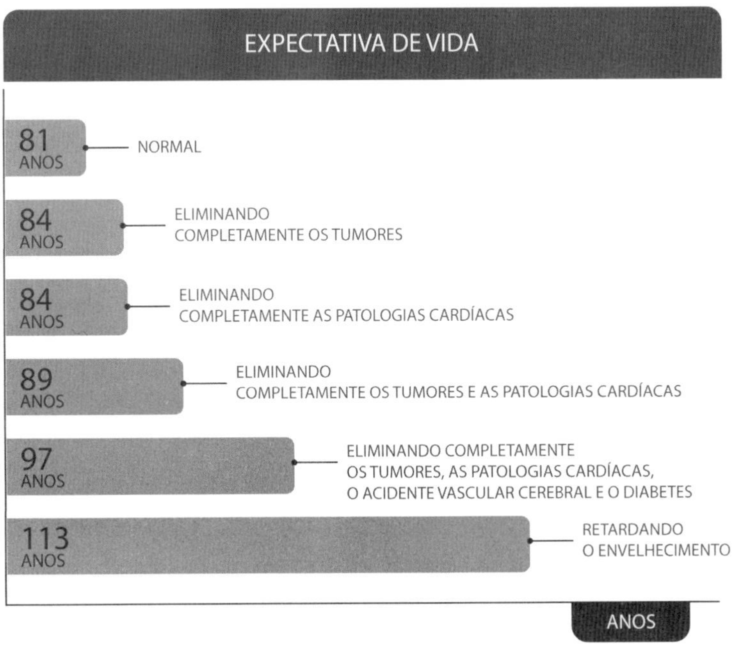

2.3. Em 1985, a expectativa de vida era de 81 anos. Partindo desse dado, os autores desse estudo levantaram várias hipóteses sobre quanto tempo se poderia viver se desaparecessem por completo doenças específicas como o câncer (84 anos), as doenças cardiovasculares (84 anos), os tumores e as doenças cardíacas (89 anos) ou os tumores, as patologias cardíacas, o acidente vascular cerebral e o diabetes em conjunto (97 anos). Os autores propõem que, retardando o envelhecimento, como nos estudos com camundongos, hipoteticamente se poderia chegar aos 113 anos em média (modificado por: Miller, *The Milbank Quarterly*, 2002).

Felizmente, em 2004, expus minha ideia improvável a Hassy Cohen, que naquela época dirigia a Clínica de Endocrinologia Pediátrica da UCLA e ela me disse: "Sabe quem estuda pessoas afetadas justamente por essa mutação? Jaime Guevara. Ele também é endocrinologista pediátrico e há muitos anos estuda os problemas de crescimento das crianças com mutações no gene receptor do hormônio do crescimento, as chamadas 'crianças GHRD'". Mal pude acreditar no que estava ouvindo. Era perfeito! Em poucas horas, escrevi ao doutor Guevara e, após alguns meses, convidei-o para dar uma palestra em Los Angeles. Como as pesquisas de Jaime diziam respeito ao crescimento de crianças, os resultados que ele apresentou na ocasião não se relacionavam ao envelhecimento nem às doenças, mas ele me disse que não se lembrava de ter encontrado casos de tumor no grupo de indivíduos GHRD que vivia no Equador, sobretudo nas montanhas dos Andes, na região meridional do país. Em 2005, fui até lá para conhecê-los e fiquei impressionado com duas coisas: 1) comiam muito e mal; 2) estavam sempre alegres e adoravam rir e brincar (foto 2.4).

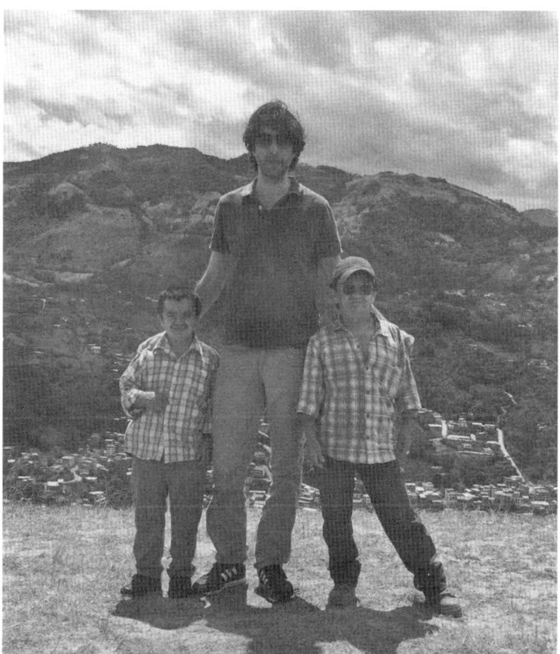

2.4. No Equador, na companhia de duas pessoas portadoras da síndrome de Laron, caracterizada por níveis reduzidos dos fatores de crescimento, que causam baixa estatura. No entanto, o mesmo defeito genético as protege de diversas patologias (entre elas, o câncer e o diabetes), embora muitas vezes essas pessoas não tenham uma alimentação ou um estilo de vida saudável.

Pensei que o projeto se desenvolveria rapidamente e que em pouco tempo entenderíamos se esses indivíduos também eram protegidos contra danos no DNA e contra o câncer, tal como acontecia com organismos mais simples. Não foi o que ocorreu: foram necessários seis anos para encontrar dados suficientemente convincentes para publicar nosso trabalho em uma das mais respeitadas revistas científicas, a *Science Translational Medicine*.[5] Seguem nossas conclusões:

1) Essas pessoas GHRD, com fatores de crescimento muito baixos, estavam protegidas contra o câncer. Em todos os anos em que Jaime Guevara as acompanhou, apenas uma delas morreu de tumor. Zvi Laron havia publicado resultados semelhantes, referentes às pessoas com mutações GHRD no Oriente Médio e na Europa (figura 2.5).[6]

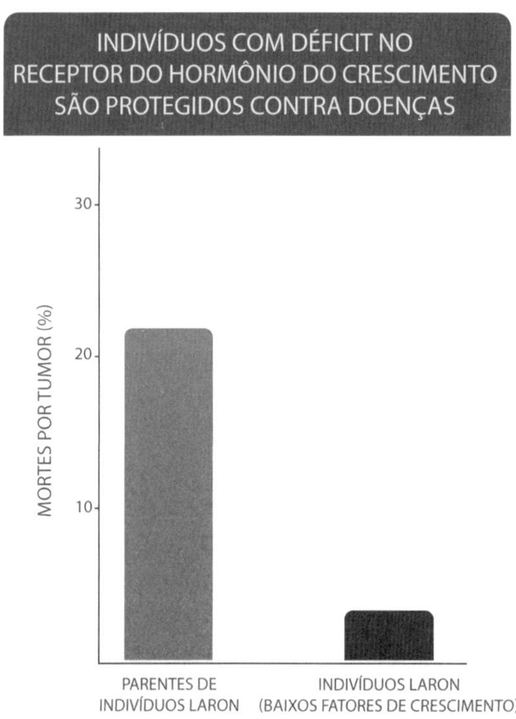

2.5. Pessoas que, ao nascer, têm um déficit no receptor do hormônio do crescimento e, portanto, não crescem muito em estatura, apresentam uma possibilidade menor de desenvolver tumores e diabetes em relação aos parentes de primeiro grau e a outros membros da família que vivem nas mesmas casas e consomem o mesmo tipo de alimento (modificado por: Guevara *et al. Science Translational Medicine*, 2011).

2) Embora os indivíduos GHRD se alimentassem de modo pouco saudável, não praticassem atividade física e fossem habitualmente mais obesos do que seus parentes normais, raras vezes desenvolviam diabetes ou resistência à insulina, que em geral precede o próprio diabetes. Seus níveis de glicose no sangue eram normais. Essa descoberta também era importante em relação ao câncer, pois altos níveis de insulina e de glicose podem tanto acelerar o envelhecimento e o surgimento de tumores quanto contribuir para a sobrevivência e o crescimento das células tumorais. Como veremos nos capítulos sobre os diversos tipos de tumor, baixos níveis do fator de crescimento IGF-1, insulina e glicose, característicos das pessoas GHRD, podem desempenhar um papel fundamental na progressão de tumores.

No entanto, sabíamos que as revistas científicas não acreditariam em nossas conclusões se não fôssemos capazes de demonstrá-las em nível celular e molecular. Por isso, submetemos células epiteliais humanas (a partir das quais são gerados diversos tipos de tumor, como o de mama e o de próstata) a um agente cancerígeno e as imergimos no sangue dos indivíduos GHRD ou no de seus parentes. Obtivemos resultados esperados, mas também surpreendentes:

a) Os danos ao DNA eram muito menores nas células epiteliais expostas ao sangue das pessoas GHRD. Isso era esperado.
b) As células epiteliais imersas no sangue GHRD e danificadas por um agente cancerígeno morriam muito mais depressa do que as imersas no sangue normal. Não esperávamos por isso, mas fazia sentido, pois sabe-se que o IGF-1 bloqueia o suicídio das células danificadas.

Em outras palavras, as pessoas GHRD eram protegidas, em primeiro lugar, pela redução dos danos ao DNA, provocados pelo agente cancerígeno, mas também pelo fato de que as células que se deterioravam e podiam transformar-se em células tumorais tinham maior probabilidade de suicidar-se, também graças à baixa concentração do fator de crescimento IGF-1 no sangue (figura 2.6).

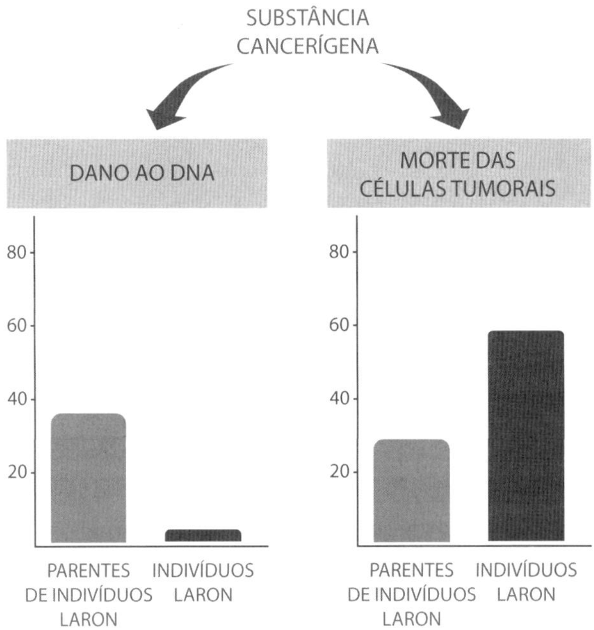

2.6. Nesse experimento, as células foram colocadas em contato com uma substância que favorece o desenvolvimento do tumor (substância cancerígena). É possível ver que as células se comportam de maneira diferente, conforme estejam em contato com sangue normal (parentes de indivíduos Laron, à esquerda em cada gráfico) ou com sangue que apresente carência de hormônio do crescimento (indivíduos Laron, à direita em cada gráfico). Caso se encontrem em sangue normal, as células sofrem maior dano no DNA, mas a morte das células tumorais é menor em relação às células que se encontram no sangue com carência de hormônios do crescimento (modificado por: Guevara-Aguirre *et al.*, *Science Translational Medicine*, 2001).

Em uma publicação posterior,[7] sobre a qual discorrerei mais adiante, demonstramos que a redução tanto da insulina quanto do IGF-1 desempenhou um papel fundamental entre os efeitos do jejum e da dieta que imita o jejum na terapia de pacientes com câncer de mama, submetidas a terapia hormonal, estabelecendo, assim, uma clara conexão entre nutrição, jejum, fatores do crescimento, prevenção e tratamento de tumores.

Resumindo, os genes e suas mutações podem ter um efeito muito poderoso contra ou a favor do tumor, influenciando, por um lado, o envelhecimento celular e, por outro, provocando mutações que podem favorecer o crescimento, a sobrevivência e a reprodução metastática do tumor. Mutações ou carências específicas do hormônio do crescimento e no receptor do hormônio do crescimento determinam baixos níveis de insulina e de IGF-1 e reduzem consideravelmente a incidência do câncer tanto em camundongos quanto em seres humanos. Esses resultados sugerem que hoje podemos pensar em medicamentos que previnam o câncer. Enquanto eles não forem desenvolvidos, a alimentação pode nos ajudar a controlar os níveis de insulina e de IGF-1, mas também de glicose, de leptina (hormônio produzido pelo tecido adiposo e envolvido na regulação da gordura corporal) e de muitos outros fatores que facilitam a incidência do tumor. Além disso, talvez a alimentação constitua o instrumento mais poderoso na prevenção do câncer e um importante aliado em seu tratamento. Trataremos a respeito em muitos dos próximos capítulos.

Notas

1 D. Hanahan, R. A. Weinberg. "Hallmarks of Cancer: The Next Generation." *Cell*, 2011. DOI: 10.1016/j.cell.2011.02.013.

2 M. Vergara, M. Smith-Wheelock, J. M. Harper, R. Sigler, R. A, Miller. "Hormone-treated Snell Dwarf Mice Regain Fertility but Remain Long Lived and Disease Resistant." *The Journal of Gerontology Series A.*, 2004. DOI: 10.1093/gerona/59.12.1244.

3 Y. Ikeno, G. B. Hubbard, S. Lee et al. "Reduced Incidence and Delayed Occurrence of Fatal Neoplastic Diseases in Growth Hormone Receptor/Binding Protein Knockout Mice." *The Journal of Gerontology Series A.*, 2009. DOI: 10.1093/gerona/glp017.

4 A. Bartke, L. Y. Sun, V. Longo. "Somatotropic Signaling: Trade--Offs Between Growth, Reproductive Development, and Longevity." *Physiological Reviews*, 2013. DOI: 10.1152/physrev.00006.2012.

5 J. Guevara-Aguirre, P. Balasubramanian, M. Guevara-Aguirre *et al.* "Growth Hormone Receptor Deficiency is Associated with a Major Reduction in Pro-Aging Signaling, Cancer, and Diabetes in Humans." *Science Translational Medicine*, 2011. DOI: 10.1126/scitranslmed.3001845.

6 Z. Laron, R. Kauli, L. Lapkina, H. Werner. "IGF-I Deficiency, Longevity And Cancer Protection Of Patients With Laron Syndrome." *Mutat Res Rev Mutat Res*, 2017. DOI: 10.1016/j.mrrev.2016.08.002. Epub 2016 Aug 5. PMID: 28528685.

7 I. Caffa, V. Spagnolo, C. Vernieri *et al.* "Fasting-Mimicking Diet and Hormone Therapy Induce Breast Cancer Regression." *Nature*, 2020. DOI: 10.1038/s41586-020-2502-7. Epub 2020 Jul 15.

3

JEJUM, ALIMENTAÇÃO E PREVENÇÃO DO CÂNCER

Pela contribuição e pela revisão deste capítulo, agradeço a Mario Mirisola, professor-associado de Ciências Técnicas Dietéticas Aplicadas no Departamento de Disciplinas Cirúrgicas Oncológicas e Estomatológicas da Universidade de Palermo.

Nossos estudos mostram que pessoas com carências severas nos hormônios do crescimento raramente adoecem de câncer. A essa constatação acrescentam-se descobertas semelhantes na Europa e no Oriente Médio e outros estudos sobre a capacidade da restrição calórica de reduzir em 50% o surgimento de tumores em macacos, sem mudança na alimentação. Nossa pesquisa indica ainda que é possível prevenir a maior parte dos tumores, embora essa certamente não seja uma tarefa fácil.

Ainda que o ideal não devesse ser o de prevenir contra uma única doença, mas viver por mais tempo sem doença alguma, neste capítulo tratarei da prevenção do câncer, pensando naqueles que têm uma predisposição genética para essa patologia (muitos casos de câncer na família) e nos que poderiam não conseguir evitar o contato com condições ambientais que podem provocar certos tipos de tumor (toxinas presentes nos alimentos ou no ar etc.).

Tendo em conta esses dois grupos, para prevenir os tumores deveríamos nos concentrar em duas questões: 1) a alimentação e outros fatores que controlam os genes que, por sua vez, controlam os tumores; 2) a exposição a agentes que podem provocar ou fazer com que os tumores cresçam (carcinógenos, hormônios do crescimento, vírus etc.).

Tumor hereditário

Ao longo da vida, podemos adoecer de câncer por causa de substâncias cancerígenas que danificam o DNA: por exemplo, o tabagismo, a poluição, as radiações, entre outras coisas, ou como resultado de alguns tipos de desnutrição, da obesidade etc.

Em 5 a 10% de todos os tipos de câncer, as mutações de genes específicos, capazes de aumentar a incidência dos tumores, podem ser herdadas dos pais. Foram identificadas mais de 50 tipos de tumores hereditários que predispõem os indivíduos a desenvolver essa patologia.

Por exemplo, nas pessoas com defeitos enzimáticos do metabolismo do álcool, a enzima álcool desidrogenase (ADH) não funciona corretamente. As pessoas que sofrem desse problema deveriam evitar o álcool, pois ele pode aumentar o risco de tumor no pâncreas. Esse defeito genético é muito comum em algumas populações, como as asiáticas, por exemplo os japoneses.[1]

Portanto, algumas predisposições genéticas requerem mudanças específicas, mas, para a maioria das pessoas, algumas mudanças na alimentação parecem ser benéficas. Veremos em que medida a alimentação e, em particular, alguns alimentos influem na incidência de tumores.

O jejum

Quando me perguntam se o jejum faz bem ou mal à saúde, muitas vezes respondo que o "jejum" em si não significa nada: é como perguntar se comer faz bem ou mal à saúde. A resposta é que tanto comer quanto jejuar podem fazer bem, fazer mal ou não ter nenhum impacto sobre a saúde e a longevidade, mas também podem ser muito positivos para determinada pessoa em determinado momento se forem praticados da maneira correta e apropriada.

O objetivo deste capítulo é identificar as formas de jejum mais adequadas e viáveis e mostrar seus grandes benefícios. Também examinaremos os tipos de jejum que podem ser tanto positivos quanto negativos. De todo modo, melhor seria consultar um dos médicos ou nutricionistas de nossa Fundação para receber mais orientações. Com frequência, leio artigos que insistem nas vantagens do jejum por ele fazer parte das prescrições de muitas práticas religiosas e por ter sido empregado ao longo de milênios. Contudo, poderíamos dizer o mesmo a respeito do hábito de empanturrar-se de comida, que é recomendado por todas as avós e igualmente praticado há milênios. Entretanto, hoje mais de 70% dos americanos e cerca de 50% dos europeus estão com sobrepeso ou são obesos. Também se sabe que comer muito e com frequência não é um problema se boa parte do que se consome provier de uma dieta vegana ou pescetariana com baixo teor de açúcares.

No entanto, se considerarmos o jejum, está comprovado que comemos por muitas horas: em um experimento com 16 semanas de duração, as pessoas que se abstinham do alimento por 14 horas por dia (e, portanto, comiam no período de dez a onze horas por dia) obtiveram uma redução do peso corporal, que mantiveram mesmo depois de um ano.[2] As que seguiram esse esquema dietético também reportam que se sentiram mais dispostas em geral e sobretudo pela manhã, que tiveram menos fome na hora de dormir e que dormiram melhor. No entanto, se monitorarmos pessoas que praticam cotidianamente um jejum de 16 horas ou mais e consomem alimentos no período de oito horas ou menos começaremos a ver problemas, principalmente entre as que saltam o café da manhã.

Entre os efeitos negativos relatados por aqueles que costumam pular o café da manhã estão o aumento de peso e do colesterol, a pressão alta, o diabetes, as cardiopatias, bem como o aumento da mortalidade.[3] Longos períodos de jejum também elevam o risco de formação de cálculos biliares: um jejum de 16 horas dobra a possibilidade de formação de cálculos na vesícula biliar em relação a quem jejua por dez horas por dia.[4,5]

Com base em tudo isso, minhas recomendações, tal como descritas no livro *A Dieta da Longevidade*, são para que se coma no período de onze a 12 horas e se jejue durante 12 ou 13 horas por dia. Nunca li nenhum estudo que tenha evidenciado consequências negativas de um jejum de 12 horas por dia, e isso me leva a pensar que, se provoca problemas, eles são raros.

Se nos referirmos especificamente aos tumores, o jejum noturno melhora a regulação da glicemia e do sono, dois fatores que têm o potencial de reduzir o risco de recidivas, ou seja, do reaparecimento do tumor. Uma pesquisa publicada em 2012 evidenciou, por exemplo, que um jejum noturno breve (de 13 horas ou menos) está associado a um maior risco de recidiva do câncer de mama (36%), em relação a um jejum de 13 horas ou mais à noite, em uma amostra de mulheres que participaram do estudo prospectivo Women's Healthy Eating and Living [Alimentação e vida saudável de mulheres], desenvolvido entre 1995 e 2007. No caso das mulheres com hereditariedade para o câncer de mama ou que já foram afetadas por esse tipo de câncer, talvez valha a pena prolongar o jejum noturno para 13 ou 14 horas.

Desse modo, adotar um período de jejum diário de 12 a 14 horas representa um sistema simples e viável para reduzir potencialmente a recidiva do câncer de mama. O fenômeno poderia basear-se, em parte, na capacidade de adotar períodos de jejum diário para reduzir os níveis de insulina e de glicemia, mas provavelmente também na capacidade dos períodos de jejum de reduzir o IGF-1 e outros fatores de crescimento. Além disso, seria possível reduzir o risco de adoecer de diabetes tipo 2 e de sofrer de distúrbios cardiovasculares.

A dieta da longevidade na prevenção de tumores

O câncer talvez seja a mais representativa das patologias ligadas ao avanço da idade, porque depende de uma série de fatores fortemente influenciados pelo processo de envelhecimento: danos ao DNA, inflamação, redução do funcionamento do sistema imunológico etc. Portanto, em relação à prevenção de outras patologias, a prevenção do tumor está mais ligada à possibilidade de retardar o processo de envelhecimento e de ativar estratégias antienvelhecimento. Por essa razão, neste capítulo sobre a prevenção de tumores há uma versão ligeiramente modificada da dieta da longevidade, descrita em meu primeiro livro.

Como expliquei na ocasião, a dieta da longevidade se baseia nos "Cinco Pilares da Longevidade"; portanto, em diversos campos da ciência e da medicina, assegurando, assim, que as recomendações alimentares tenham raízes profundas e uma alta probabilidade de prolongar uma longevidade saudável. O objetivo é sair de um ponto de vista que se limita a um único estudo ou a um único campo de pesquisa, como o dos estudos epidemiológicos, para formular recomendações baseadas em todos os pilares e que provavelmente mudarão de modo substancial nas próximas décadas.

A pesquisa juventológica

Uso o termo "juventologia" para me distanciar da ideia de estudar o processo de envelhecimento (gerontologia) e concentrar-me no estudo de como permanecer jovem e saudável. Por que um camundongo adoece de câncer quando chega à meia-idade ou tem cerca de 12-18 meses de vida, mas as pessoas raramente recebem um diagnóstico de câncer antes dos 30-40 anos? A resposta é que camundongos e seres humanos são controlados por dois programas de longevidade muito diferentes: no primeiro caso, o programa faz com que o camundongo permaneça jovem e saudável por pouco mais de um ano; no segundo, as pessoas devem permanecer protegidas por muito mais tempo e enquanto tiverem a possibilidade de se reproduzir, ou seja, entre 30 e 40 anos. Disso se deduz que: 1) o câncer não é inevitável; 2) retardando o envelhecimento, podemos retardar e, em muitos casos, evitar os tumores.

A dieta da longevidade

Adote uma dieta com baixo teor de proteínas, mas que seja suficiente

Sabemos que os genes do crescimento, como o IGF-1 e o S6K-TOR, estão envolvidos na proliferação celular e nas patologias ligadas ao envelhecimento, entre as quais o câncer. Também sabemos que podemos ativá-los ingerindo proteínas ou certos aminoácidos. Portanto, não é de surpreender que uma alimentação com aporte baixo, mas suficiente, de proteínas aumenta a duração da vida dos camundongos.[6] Uma baixa ingestão de proteínas também pode reduzir o crescimento e a sobrevivência de alguns tumores, por exemplo o melanoma e o câncer de mama em camundongos, depois que o tumor se estabiliza.[7] Pessoas adultas devem limitar a ingestão de proteínas a 0,8 grama por quilograma de peso corporal ideal. Isso significa que, se uma pessoa estiver com sobrepeso ou for obesa, deverá tomar como base de cálculo para a correta ingestão de proteínas o meio-termo entre o peso efetivo e o ideal. Eventuais modificações deveriam ser sugeridas pelo médico e/ou pelo nutricionista de acordo com a idade, com o estado nutricional, com a atividade física e outros parâmetros fisiológicos e clínicos. No estudo epidemiológico realizado por nós, mostramos que as pessoas que adotam uma dieta com baixo teor de proteínas (menos de 10% das calorias diárias) têm um risco quatro vezes menor de desenvolver tumores em comparação com as que consomem uma dieta com alto teor de proteínas (mais de 20% das calorias diárias).[8] O fato interessante é que isso se mostrou verdadeiro apenas para as pessoas até os 65 anos inclusive, que foram acompanhadas por muitos anos após a primeira entrevista, mas não para quem tinha mais de 66 anos. Em outras palavras, um indivíduo de 80 anos que segue uma dieta com baixo teor de proteínas não mostra os mesmos benefícios observados em adultos com uma dieta com baixo teor de proteínas. Isso não significa que a pessoa com 80 anos deveria consumir uma dieta com alto teor de proteínas, mas que a ingestão moderada e provavelmente de uma gama mais ampla de fontes de proteínas (legumes, sementes, oleaginosas, peixes, ovos, iogurte etc.) poderia ser mais indicada para os idosos.

Mantenha baixos os níveis de glicose no sangue, mas não muito

Os açúcares assumiram o lugar das gorduras e se tornaram as substâncias nutrientes mais demonizadas. Como no caso das proteínas, açúcares e carboidratos não deveriam ser submetidos a críticas ferozes; ao contrário, é o excesso deles e de carboidratos refinados e ricos em amido, como macarrão, arroz, pão, batata etc., que deveria ser limitado, não evitado, a fim de fornecer nutrientes sem provocar altos níveis de insulina nem promover o acúmulo de gordura e a resistência à insulina (que, por sua vez, provocam elevação dos açúcares no sangue e acúmulo de gordura). Muitos desses alimentos à base de carboidratos refinados, como as batatas e o pão, induzem uma imediata liberação de açúcares no sangue, de modo semelhante ao açúcar de mesa. Além de provocar aumento de peso e de reduzir a funcionalidade da insulina, altos níveis de açúcares no sangue podem acelerar o processo de envelhecimento, agindo tanto diretamente sobre os alvos celulares quanto por meio da atividade da insulina.

Low fat ou *high fat, low carb* ou *high carb*?

No período após a demonização das gorduras, no qual todos tendiam a consumir alimentos "sem gordura" ou "com baixo teor de gorduras", assistimos a um aumento sem precedentes de sobrepeso e obesidade. Depois, nas últimas décadas, a guerra às gorduras foi substituída por aquela aos carboidratos, que também foi acompanhada por um aumento análogo do peso da população em muitos países: nos Estados Unidos, quase três a cada quatro pessoas têm sobrepeso ou são obesas. Portanto, inicialmente, grande parte da população mundial adotou uma alimentação com baixo teor de gorduras e alto teor de carboidratos e acumulou muita gordura, para enfim passar a uma alimentação com baixo teor de carboidratos e alto teor de proteínas e gorduras, alcançando níveis recordes de sobrepeso e obesidade. Portanto, a solução que permite ter o máximo impacto sobre a incidência de tumores não pode ser resumida em duas palavras como *low fat* ou *low carb*, como tantos jornalistas gostariam de fazer crer, mas é uma solução relativamente simples, que apresentarei no final deste capítulo e que compreende um bom aporte de gorduras saudáveis (oleaginosas, azeite de oliva, salmão etc.), pouca proteína, mas em quantidade suficiente (ver acima), uma alimentação relativamente rica em carboidratos (cerca de 60% das calorias diárias), provenientes sobretudo de verduras e legumes, mas também de macarrão, pão, arroz, batatas etc., porém em quantidades limitadas.

Nas clínicas que fundei em Milão e em Los Angeles, não nos limitamos a sensibilizar as pessoas para a alimentação ideal nem a dar-lhes recomendações para um estilo de vida saudável, mas nos preocupamos com a viabilidade de tudo isso ou, em outras palavras, em saber por quanto tempo elas de fato conseguem seguir nossas indicações. Proibir totalmente alimentos ricos em amido e carboidratos refinados, como arroz e macarrão, ou substituí-los por suas alternativas integrais talvez tenha efeitos benéficos maiores do que limitá-los, mas, para a maioria das pessoas, uma alimentação sem esses ingredientes seria muito difícil de seguir e muito fácil de abandonar. Portanto, o melhor a fazer é: 1) reduzir o consumo de alimentos com nutrientes limitados, que liberam rapidamente açúcares no sangue, como batata, arroz e pão, para manter a glicemia, a insulina, o peso e a circunferência abdominal nos limites ideais e minimizar o risco de câncer e outras patologias; 2) permitir, porém, que as pessoas consumam uma quantidade suficiente desses alimentos muito ricos em amido para que elas ainda sintam prazer com a comida e consigam seguir variações da dieta da longevidade por toda a vida (figura 3.1). Além de dar essas indicações, nossos nutricionistas também tentam entender o que agrada às pessoas e lhes passam dietas personalizadas, a fim de mudar o mínimo possível seus hábitos alimentares e, ao mesmo tempo, adequá-los aos padrões que vimos até o momento e que veremos no resumo no fim do capítulo.

Alimentos associados a uma menor ou maior incidência do câncer

Oleaginosas

Para a prevenção de diversas patologias, entre as quais o câncer, parece altamente recomendável um alto consumo de oleaginosas (até cinco porções por semana), como demonstra um estudo realizado com mais de 118 mil mulheres e homens.[9] Conduzido ao longo de trinta anos, esse estudo publicado no *New England Journal of Medicine* mostra que as pessoas que consumiam uma onça (cerca de três colheres de sopa) de oleaginosas ao menos uma vez por dia reduziram o risco de contrair patologias que constituem as mais frequentes causas de morte, incluindo o câncer.

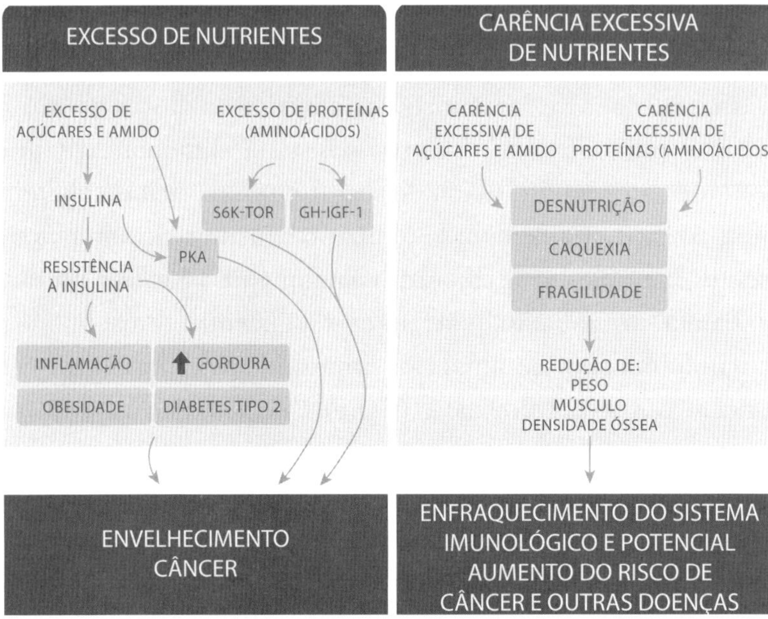

3.1. Tanto o excesso quanto a carência de açúcares e proteínas podem aumentar o risco de câncer. Os açúcares (inclusive os derivados dos amidos) e as proteínas (aminoácidos) ativam os genes que promovem o envelhecimento e as doenças ligadas à idade. Esses genes pró-envelhecimento se chamam PKA (ativados pelos açúcares) e S6K-TOR e IGF-1 (ativados pelas proteínas). Do ponto de vista fisiológico, o açúcar leva o pâncreas a produzir, secretar e pôr em circulação a insulina, que permite a passagem da glicose para as células. Se houver em excesso, pode levar à resistência à insulina (ou seja, as células apresentam pouca sensibilidade à insulina e têm uma capacidade menor de permitir a passagem da glicose do sangue para elas próprias). Desse modo, tem-se uma alta concentração de glicose no sangue, que contribui para a inflamação, o aumento de gordura, o diabetes tipo 2 e, em geral, as doenças associadas ao envelhecimento. As proteínas ativam os genes pró-envelhecimento S6K-TOR e elevam os níveis do hormônio do crescimento (GH) e do fator de crescimento semelhante à insulina tipo 1 (IGF-1), que, por sua vez, aumentam a proliferação celular, incluída a das células tumorais. Ao contrário, uma carência excessiva de açúcares e proteínas provoca desnutrição com uma sucessiva redução de peso, massa muscular e densidade óssea. Tudo isso pode enfraquecer o sistema imunológico e, por conseguinte, a proteção contra o câncer.

Outra metanálise bastante recente (ou seja, um estudo que analisa todos os artigos sobre um tema específico), que tinha por objeto 43 artigos sobre o risco de adoecer de câncer e nove artigos sobre a mortalidade após um tumor, confirmou esses resultados. O consumo de cinco gramas por dia de oleaginosas está associado à redução de 3% do risco de câncer em geral, de 6% do risco de câncer no pâncreas, de 25% de tumores no cólon e de 4% da mortalidade após um tumor.[10]

No entanto, vale ressaltar a necessidade de estar atento à possível contaminação por aflatoxinas, tipo de toxina produzida por fungos. Por isso, é fundamental controlar a qualidade desses produtos e garantir as condições ideais de conservação. Além disso, as pessoas suscetíveis a reações alérgicas devem prestar atenção aos potenciais alergênicos das oleaginosas.

Soja: prós e contras

A soja é um dos ingredientes associados tanto a um efeito de proteção contra o tumor quanto a um potencial efeito cancerígeno. Os resultados de uma recente metanálise realizada com pacientes afetadas por câncer de mama em diversos países (China, Estados Unidos, Japão, Inglaterra, Holanda, Suécia, França e Singapura) mostraram que não há nenhuma associação entre o consumo de soja e a incidência de câncer de mama.[11,12] Ao contrário, a ingestão das isoflavonas da soja (substâncias de origem vegetal semelhantes aos estrogênios, hormônios sexuais esteroides) está associada a um menor risco de câncer de mama,[13] embora o mecanismo por trás desse papel de proteção ainda não tenha sido descrito. A semelhança das isoflavonas com o estradiol (hormônio estrogênio produzido pelos ovários e que atua no funcionamento do sistema reprodutor) poderia ser a razão pela qual as isoflavonas podem ter um efeito protetor nos tumores hormônio-dependentes. A hipótese se baseia no fato de que, se as isoflavonas da soja se prendem ao receptor, o estrogênio humano não pode ter acesso a ele e, portanto, não pode exercer seu efeito no âmbito reprodutivo, reduzindo, assim, o potencial crescimento das células tumorais. Cabe ressaltar que esse efeito é demonstrado sobretudo em mulheres asiáticas, que costumam consumir isoflavonas de soja desde a infância, e não em outras populações mundiais.

Concluindo, minha recomendação para as mulheres pertencentes a populações entre as quais o consumo de soja é muito difundido é para que consumam soja em alternância com outros legumes e, sobretudo, em forma de alimento integral, e não de derivados como tofu, hambúrgueres etc., que são alimentos processados e muitas vezes contêm quantidades consideráveis de sal. Pessoas não habituadas ao consumo de soja deveriam limitar seu consumo e prestar atenção a alergias e intolerâncias.

Consumo de álcool e câncer

A presença de etanol (álcool incolor e volátil, encontrado em bebidas alcóolicas) pode ser tanto benéfica quanto deletéria para a saúde; no segundo caso, especialmente se for consumido em grandes quantidades. De fato, o álcool pode reduzir a absorção de algumas vitaminas, elevar o nível dos estrogênios e, portanto, indiretamente, aumentar o risco de câncer de mama,[14] embora o aumento do risco provocado por um consumo moderado ou ocasional de álcool seja baixo.[15] Outros efeitos negativos do álcool estão ligados ao potencial risco de provocar um tumor quando combinado com outras substâncias produzidas durante a fermentação (nitrosaminas, fibras de amianto, fenóis e hidrocarbonetos) ou com o tabagismo.[16]

Embora um consumo moderado de álcool possa ter efeitos benéficos para a saúde e a longevidade, quem não bebe ou não gosta de álcool não deveria começar a fazê-lo, pois, de fato, há uma conexão entre essa substância e o câncer.

1) O Programa Nacional de Toxicologia do Departamento de Saúde e Serviços Humanos dos Estados Unidos o coloca entre as substâncias cancerígenas para o ser humano.
2) De acordo com o Instituto Nacional do Câncer dos Estados Unidos, o consumo de álcool, de baixo a moderado, pode aumentar o risco de câncer no trato gastrointestinal superior, portanto, na boca, na garganta, no esôfago, na laringe, bem como no fígado e nas mamas.[17,18]

3) O consumo de álcool parece ser danoso também em casos de segundos tumores primários, ou seja, novos tumores que se formam em pacientes que já tiveram câncer, pelo menos no caso do trato gástrico superior.[19]

A relação entre consumo de álcool, incidência de tumores e mortalidade após patologias é, como vemos, muito complexa. O impacto danoso do consumo de álcool em grandes quantidades é bem conhecido, enquanto um consumo moderado poderia ser positivo para a saúde. Certo é que:

1) Os dados sobre a associação entre consumo de álcool e tumores no ovário, no endométrio e na bexiga são inconsistentes; por isso, não permitem conclusões. Ao contrário, algumas metanálises confirmam um risco de câncer no estômago maior que 20% em grandes consumidores de álcool (por exemplo, em quem bebe mais de meio litro de vinho tinto por dia) em relação a quem nunca ou quase nunca bebe. Esse risco é nulo nos consumidores moderados, ou seja, em quem bebe entre um e quatro copos por dia.[20,21] A associação com o câncer de próstata é menos forte, com um risco que cresce com o aumento do consumo de álcool. Por exemplo, uma metanálise que analisou 572 estudos diferentes, totalizando mais de 480 mil casos de câncer, destacou que o risco de câncer de próstata para quem bebe álcool moderadamente em comparação a quem nunca bebe ou bebe apenas em raras ocasiões é superior a 6%, enquanto aumenta para 9% nos grandes consumidores.[22]
2) Surpreendentemente, há uma relação entre um maior consumo de álcool e um risco menor de câncer de tireoide, de linfoma não Hodgkin (grupo de tumores do sangue que afeta os glóbulos brancos), e de carcinoma em células renais (câncer de rim).[23,24]

3) Uma pesquisa recente evidenciou que a ingestão semanal de uma quantidade de até no máximo quatro doses de álcool está associada a um risco total mais baixo de câncer ou de morte.[25]

Com base em tudo isso e no *The Dietary Guidelines for Americans 2015-2020* [Guia Alimentar para Americanos 2015-2020], que sugere um consumo moderado de álcool, equivalente a 17 ml para as mulheres e 28 ml para os homens por dia, aconselho a ingestão de, no máximo, três a cinco doses de álcool por semana, equivalentes, por exemplo, a um copo de vinho ou uma latinha de cerveja por dia, de quarta-feira a domingo. Isso não se refere a pessoas com defeitos genéticos na enzima álcool desidrogenase (ADH), que digere o álcool. Essas pessoas devem evitar consumi-lo para não aumentar o risco de câncer, sobretudo no pâncreas e no esôfago.[26,27]

Alimentos orgânicos e tumores

A crescente demanda por alimentos orgânicos deve-se a seus benefícios para a saúde. Como prova disso, um recente estudo que analisou 68 mil participantes, depois de acompanhá-los por cinco anos, concluiu que quem consome alimentos orgânicos tem uma probabilidade 25% menor de adoecer de câncer, com efeitos particularmente significativos no caso do câncer de mama e do linfoma.[28]

Essa constatação poderia ser explicada em parte pelo fato de que os alimentos orgânicos têm menos probabilidade de conter resíduos de pesticidas se comparados aos alimentos convencionais. Por exemplo, nos cultivos convencionais, a presença de pesticidas pode ser quatro vezes superior em relação às dos alimentos orgânicos, com concentrações mais altas de cádmio, um metal tóxico.[29] A exposição aos pesticidas está associada a um aumento do risco de câncer de tireoide.[30] Portanto, o uso de pesticidas deveria ser reduzido também dentro de casa, uma vez que a exposição a produtos químicos como os repelentes de mosquitos ou inseticidas de várias formas durante a gravidez e a infância está associada à leucemia infantil.[31]

Além do alto teor de pesticidas, o alimento não orgânico pode ter um teor maior de outros elementos cancerígenos. Um estudo recolheu amostras de leite convencional e orgânico, provenientes de nove regiões dos Estados Unidos, e analisou o teor residual de pesticidas, antibióticos e hormônios (hormônio bovino do crescimento bGH, IGF-1). Os resultados mostraram que pesticidas e antibióticos não estavam presentes no leite orgânico, ao contrário do que ocorria nos leites convencionais. Em muitos desses últimos, os resíduos superavam a quantidade permitida por lei. Quanto às concentrações médias de bGH (hormônio bovino do crescimento) e IGF-1 (fator de crescimento semelhante à insulina tipo 1) nos leites convencionais, observou-se que elas eram, respectivamente, 23 vezes superiores em relação ao leite orgânico.[32] Portanto, aconselho que se opte por alimentos orgânicos sempre que possível.

Antibióticos e tumores

Os antibióticos são fármacos que combatem sobretudo as infecções bacterianas em pessoas e animais. O excesso de antibióticos se deve à: 1) prescrição excessiva por parte dos médicos e 2) absorção a partir de alimentos derivados de animais criados em sistemas intensivos. Um amplo estudo analisou a associação do uso de antibióticos e diversos tipos de tumor em uma amostra de mais de três milhões de pessoas sem antecedentes de câncer: quanto mais elevado o número de prescrições de antibióticos, mais alta era a incidência de tumores. Os dados mostravam sobretudo uma estreita associação (em ordem decrescente) com tumores nas glândulas endócrinas, na próstata, nas mamas, no pulmão, no cólon e no ovário.[33] Como vimos no parágrafo anterior, optar pelo alimento orgânico também é importante porque antibióticos, hormônios e fármacos estão excluídos dos métodos orgânicos de pecuária.[34]

O jejum e a dieta que imita o jejum na prevenção do câncer

Como visto anteriormente, o período ideal de abstinência alimentar para prevenir patologias, na ausência de situações específicas e de histórico familiar, é de 12 horas entre o jantar e o café da manhã do dia seguinte. Um interessante estudo clínico, realizado por meio de um aplicativo para telefones celulares, observou que comer em um período de 15 horas ou mais pode ter repercussões negativas sobre o peso, o sono e os níveis de energia.[35] Em contrapartida, quando o consumo de alimento é limitado a um período de menos de onze horas, observam-se efeitos positivos sobre o peso, o sono e os níveis de energia. Além das 12-13 horas de jejum por dia, deveria ser levada em consideração a possibilidade de submeter-se periodicamente a dietas que imitam o jejum. A dieta que imita o jejum dura cinco dias, tem baixo teor de calorias, proteínas e açúcares e alto teor de gorduras de origem vegetal. Além disso, em diversos estudos clínicos demonstrou sua eficácia na redução dos fatores de risco e dos marcadores tumorais – entre os quais o IGF-1, a insulina, a leptina, a glicose –, bem como na redução da gordura e da circunferência abdominais.[36,37]

Histórias e experiências de pacientes

Cristina Villa, diretora de programas, Fundação Valter Longo

Cristina Villa sempre buscou manter-se saudável e seguir minuciosamente as "diretrizes" sobre como viver e alimentar-se da maneira correta: não comer demais; ser vegetariana, quase vegana; praticar o jejum (por exemplo, o *panchakarma* ayurvédico, antiga prática médica indiana); saltar o café da manhã e o almoço; praticar yoga quase todos os dias; fazer viagens a pé, como o Caminho de Santiago; e viajar com frequência por vinte anos, entendendo a viagem como uma experiência de abertura mental.

Em 2014, porém, Cristina apresentou uma doença chamada vitiligo, na qual a pele perde coloração e fica manchada, e mais tarde descobriu que tinha tireoidite de Hashimoto, doença autoimune que acomete a tireoide. Em 2016, foi diagnosticada com uma lesão potencialmente maligna de grau B3 na mama e foi operada o mais rápido possível. Tratava-se de um tumor benigno que se desenvolvia de maneira acelerada e, por sorte, foi identificado precocemente.

Depois que começou a praticar uma combinação da dieta da longevidade e da dieta que imita o jejum, sua tireoide voltou a funcionar corretamente, e as manchas na pele estão desaparecendo. Cristina continua livre do câncer, sem sinais de novos tumores. Segue uma dieta da longevidade formulada sob medida para ela e a pratica ao menos quatro vezes por ano com a supervisão da nutricionista Romina Cervigni, da nossa Fundação.

"Eu me dei conta de que não consumia uma quantidade suficiente de proteínas e de que talvez estivesse fazendo um uso excessivo de soja. Em Los Angeles, todos os dias eu bebia um cappuccino descafeinado de soja, até várias vezes por dia, e me lembro de que isso me provocava problemas no estômago e no intestino, tanto que os distúrbios cessaram quando, ao voltar para a Itália, parei de tomá-lo. Desde essa época, sempre tento comer o que comiam meus antepassados, embora eu goste de experimentar coisas novas quando viajo. Aprendi isso com a dieta da longevidade."

Portanto, Cristina é um exemplo muito próximo de nós de como ingredientes e dietas consideradas saudáveis por muitos poderiam causar alergias ou potencialmente até a autoimunidade, além da desnutrição. Desse modo, é necessário consultar especialistas autênticos.

Em resumo: dieta da longevidade e prevenção do câncer

Baseada nos Cinco Pilares da Longevidade, a dieta da longevidade é uma estratégia alimentar para viver com saúde e por mais tempo.[38]

1) Siga sobretudo (mas não exclusivamente) uma dieta vegana, evitando o máximo possível os alimentos de origem animal,

e acrescente um pouco de peixe duas ou três vezes por semana. Escolha peixes com alto teor de ômega 3, ômega 6 e vitamina B12 (salmão, anchova, sardinha, bacalhau, dourada, truta, vôngole e camarão). Preste atenção à qualidade do peixe e escolha aqueles com baixo teor de mercúrio.

2) Se você tiver menos de 65 anos, mantenha baixo o consumo de proteínas (0,8 grama por quilograma de peso corporal). Isso significa de 40 a 47 gramas de proteínas por dia para uma pessoa que pesa 59 quilos, e de 60 a 70 gramas para quem pesa de 90 a 100 quilos. Como principais fontes de proteína, coma feijão, grão-de-bico, ervilha e outros legumes, bem como oleaginosas (sementes de abóbora, gergelim e linhaça; nozes, amêndoas, avelãs etc.) e peixes com baixo teor de mercúrio. Se você tiver mais de 65 anos, será necessário aumentar um pouco o consumo de proteínas, acrescentando maiores quantidades de peixe, ovos, carne branca e produtos derivados do leite de cabra e de ovelha, a fim de preservar a massa muscular e aumentar o aporte de nutrientes.

3) Reduza ao mínimo as gorduras saturadas, provenientes de fontes animais (carne e queijo) e vegetais e proceda da mesma maneira com os açúcares, consumindo as gorduras boas e os carboidratos complexos tanto quanto possível. Coma cereais integrais e grandes quantidades de hortaliças (tomate, brócolis, cenoura, legumes etc.) com doses generosas de azeite de oliva (três colheres de sopa por dia) e oleaginosas (28 gramas por dia), prestando atenção para evitar intolerâncias e/ou alergias (a tomate, nozes, berinjela etc.).

4) Procure ter uma alimentação com muitas vitaminas e minerais, mas, de todo modo, tome um suplemento multivitamínico a cada três dias. Em teoria, uma alimentação rica em verduras, peixes, oleaginosas e cereais integrais é a maneira ideal de ingerir vitaminas, mas a maior parte das pessoas apresenta

uma carência delas, e o uso de suplementos pode se revelar útil. Recomendo a ingestão de um multivitamínico produzido por uma empresa confiável e que contenha, pelo menos, as vitaminas A, D e E, magnésio, cálcio, potássio ou vitamina K. Aconselho que seja tomado a cada dois ou três dias para reduzir ao mínimo a possibilidade de efeitos tóxicos, evitando, ao mesmo tempo, um estado de desnutrição devido à carência de determinada vitamina ou de determinado mineral.

5) Entre os vistos acima, escolha ingredientes saudáveis, que seus antepassados costumavam consumir.
6) Com base em seu peso, sua idade e sua circunferência abdominal, opte por duas ou três refeições ao dia, também levando em conta o que consegue fazer. Se estiver com sobrepeso ou tender a ganhar peso com facilidade, faça duas refeições por dia: café da manhã e almoço ou jantar, mais um lanche com baixo teor de açúcar (menos de 5 gramas) e inferior a 100 calorias, em substituição à refeição saltada. Se seu peso for normal, se você tender a perder peso com facilidade ou se tiver mais de 65 anos e seu peso for normal, faça três refeições por dia, mais um lanche com baixo teor de açúcar (de menos de 3 até 10 gramas) e inferior a 100 calorias.
7) Limite todas as refeições a um período de 12 horas. Por exemplo, inicie após as 8 da manhã e termine antes das 8 da noite. Não coma nas três a quatro horas antes de dormir.
8) Considere a possibilidade de submeter-se a um número de dietas que imitam o jejum – de duas a 12 por ano –, dependendo das necessidades.
9) De preferência, opte por alimentos orgânicos sem pesticidas nem antibióticos.
10) São permitidos no máximo de três a cinco copos de vinho, de preferência tinto, ou de cerveja por semana para as pessoas sem risco.

11) Pratique atividade física. O próximo capítulo é dedicado à função da atividade física na prevenção de tumores.

A pesquisa sobre o câncer dá passos de gigante, mas as terapias destinadas aos pacientes que sofrem dessa doença avançam muito mais devagar. Por essa razão, creio que seja necessária uma nova abordagem das terapias oncológicas, nas quais o oncologista lidere uma equipe que inclua médicos especializados em medicina integrativa, biólogos moleculares, nutricionistas e, quando possível, psicólogos, a fim de fornecer terapias personalizadas aos pacientes, sobretudo aos que não respondem às terapias-padrão. O objetivo dessas "equipes oncológicas" deveria ser tratar o tumor ou bloquear sua progressão, mas também prevenir os efeitos colaterais e os danos às células, aos sistemas e aos órgãos saudáveis. A clínica Longevity and Healthspan, da Fundação Create Cures (www.createcures.org), nos Estados Unidos, e a Fundação Valter Longo (www.fondazionevalterlongo.org), na Itália, são especializadas na assistência a pacientes e oncologistas, com o objetivo de complementar a abordagem-padrão com intervenções inovadoras e integrativas, munidas de sólidas bases científicas e centradas na nutrição e na biologia molecular do tumor, mas também na capacidade natural do corpo humano de combater o câncer e outras patologias. A missão dessas fundações é oferecer a todos a possibilidade de viver com saúde e por mais tempo. Por essa razão, oferecem assistência gratuita a quem sofre de câncer e de outras patologias em estágio avançado, mas que, do contrário, não poderia permitir-se esses tratamentos integrativos.

Notas

1 J. Kanda, K. Matsuo, T. Suzuki, T. Kawase, A. Hiraki, M. Watanabe *et al.* "Impact of Alcohol Consumption with Polymorphisms in Alcohol-Metabolizing Enzymes on Pancreatic Cancer Risk in Japanese." Cancer Science, 2009. DOI: 10.1111/j.1349-7006. 2008.01044.

2 S. Gill, S. Panda. "A Smartphone App Reveals Erratic Diurnal Eating Patterns in Humans that Can Be Modulated for Health Benefits." *Cell Metabolism*, 2015. DOI: 10.1016/j.cmet.2015.09.005. Epub 2015 Sep 24. PMID: 26411343; PMCID: PMC4635036.

3 H. Bi, Y. Gan, C. Yang, Y. Chen, X. Tong, Z. Lu. "Breakfast Skipping and the Risk of Type 2 Diabetes: A Meta-Analysis of Observational Studies." *Public Health Nutrition*, 2015. DOI: 10.1017/S1368980015000257. Epub 2015 Feb 17. PMID: 25686619.

4 H. M. Bloch, J. R. Thornton, K. W. Heaton. "Effects of Fasting on the Composition of Gallbladder Bile." *Gut*, 1980. DOI: 10.1136/gut.21.12.1087. PMID: 7461468; PMCID: PMC1419405.

5 R. Sichieri, J. E. Everhart, H. Roth. "A Prospective Study of Hospitalization with Gallstone Disease Among Women: Role of Dietary Factors, Fasting Period, and Dieting." *American Journal of Public Health*, 1991. DOI: 10.2105/ajph.81.7.880. PMID: 1647144; PMCID: PMC1405175.

6 S. M. Solon-Biet, A. C. McMahon, J. W. Ballard *et al.* "The Ratio of Macronutrients, not Caloric Intake, Dictates Cardiometabolic Health, Aging, and Longevity In Ad Libitum-Fed Mice." *Cell Metabolism*, 2014. DOI: 10.1016/j.cmet.2014.02.009. Errata em: *Cell Metab.* 2020 Mar 3;31(3):654. PMID: 24606899; PMCID: PMC5087279.

7 M. E. Levine, J. A. Suarez, S. Brandhorst *et al.* "Low Protein Intake is Associated with a Major Reduction in IGF-1, Cancer, and Overall Mortality in the 65 And Younger but not Older Population." *Cell Metabolism*, 2014. DOI: 10.1016/j.cmet.2014.02.006. PMID: 24606898; PMCID: PMC3988204.

8 M. E. Levine, J. A. Suarez, S. Brandhorst *et al.* "Low Protein Intake is Associated with a Major Reduction in IGF-1, Cancer, and Overall Mortality in the 65 And Younger but not Older Population." *Cell Metabolism*, 2014. DOI: 10.1016/j.cmet.2014.02.006. PMID: 24606898; PMCID: PMC3988204.

9 Y. Bao, J. Han, F. B. Hu *et al.* "Association of Nut Consumption with Total and Cause-Specific Mortality." *New England Journal of Medicine.* 2013 Nov 21;369(21):2001-11. DOI: 10.1056/NEJMoa1307352. PMID: 24256379; PMCID: PMC3931001.

10 S. Naghshi, M. Sadeghian, M. Nasiri, S. Mobarak, M. Asadi, O. Sadeghi. "Association of Total Nut, Tree Nut, Peanut, and Peanut Butter Consumption with Cancer Incidence and Mortality: A Comprehensive Systematic Review and Dose-Response Meta-Analysis of Observational Studies." *Advances in Nutrition*, 2021. DOI: 10.1093/ advances/ nmaa152. PMID: 33307550; PMCID: PMC8166551.

11 T. T. Zhao, F. Jin, J. G. Li, Y. Y. Xu, H. T. Dong, Q. Liu, P. Xing, G. L. Zhu, H. Xu, Z. F. Miao. "Dietary Isoflavones or Isoflavone-Rich Food Intake and Breast Cancer Risk: A Meta-Analysis of Prospective Cohort Studies." *Clinical Nutrition*, 2019. DOI: 10.1016/j.clnu.2017.12.006. PMID: 29277346.

12 Y. Wei, J. Li, Y. Guo, Z. Bian, M. Gao, H. Du, L. Yang, Y. Chen, X. Zhang, T. Wang, J. Chen, Z. Chen, C. Yu, D. Huo, L. Li. "Soy Intake and Breast Cancer Risk: A Prospective Study of 300,000 Chinese Women and a Dose-Response Meta-Analysis." *European Journal of Epidemiology*, 2020. DOI: 10.1007/s10654-019-00585-4. PMID: 31754945; PMCID: PMC7320952.

13 *Ibid.*

14 A. A. Kiadaliri, J. Jarl, G. Gavriilidis, U. G. Gerdtham. "Alcohol Drinking Cessation and the Risk of Laryngeal and Pharyngeal Cancers: A Systematic Review and Meta-Analysis." *PLOS ONE.* 2013;8(3):e58158. DOI: 10.1371/journal.pone.0058158. PMID: 23469267; PMCID: PMC3585880.

15 C. Griffith & D. Bogart. "Alcohol Consumption: can we Safely toast to our health?." Missouri Medicine, vol. 109,6 (2012): 459-65.

16 M. Hashibe, P. Brennan, S. C. Chuang, S. Boccia, X. Castellsague, C. Chen, M. P. Curado, L. Dal Maso, A. W. Daudt, E. Fabianova, L. Fernandez, V. Wünsch-Filho, S. Franceschi, R. B. Hayes, R. Herrero, K. Kelsey, S. Koifman, C. La Vecchia, P. Lazarus, F. Levi, J. J. Lence, D. Mates, E. Matos, A. Menezes, M. D. McClean, J. Muscat, J. Eluf-Neto, A. F. Olshan, M. Purdue, P. Rudnai, S. M. Schwartz, E. Smith, E. M. Sturgis, N. Szeszenia-Dabrowska, R. Talamini, Q. Wei, D. M. Winn, O. Shangina, A. Pilarska, Z. F. Zhang, G. Ferro, J. Berthiller, P. Boffetta. "Interaction between Tobacco and Alcohol Use and the Risk of Head and Neck Cancer: Pooled Analysis in The International Head and Neck Cancer Epidemiology Consortium." *Cancer Epidemiology, Biomarkers & Prevention*. 2009 Feb;18(2):541-50. DOI: 10.1158/1055- 9965.EPI-08-0347. PMID: 19190158; PMCID: PMC3051410. F. Turati, W. Garavello, I. Tramacere, C. Pelucchi, C. Galeone, V. Bagnardi, G. Corrao, F. Islami, V. Fedirko, P. Boffetta, C. La Vecchia, E. Negri. "A Meta-Analysis of Alcohol Drinking and Oral and Pharyngeal Cancers: Results from Subgroup Analyses." *Alcohol and Alcoholism*. Jan-Feb 2013;48(1):107-18. DOI: 10.1093/alcalc/ags100. PMID 22949102.

17 N. E. Allen, V. Beral, D. Casabonne, S. W. Kan, G. K. Reeves, A. Brown, J. Green. "Moderate Alcohol Intake and Cancer Incidence in Women." *Journal of the National Cancer Institute*, 2009. DOI: 10.1093/ jnci/ djn514. PMID: 19244173.

18 V. Bagnardi, M. Rota, E. Botteri, I. Tramacere, F. Islami, V. Fedirko, L. Scotti, M. Jenab, F. Turati, E. Pasquali, C. Pelucchi, C. Galeone, R. Bellocco, E. Negri, G. Corrao, P. Boffetta, C. La Vecchia. "Alcohol Consumption and Site-Specific Cancer Risk: A Comprehensive Dose-Response Meta-Analysis." *British Journal of Cancer*, 2015. DOI: 10.1038/ bjc.2014.579. PMID: 25422909; PMCID: PMC4453639. N. K. Lo Conte, A. M. Brewster, J. S. Kaur, J. K. Merrill, A. J. Alberg. "Alcohol and Cancer: A Statement of the American Society of Clinical Oncology." *Journal of Clinical Oncology*, 2018. DOI: 10.1200/ JCO.2017.76.1155. PMID: 29112463.

19 N. Druesne-Pecollo, Y. Keita, M. Touvier, D. S. Chan, T. Norat, S. Hercberg, P. Latino-Martel. "Alcohol Drinking and Second Primary Cancer Risk in Patients with Upper Aerodigestive Tract Cancers: a Systematic Review and Meta-Analysis of Observational Studies." *Cancer Epidemiology, Biomarkers & Prevention*, 2014. DOI: 10.1158/1055-9965.EPI-13-0779. PMID: 24307268.

20 H. K. Na, J. Y. Lee. "Molecular Basis of Alcohol-Related Gastric and Colon Cancer." *International Journal of Molecular Sciences*, 2017. DOI: 10.3390/ijms18061116. PMID: 28538665; PMCID: PMC5485940.

21 J. Zhao, T. Stockwell, A. Roemer, T. Chikritzhs. "Is Alcohol Consumption a Risk Factor for Prostate Cancer? A Systematic Review and Meta-Analysis." *BMC Cancer*, 2016. DOI: 10.1186/s12885-016-2891-z. PMID: 27842506; PMCID: PMC5109713.

22 *Ibid.* V. Bagnardi, M. Rota, E. Botteri, I. Tramacere, F. Islami, V. Fedirko, L. Scotti, M. Jenab, F. Turati, E. Pasquali, C. Pelucchi, C. Galeone, R. Bellocco, E. Negri, G. Corrao, P. Boffetta, C. La Vecchia. "Alcohol Consumption and Site-Specific Cancer Risk: A Comprehensive Dose-Response Meta-Analysis." *British Journal of Cancer*. 2015 Feb 3;112(3):580-93. DOI: 10.1038/bjc.2014.579. Epub 2014 Nov 25. PMID: 25422909; PMCID: PMC4453639.

23 I. Tramacere, C. Pelucchi, M. Bonifazi, V. Bagnardi, M. Rota, R. Bellocco, L. Scotti, F. Islami, G. Corrao, P. Boffetta, C. La Vecchia, E. Negri, "Alcohol Drinking and non-Hodgkin Lymphoma Risk: A Systematic Review and a Meta-Analysis." *Annals of Oncology*, 2012. DOI: 10.1093/ annonc/mds013. PMID: 22357444.

24 S. B. Seidelmann, B. Claggett, S. Cheng, M. Henglin, A. Shah, L. M. Steffen, A. R. Folsom, E. B. Rimm, W. C. Willett, S. D. Solomon. "Dietary Carbohydrate Intake and Mortality: A Prospective Cohort Study and Meta-Analysis." *Lancet Public Health*, 2018. DOI: 10.1016/ S2468-2667(18)30135-X. Epub 2018 Aug 17. PMID: 30122560; PMCID: PMC6339822.

25 C. Griffith & D. Bogart. "Alcohol Consumption: Can We Safely Toast to Our Health?" *Missouri Medicine*, vol. 109,6 (2012): 459-65.

26 J. Kanda, K. Matsuo, T. Suzuki, T. Kawase, A. Hiraki, M. Watanabe, N. Mizuno, A. Sawaki, K. Yamao, K. Tajima, H. Tanaka. "Impact of Alcohol Consumption with Polymorphisms in Alcohol-Metabolizing Enzymes on Pancreatic Cancer Risk in Japanese." *Cancer Science*, 2009. DOI: 10.1111/j.1349-7006.2008.01044.x. PMID: 19068087.

27 C. Wu, Z. Wang, X. Song *et al.* "Joint Analysis of Three Genome-Wide Association Studies of Esophageal Squamous Cell Carcinoma in Chinese Populations." *Nature Genetics*, 2014 DOI: 10.1038/ng.3064. PMID: 25129146; PMCID: PMC4212832.

28 J. Baudry, K. E. Assmann, M. Touvier, B. Allès, L. Seconda, P. Latino-Martel, K. Ezzedine, P. Galan, S. Hercberg, D. Lairon, E. Kesse-Guyot. "Association of Frequency of Organic Food Consumption With Cancer Risk: Findings from the NutriNet-Santé Prospective Cohort Study." *JAMA Internal Medicine*, 2018. DOI: 10.1001/jamainternmed.2018.4357. Errata em: *JAMA Internal Medicine.* 2018 Dec 1;178(12):1732. PMID: 30422212; PMCID: PMC6583612.

29 M. Barański, D. Srednicka-Tober, N. Volakakis, C. Seal, R. Sanderson, G. B. Stewart, C. Benbrook, B. Biavati, E. Markellou, C. Giotis, J. Gromadzka-Ostrowska, E. Rembialkowska, K. Skwarlo-Sónta, R. Tahvonen, D. Janovská, U. Niggli, P. Nicot, C. Leifert. "Higher Antioxidant and Lower Cadmium Concentrations and Lower Incidence of Pesticide Residues in Organically Grown Crops: a Systematic Literature Review and Meta-Analyses." *British Journal of Nutrition*, 2014. DOI: 10.1017/ S0007114514001366. PMID: 24968103; PMCID: PMC4141693.

30 M. A. Han, J. H. Kim, H. S. Song. "Persistent Organic Pollutants, Pesticides, and the Risk of Thyroid Cancer: Systematic Review and Meta-Analysis." *European Journal of Cancer Prevention*, 2019. DOI: 10.1097/ CEJ.0000000000000481. PMID: 30362975.

31 G. Van Maele-Fabry, L. Gamet-Payrastre, D. Lison. "Household Exposure to Pesticides and Risk of Leukemia in Children and Adolescents: Updated Systematic Review and Meta-Analysis." *International Journal of Hygiene and Environmental Health*, 2019. DOI: 10.1016/j. ijheh.2018.08.004. PMID: 30268646.

32 J. A. Welsh, H. Braun, N. Brown, C. Um, K. Ehret, J. Figueroa, D. Boyd Barr. "Production-Related Contaminants (Pesticides, Antibiotics and Hormones) in Organic and Conventionally Produced Milk Samples Sold in the USA." *Public Health Nutrition*, 2019. DOI: 10.1017/ S136898001900106X. PMID: 31238996; PMCID: PMC6792142.

33 A. Kilkkinen, H. Rissanen, T. Klaukka, E. Pukkala, M. Heliövaara, P. Huovinen, S. Männistö, A. Aromaa, P. Knekt. "Antibiotic Use Predicts an Increased Risk of Cancer." *International Journal of Cancer*, 2008. DOI: 10.1002/ijc.23622. PMID: 18704945.

34 S. S. Amadei, V. Notario. "A Significant Question in Cancer Risk and Therapy: Are Antibiotics Positive or Negative Effectors? Current Answers and Possible Alternatives." *Antibiotics*, 2020. DOI: 10.3390/ antibiotics9090580. PMID: 32899961; PMCID: PMC7558931.

35 S. Gill, S. Panda. "A Smartphone App Reveals Erratic Diurnal Eating Patterns in Humans that Can Be Modulated for Health Benefits." *Cell Metabolism*, 2015. DOI: 10.1016/j.cmet.2015.09.005. Epub 2015 Sep 24. PMID: 26411343; PMCID: PMC4635036.

36 M. Wei, S. Brandhorst, M. Shelehchi, H. Mirzaei, C.W, Cheng, J. Budniak, S. Groshen, W. J. Mack, E. Guen, S. Di Biase, P. Cohen, T. E. Morgan, T. Dorff, K. Hong, A. Michalsen, A. Laviano, V. D. Longo. "Fasting-Mimicking Diet and Markers/Risk Factors for Aging, Diabetes, Cancer, and Cardiovascular Disease." *Science Translational Medicine*, 2017. DOI: 10.1126/scitranslmed.aai8700. PMID: 28202779; PMCID: PMC6816332.

37 I. Caffa, V. Spagnolo, C. Vernieri, F. Valdemarin, P. Becherini, M. Wei, S. Brandhorst, C. Zucal, E. Driehuis, L. Ferrando, F. Piacente, A. Tagliafico, M. Cilli, L. Mastracci, V. G. Vellone, S. Piazza, A. L.

Cremonini, R. Gradaschi, C. Mantero, M. Passalacqua, A. Ballestrero, G. Zoppoli, M. Cea, A. Arrighi, P. Odetti, F. Monacelli, G. Salvadori, S. Cortellino, H. Clevers, F. De Braud, S. G. Sukkar, A. Provenzani, V. D. Longo, A. Nencioni. "Fasting-Mimicking Diet and Hormone Therapy Induce Breast Cancer Regression." *Nature*, 2020. DOI: 10.1038/s41586-020-2502- 7. Epub 2020 Jul 15. Errata em: *Nature*. 2020 Dec;588(7839):E33. PMID: 32669709; PMCID: PMC7881940.

38 Fondazione Valter Longo Onlus. "Longevity Diet for Adults", última visualização: 31 de maio de 2021. https://www.fondazionevalterlongo. org/longevity-diet-for-adults/?lang=en.

4

ATIVIDADE FÍSICA E TREINAMENTO NA PREVENÇÃO E NO TRATAMENTO DO CÂNCER

Pela contribuição e pela redação deste capítulo, agradeço a Annalisa Arrighi, osteopata e massofisioterapeuta, e a Romina Inès Cervigni, responsável científica da Fundação Valter Longo, em Milão. A Massimo Lanza, professor-associado de Métodos e Didática de Atividades Esportivas no Departamento de Neurociências, Biomedicina e Movimento da Universidade de Verona, agradeço pela contribuição e pela revisão.

A atividade física promove a longevidade

Exatamente como a dieta da longevidade e o jejum, o movimento e, sobretudo, o exercício físico provocam mudanças em quase todos os sistemas do corpo humano capazes de influenciar o envelhecimento celular, o dano ao DNA, a sobrevivência e o crescimento das células tumorais.[1]

As recentes diretrizes da Organização Mundial da Saúde[2] indicam a necessidade de reduzir ao mínimo o sedentarismo. Com efeito, permanecer sentado ou deitado é um fator de risco para nossa saúde; por isso, a atividade física é recomendada a todas as idades e para todos os tipos de pessoas.

Para melhorar a saúde e combater o desenvolvimento de tumores com o exercício físico são necessários tanto exercícios aeróbicos quanto anaeróbicos.

O termo "aeróbico" indica um tipo de metabolismo no qual as células recorrem ao oxigênio e à glicose (açúcar) para poder produzir energia. Quanto mais intensa for a atividade física aeróbica, melhor será para nosso organismo, com uma diminuição do risco de mortalidade.

Quando a intensidade do exercício e, portanto, o cansaço aumentam, o metabolismo celular deixa de ser prevalentemente aeróbico para se tornar prevalentemente anaeróbico: como já não recebe oxigênio suficiente, a célula recorre a vias metabólicas diferentes para produzir energia. Essas vias utilizam sobretudo o glicogênio, nossa reserva de carboidratos que se forma no fígado.

Portanto, é importante fazer tanto exercícios aeróbicos, como caminhada, corrida e bicicleta, quanto aqueles para desenvolver e manter a força muscular, como os voltados aos membros superiores e inferiores (agachamentos, exercícios com resistências e sobrecargas adequadas). Isso porque, com o avançar dos anos e, sobretudo, a partir dos 40 anos, aproximadamente, verifica-se uma significativa redução tanto da massa quanto da força muscular.

Neste capítulo, veremos como otimizar a longevidade e ajudar a prevenir os tumores utilizando o exercício físico. Em seguida, descreveremos o estado atual dos conhecimentos sobre atividade física e câncer, tanto no que se refere à prevenção quanto no que diz respeito ao tratamento, buscando estabelecer a "dose" certa para cada um.

Como otimizar a longevidade com a atividade física

A seguir, elencamos as diretrizes para favorecer a longevidade com saúde na população geral, extraídas do livro *A Dieta da Longevidade* e integradas às recentes diretrizes internacionais.[3]

Manter-se ativo

O melhor a fazer é tentar interromper com frequência a posição sentada, tornando essas "pausas ativas" quase uma rotina. É possível, por exemplo, introduzir o hábito de prolongar o trajeto percorrido a pé para o trabalho ou fazer breves passeios de alguns minutos, levantando-se da escrivaninha.

Praticar pelo menos 150 minutos de atividade aeróbica de intensidade moderada por semana (menos de 25 minutos de atividade física moderada por dia) ou 75 minutos de atividade intensa por semana

Também pode-se combinar os dois tipos de atividade, moderada e elevada. Uma atividade aeróbica é considerada de intensidade moderada quando faz aumentar um pouco a frequência cardíaca e o ritmo respiratório. Quando se faz uma atividade moderada, ainda se consegue falar, mas não cantar. Quando se pratica uma atividade intensa, ao contrário, tem-se dificuldade até mesmo para falar. A intensidade pode ser quantificada com precisão medindo-se a frequência dos batimentos cardíacos.

As atividades aeróbicas são muitas, e caminhar é a mais utilizada, mas em função das preferências e das possibilidades individuais, pode-se correr, nadar ou usar uma bicicleta ergométrica em casa quando não for possível sair. Atividades realizadas com deslocamentos a pé ou de bicicleta, hobbies como jardinagem ou o trabalho físico, inclusive o realizado dentro de casa, contribuem para o desenvolvimento de atividades aeróbicas.

Atividades de fortalecimento muscular pelo menos duas vezes por semana

Todos os exercícios de fortalecimento muscular têm a característica de levar rapidamente à "fadiga muscular". Em outras palavras, após poucas repetições (de uma a cerca de 20), o cansaço impede que se prossiga com o movimento. Os exercícios típicos para o fortalecimento muscular são os realizados com equipamentos ou halteres e barras com anilhas, como os das academias. No entanto, é preciso ter cuidado, pois para cada faixa etária existe um tipo adequado de exercício físico. Com efeito, após os 65-70 anos é melhor consultar um especialista e encontrar exercícios para o fortalecimento muscular adequados à idade e menos extremos (por exemplo, com pesos mais leves). Também se podem realizar exercícios sem equipamentos ou utilizando instrumentos simples, como os elásticos. Além de reforçar a musculatura, esse tipo de atividade física aumenta a massa muscular e estimula a robustez óssea, combatendo a osteopenia (redução da massa óssea) e a osteoporose (doença caracterizada por alterações na estrutura óssea). Algumas atividades de fortalecimento muscular, que também podem ser praticadas na vida cotidiana por pessoas que não estejam em plena forma física, são subir e descer escadas, caminhar em subidas e erguer objetos pesados, como sacolas de compras.

Fazer exercícios para a flexibilidade das articulações

Temos de pensar que nosso corpo é como um carro que não pode ficar muito tempo parado na garagem, mas que também pode sofrer danos se for muito utilizado. Portanto, temos de evitar excessos que possam prejudicar as articulações. Exercícios para a manutenção da mobilidade articular estão presentes nas diretrizes de organismos como a Faculdade Americana de Medicina do Esporte,[4] que os considera fundamentais para manter a amplitude dos movimentos articulares. Aconselha-se complementar as atividades físicas aeróbicas e de fortalecimento com exercícios de flexibilidade para os principais grupos musculares, a serem realizados pelo menos dois dias por semana. Os maiores benefícios, porém, são obtidos com o exercício cotidiano.

Os exercícios que favorecem a mobilidade articular são de vários tipos, mas podem ser subdivididos em exercícios dinâmicos e exercícios de alongamento muscular. Os primeiros compreendem, por exemplo, as oscilações e as circunduções dos membros superiores, as flexões laterais e as rotações da cabeça ou do tronco. Os segundos são os vários exercícios de alongamento, como flexionar a cabeça lateralmente, mantendo a posição por, pelo menos, cerca de 12 segundos. Quando esses exercícios são praticados, aconselha-se alongar a musculatura até o ponto de sentir um leve desconforto e manter a posição por 10-30 segundos.

Aconselha-se também realizar séries de exercícios de flexibilidade para cada um dos principais grupos musculares.

Os exercícios de flexibilidade se mostram mais eficazes quando a musculatura é aquecida antes com uma atividade aeróbica de leve a moderada.

Consumo de proteínas e massa muscular

A dor que sentimos nos músculos depois exercitá-los é provocada pelo fato de eles estarem danificados. As proteínas que ingerimos com os alimentos permitem reconstruí-los. A quantidade ideal de proteínas é de pelo menos 30 gramas por refeição, com poucos carboidratos,[5] a serem consumidos em até duas horas após um treinamento de resistência, como o levantamento de pesos. Se as proteínas forem de origem vegetal, poderá ser necessária uma quantidade até 50% maior.[6]

Água e minerais

Quando praticamos uma atividade física, o corpo consome água e minerais, como sódio, cloro, potássio e magnésio, que devem, obrigatoriamente, ser recuperados para que não haja um comprometimento da saúde, sobretudo do coração. Uma hidratação eficaz é de cerca de dois a dois litros e meio de água por dia.

Em resumo: otimizar a longevidade com a atividade física

1) Evite permanecer sentado por mais de uma hora seguida e interrompa o sedentarismo com alguns minutos de atividade física.
2) Use as escadas em vez do elevador e das escadas rolantes. Caminhe por pelo menos uma hora por dia.
3) Pratique pelo menos 150 minutos por semana de atividade moderada ou 75 minutos de atividade intensa.
4) Pratique duas vezes por semana sessões de exercícios que incluam o fortalecimento muscular e a mobilidade das articulações.
5) Nos fins de semana, faça longos passeios, de preferência evitando ao máximo as áreas poluídas.
6) Para maximizar o crescimento muscular, consuma pelo menos 30 gramas de proteínas em uma refeição até duas horas depois de ter praticado uma sessão relativamente intensa de levantamento de peso.
7) Beba com moderação.

Atividade física e tratamento do câncer

O exercício físico tem um papel significativo também para os pacientes que recebem tratamentos para o câncer. De fato, ele melhora a eficácia do medicamento durante a terapia, controla os efeitos colaterais e reduz o risco de desenvolvimento de outras patologias (figura 4.1).[7]

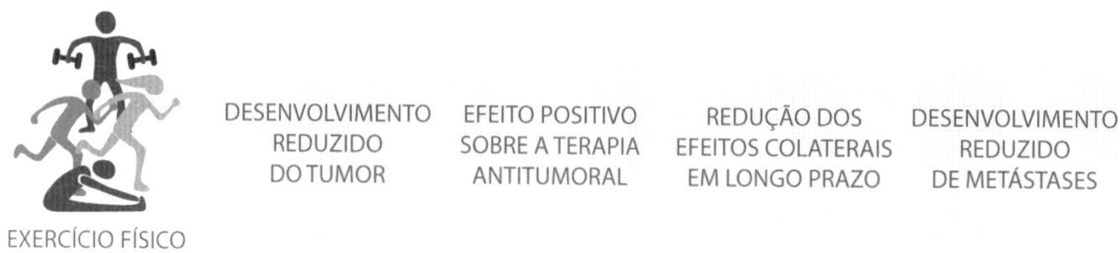

4.1. Importância do exercício físico: 1) para a prevenção; 2) durante a terapia para uma tolerância maior aos medicamentos; 3) no período posterior, em longo prazo, graças à redução dos efeitos adversos e à prevenção de recidivas; 4) durante o desenvolvimento de eventuais metástases, atenuando o risco de outras patologias ou durante os tratamentos paliativos para pacientes incuráveis, aumentando a tolerância às terapias e atenuando o enfraquecimento físico (modificado por: Hojman *et al. Cell Metabolism*, 2018).

O mecanismo que determina os efeitos da atividade física sobre os tumores não é claro, mas, em parte, está potencialmente ligado à redução dos níveis de glicose e de insulina, que, por sua vez, foi causada pela redução de peso. Uma metanálise que avaliou os efeitos de diversas intervenções do exercício físico sobre a insulina, o IGF-1 e a adiponectina (hormônio produzido pelo tecido adiposo) em um total de 618 pacientes provenientes de 18 estudos diferentes concluiu que a atividade física reduz apenas os níveis de insulina.[8]

Prevenção do câncer com a atividade física

É de conhecimento geral que a atividade física contribui para diminuir o risco de câncer, e muitos estudos documentam a associação inversa entre atividade física e incidência de câncer em uma população. Os dados epidemiológicos de 73 estudos realizados em todo o mundo, por exemplo, indicam uma redução de 25% do risco de câncer de mama entre as mulheres fisicamente mais ativas em relação às menos ativas.[9] Inúmeros estudos estabeleceram o papel de proteção desempenhado pelo exercício na redução do risco de muitos outros tumores, entre os quais os no pulmão, no endométrio, no cólon, no rim e na próstata.[10,11,12,13,14]

Um estudo recente, realizado com quase 15 mil homens e mulheres inglesas, com idades entre 40 e 79 anos, mostra que a prática constante de atividade física durante a meia-idade causa um impacto considerável na saúde da população. Os pesquisadores observaram que a passagem de uma vida sedentária para uma atividade física moderada por pelo menos 150 minutos por semana – nível mínimo de exercício físico recomendado também pela Organização Mundial da Saúde – estava associada a uma redução de 24% do risco de morte por qualquer causa e de 11% de morte por câncer. Todos os participantes se beneficiaram do exercício físico, mesmo os que sofriam de uma condição crônica grave, como doenças cardíacas ou câncer antes do estudo.[15]

Por exemplo, promover a atividade física durante os deslocamentos e reduzir o comportamento sedentário nos locais de trabalho, além de incentivar a atividade física ocupacional e recreativa, também poderiam ser estratégias úteis para prevenir o câncer, sobretudo o de cólon.[16] A análise dos dados de um estudo conduzido por uma equipe de pesquisadores da Faculdade de Medicina Johns Hopkins, em Baltimore, publicado na revista científica *Cancer*, em 2019, revela que os indivíduos que praticavam altos níveis de exercício físico no início da pesquisa apresentaram um risco nitidamente mais baixo de desenvolver câncer de pulmão ou colorretal, em comparação com os sedentários: respectivamente, 77% a menos para o câncer pulmão e 61% a menos para o colorretal. Além disso, entre as pessoas que desenvolveram tumor no pulmão, as que praticavam atividade física apresentaram um risco inferior a 44% de morrer por causa da doença. Entre os indivíduos com câncer colorretal, a probabilidade de morte se revelou inferior a 89% para pacientes que praticavam atividade física.[17]

Diretrizes para pacientes oncológicos

É aconselhável encaminhar os pacientes oncológicos para um especialista em exercícios físicos, com experiência no tratamento de doentes de câncer, uma vez que o exercício físico pode ser empregado para combater os efeitos da quimioterapia e das radiações, entre os quais a fadiga e a náusea. Além disso, a atividade física pode acelerar a recuperação dos efeitos da cirurgia e das radiações, restituindo ao paciente o máximo possível de sua plena funcionalidade e melhorando sua qualidade de vida. O exercício físico pode ser continuado também depois dos tratamentos, a fim de melhorar a sobrevida geral e específica em relação ao câncer.

Além de selecionar a modalidade de atividade física mais apropriada, é importante prescrever o exercício físico na intensidade correta. É oportuno iniciar de modo gradativo, sem nunca interromper por completo a atividade física. Manter os resultados obtidos é relativamente fácil, mesmo reduzindo a frequência e a intensidade, ao passo que a interrupção prolongada causa a perda dos benefícios obtidos.[18,19]

Em resumo: otimizar com a atividade física a prevenção do câncer e a recuperação após a doença

Uma quantidade considerável de pesquisas foi retomada e sintetizada pela Faculdade Americana de Medicina do Esporte e por outras 16 organizações, entre as quais a Sociedade Americana de Câncer, em verdadeiras diretrizes para as pessoas que convivem com o câncer.[20] A seguir, apresentamos um resumo dessas diretrizes:

- sempre consultar o médico para ter certeza de que as atividades são adequadas ao próprio caso;
- praticar atividade física tanto durante quanto ao final dos períodos de terapia é aconselhável e seguro;
- evitar a falta de atividade física e o sedentarismo;
- retomar as atividades normais o quanto antes depois da conclusão do tratamento;
- alcançar gradualmente o nível de atividade física recomendado e tentar não interrompê-la por um longo período;
- o nível mínimo sugerido é de 90 minutos semanais de atividade física aeróbica, de intensidade moderada (caminhar, correr, pedalar, dançar etc.). Como alternativa, pode-se praticar uma atividade física aeróbica de alta intensidade por 45 minutos semanais ou uma combinação equivalente de atividade física moderada e de alta intensidade (por exemplo, 60 minutos de atividade moderada e 15 minutos de atividade de alta intensidade);

- a essas atividades, aconselha-se acrescentar exercícios de força e flexibilidade muscular, pelo menos duas vezes por semana;
- verificar com uma equipe especializada as modalidades da prática motora, sobretudo em condições de limitação devidas aos êxitos das terapias ou à presença de cateter ou colostomia (ou seja, de uma exteriorização do intestino grosso por meio de uma intervenção cirúrgica, que o liga a uma abertura na parede abdominal).

O exercício físico como preparação para uma intervenção cirúrgica

Nos últimos anos, a pesquisa[21] tem considerado o difícil período que intercorre entre um diagnóstico de câncer e o início dos tratamentos ou de uma intervenção cirúrgica mais como um momento de preparação para as terapias do que como um penoso período de espera. A pré-habilitação tenta preparar as pessoas para o tratamento do câncer otimizando sua saúde física e mental com a prescrição de exercícios, a regulação da alimentação e o apoio psicológico. Uma intervenção que também preveja um exercício físico adequado pode melhorar a eficácia do tratamento e a sobrevida ao câncer. A "pré-habilitação" promove nas pessoas uma sensação de controle dos próprios recursos e de motivação, por meio de intervenções que desenvolvem a resiliência psicológica e física. Em pacientes com câncer de pulmão, o exercício físico reduz as complicações pós-operatórias e a duração da internação hospitalar. Além disso, um adequado exercício físico pré-operatório pode tornar aptos à cirurgia pacientes que antes eram considerados inoperáveis.[22]

O exercício físico durante a terapia

No passado, o exercício físico não era reconhecido como uma parte importante do tratamento do câncer. A ideia predominante era – e para muitos centros e hospitais ainda é – a de que os doentes de câncer submetidos à quimioterapia e a outras terapias tóxicas deveriam evitar qualquer esforço. No entanto, um estudo randomizado de 1989, realizado com 45 mulheres submetidas à quimioterapia adjuvante (ou seja, a terapia após a cirurgia) para o câncer de mama em estágio II (o câncer estendeu-se apenas à mama ou aos linfonodos vizinhos), demonstrou que dez semanas de exercício aeróbico não apenas melhoraram a composição corporal e a habilidade de desempenhar tarefas que requerem esforço físico, mas também reduziu a náusea provocada pela quimioterapia. Esse trabalho pioneiro demonstrou que o exercício aeróbico era viável, seguro e vantajoso para os pacientes submetidos à quimioterapia.[23,24,25]

A partir de então, os estudos documentaram com precisão os efeitos positivos do exercício físico sobre os pacientes submetidos à quimioterapia ou à radioterapia para diversos tipos de câncer.[26,27,28]

Durante a terapia antitumoral, o exercício físico pode ajudar tanto em breve quanto em longo prazo. De imediato, ele leva a um aumento do fluxo sanguíneo e da temperatura, a uma ativação do sistema nervoso simpático – que ocorre em condições de estresse – e a uma regulação hormonal que se traduz em um dano celular maior nas células tumorais.

Atualmente, já se começa a aceitar a ideia de que o exercício físico pode reduzir os efeitos colaterais da terapia antitumoral e ajudar na recuperação e na reabilitação após a quimioterapia, a radioterapia e a cirurgia. Estudos observacionais com pacientes que superaram o câncer de mama, colorretal ou de próstata mostram sólidas associações entre o exercício e a diminuição da mortalidade específica para o câncer. Além disso, a mortalidade para todas as causas nos sobreviventes de câncer diminui com o aumento da quantidade de exercício.

A quantidade e a intensidade da atividade física necessárias para medir um benefício de sobrevida parecem variar com base no tipo de tumor. Por exemplo, observa-se uma diminuição da mortalidade para o câncer de mama com o equivalente a três horas de caminhada por semana e uma diminuição da mortalidade para o câncer de cólon com seis horas de caminhada por semana, o que se mostra em conformidade com nossas diretrizes para a longevidade saudável.[29]

Por fim, mesmo quando a funcionalidade física for reduzida em razão da progressão da doença e do tratamento antitumoral, no contexto do câncer avançado a atividade física pode, de todo modo, contribuir para melhorar a situação. Por exemplo, ela pode melhorar a disfunção sexual nos homens submetidos à terapia de supressão androgênica (ou seja, dos hormônios sexuais masculinos) para o câncer de próstata avançado.[30]

Com base nos conhecimentos atuais, o exercício físico pode ser considerado parte integrante do tratamento de tumores, prescrito pelo médico responsável paralelamente à terapia antitumoral convencional e praticado em ambiente hospitalar. Além disso, avaliações objetivas do estado físico do paciente deveriam monitorar os progressos ligados à intervenção, além de fornecer indicações para uma formulação sob medida da atividade física e da correta progressão na carga de treinamento.

A experiência do estudo clínico de Gênova

No Hospital Policlínico San Martino, em Gênova, desenvolvemos um estudo clínico no qual incluímos uma parte concentrada no exercício muscular.[31] Durante todo o estudo, os pacientes receberam instruções sobre a alimentação a ser seguida nos intervalos entre um ciclo e outro de dieta que imita o jejum, com o objetivo de garantir um aporte correto de proteínas (prevalentemente de legumes e peixes), ácidos graxos essenciais, vitaminas e minerais, como recomendado pelas diretrizes internacionais. Também eram convidados a praticar 20 minutos diários de exercícios musculares entre leves e moderados para aumentar a massa e a força muscular. Calculamos o ângulo de fase, valor que se obtém medindo com um instrumento específico a impedância bioelétrica, que representa um modo para estimar a composição corporal (massa gorda e massa magra).[32]

Aos pacientes sugeria-se, sobretudo, que seguissem uma série de exercícios concebida pela professora Arianna Arrighi, que deveria ser realizada todos os dias ou, pelo menos, de três a quatro vezes por semana por 30-40 minutos a cada sessão (melhor se uma ou duas horas antes de uma das refeições principais). Você encontrará esses exercícios no site da Fundação Valter Longo (www.fondazionevalterlongo.org), na seção "Permanecer jovem e saudável/Exercício e longevidade".

Os exercícios são simples e foram idealizados para estimular a mobilização ativa do tronco e dos membros superiores e inferiores. Compreendem exercícios posturais, de alongamento e úteis para o fortalecimento de pernas e braços. Seguindo os exercícios presentes no site da Fundação, você poderá observar no *tablet* ou no computador a correta execução do movimento e praticá-lo com comodidade em sua casa.

As atividades devem ser realizadas de acordo com as próprias possibilidades físicas; portanto, pacientes com problemas musculares e esqueléticos, ligados à sua doença ou de outra natureza, devem prestar especial atenção e pedir conselhos específicos sobre os exercícios a serem efetuados e sobre quais devem ser evitados. Os exercícios recomendados também devem ser interrompidos imediatamente com o surgimento repentino ou progressivo de dores ou outros distúrbios do movimento. A regra é sempre não sentir dor durante a execução.

Pudemos observar que os pacientes que seguiam nossas indicações quanto a alimentação e exercício físico mantiveram o peso corporal e a força do aperto de mão, que mede diretamente a força dos membros superiores. Vimos que, durante os ciclos de terapia hormonal contra o câncer de mama, acompanhados por exercícios musculares e dieta que imita o jejum, a função e a massa muscular das pacientes aumentavam, enquanto a massa magra diminuía.[33]

Em resumo, a atividade física e o treinamento muscular deveriam fazer parte tanto de um estilo de vida que visa à longevidade quanto dos tratamentos oncológicos, pois são capazes de influenciar a saúde geral, física e mental das pessoas, mas também de ativar mudanças na composição sanguínea, inclusive a redução dos níveis de glicose e de insulina que, por sua vez, podem reduzir a capacidade das células tumorais de sobreviver e crescer.

Notas

1 C. Werner, T. Fürster, T. Widmann, J. Pöss, C. Roggia, M. Hanhoun, J. Scharhag, N. Büchner, T. Meyer, W. Kindermann, J. Haendeler, M. Böhm, U. Laufs. "Physical Exercise Prevents Cellular Senescence in Circulating Leukocytes and in the Vessel Wall." *Circulation*, 2009. DOI: 10.1161/CIRCULATIONAHA.109.861005. PMID: 19948976.

2 F. C. Bull, S. S. Al-Ansari, S. Biddle, K. Borodulin, M. P. Buman, G. Cardon, C. Carty, J. P. Chaput, S. Chastin, R. Chou, P. C. Dempsey, L. DiPietro, U. Ekelund, J. Firth, C. M. Friedenreich, L. Garcia, M. Gichu, R. Jago, P.T. Katzmarzyk, E. Lambert, M. Leitzmann, K. Milton, F. B. Ortega, C. Ranasinghe, E. Stamatakis, A. Tiedemann, R. P. Troiano, H. P. van der Ploeg, V. Wari, F. N. Willumsen. "World Health Organization 2020 Guidelines on Physical Activity and Sedentary Behaviour." *British Journal of Sports Medicine*, 2020. DOI: 10.1136/bjsports-2020-102955. PMID: 33239350; PMCID: PMC7719906.

3 *Ibid.*

4 C. E. Garber, B. Blissmer, M. R. Deschenes, B. A. Franklin, M. Y. Lamonte, I. M. Lee, D. C. Nieman, D. P. Swain; American College of Sports Medicine. "American College of Sports Medicine Position Stand. Quantity and Quality of Exercise for Developing and Maintaining Cardiorespiratory, Musculoskeletal, and Neuromotor Fitness in Apparently Healthy Adults: Guidance for Prescribing Exercise." *Medicine & Science in Sports & Exercise*, 2011. DOI: 10.1249/MSS.0b013e318213fefb. PMID: 21694556.

5 D. Paddon-Jones, B. B. Rasmussen. "Dietary Protein Recommendations and the Prevention of Sarcopenia." *Current Opinion in Clinical Nutrition and Metabolic Care*, 2009. DOI: 10.1097/MCO.0b013e32831cef8b. PMID: 19057193; PMCID: PMC2760315.

6 V. Kumar, A. Selby, D. Rankin, R. Patel, P. Atherton, W. Hildebrandt, J. Williams, K. Smith, O. Seynnes, N. Hiscock, M. J. Rennie. "Age-Related Differences in the Dose-Response Relationship of Muscle Protein Synthesis to Resistance Exercise in Young and Old Men."

The Journal of Physiology, 2009. DOI: 10.1113/jphysiol.2008.164483. PMID: 19001042; PMCID: PMC2670034.

7 P. Hojman, J. Gehl, J. F. Christensen, B. K. Pedersen. "Molecular Mechanisms Linking Exercise to Cancer Prevention and Treatment." *Cell Metabolism*, 2018. DOI: https://doi.org/10.1016/j.cmet.2017.09.015

8 J. A. Meyerhardt, M. L. Irwin, L. W Jones, S. Zhang, N. Campbell, J. C. Brown, M. Pollak, A. Sorrentino, B. Cartmel, M. Harrigan, S. M. Tolaney, E. Winer, K. Ng, T. Abrams, C. S. Fuchs, T. Sanft, P.S. Douglas, F. Hu, J. A. Ligibel. "Randomized Phase II Trial of Exercise, Metformin, or Both on Metabolic Biomarkers in Colorectal and Breast Cancer Survivors." *JNCI Cancer Spectrum*, 2019. DOI: 10.1093/jncics/pkz096. PMID: 32090192; PMCID: PMC7025659.

9 B. M. Lynch, H. K. Neilson, C. M. Friedenreich. "Physical Activity and Breast Cancer Prevention." *Recent Results Cancer Research*, 2011. DOI: 10.1007/978-3-642-04231-7_2. PMID: 21113759.

10 G. Behrens, M. F. Leitzmann. "The Association Between Physical Activity and Renal Cancer: Systematic Review and Meta-Analysis." *British Journal of Cancer*, 2013. DOI: 10.1038/bjc.2013.37. PMID: 23412105; PMCID: PMC3590672.

11 T. Boyle, T. Keegel, F. Bull, J. Heyworth, L. Fritschi. "Physical Activity and Risks of Proximal and Distal Colon Cancers: a Systematic Review and Meta-Analysis." *Journal of the National Cancer Institute*, 2012. DOI: 10.1093/jnci/djs354. PMID: 22914790.

12 J. Y. Sun, L. Shi, X. D. Gao XD, S. F. Xu. "Physical Activity and Risk of Lung Cancer: a Meta-Analysis of Prospective Cohort Studies." *Asian Pacific Journal of Cancer Prevention*, 2012. DOI: 10.7314/apjcp.2012.13.7.3143. PMID: 22994724.

13 D. W. Voskuil, E. M. Monninkhof, S. G. Elias, F. A. Vlems, F. E. van Leeuwen. "Physical Activity and Endometrial Cancer Risk, a Systematic Review of Current Evidence." *Cancer Epidemiology, Biomarkers & Prevention*, 2007. DOI: 10.1158/1055-9965.EPI-06-0742. PMID: 17416752.

14 Y. Liu, F. Hu, D. Li, F. Wang, L. Zhu, W. Chen, J. Ge, R. An, Y. Zhao, "Does Physical Activity Reduce the Risk of Prostate Cancer? A Systematic Review and Meta-Analysis." *European Urology*, 2011. DOI: 10.1016/j.eururo.2011.07.007. PMID: 21802197.

15 A. Mok, K. T. Khaw, R. Luben, N. Wareham, S. Brage. "Physical Activity Trajectories and Mortality: Population Based Cohort Study." *The British Medical Journal*, 2019. DOI: 10.1136/bmj.l2323. PMID: 31243014; PMCID: PMC6592407.

16 S. Mahmood, R. J. MacInnis, D. R. English, A. Karahalios, B. M. Lynch. "Domain-Specific Physical Activity and Sedentary Behaviour in Relation to Colon and Rectal Cancer Risk: a Systematic Review and Meta-Analysis." *International Journal of Epidemiology*, 2017. DOI: https:// doi.org/10.1093/ije/dyx137. PMID: 29025130.

17 C. H. Marshall, M. H. Al-Mallah, Z. Dardari, C. A. Brawner, L. E. Lamerato, S. J. Keteyian, J. K. Ehrman, K. Visvanathan, M. J. Blaha. "Cardiorespiratory Fitness and Incident Lung and Colorectal Cancer in Men and Women: Results from the Henry Ford Exercise Testing (FIT) Cohort." *Cancer*, 2019. DOI: 10.1002/cncr.32085. PMID: 31056756; PMCID: PMC6778750.

18 S. R. Harris, K. H. Schmitz, K. L. Campbell *et al.*, "Clinical Practice Guidelines for Breast Cancer Rehabilitation – Syntheses of Guideline Recommendations and Qualitative Appraisals." *Cancer*, 2012. DOI: 10.1002/cncr.27461.

19 V. De Luca, C. Minganti, P. Borrione, E. Grazioli, C. Cerulli, E. Guerra, A. Bonifacino, A. Parisi. "Effects of Concurrent Aerobic and Strength Training on Breast Cancer Survivors: a Pilot Study." *Public Health*, 2016. DOI: 10.1016/j.puhe.2016.03.028. PMID: 27161493.

20 K. L. Campbell, K. M. Winters-Stone, J. Wiskemann, A. M. May, A. L. Schwartz, K. S. Courneya, D. S. Zucker, C. E. Matthews, J. A. Ligibel, L. H. Gerber, G. S. Morris, A. V. Patel, T. F. Hue, F. M. Perna, K. H. Schmitz. "Exercise Guidelines for Cancer Survivors: Consensus

Statement from International Multidisciplinary Roundtable." *Medicine & Science in Sports & Exercise*, 2019 Nov;51(11):2375-2390. DOI: 10.1249/MSS.0000000000002116. PMID: 31626055.

21 MacMillan Cancer Support. "Principles and Guidance for the Prehabilitation Within the Management and Support of People With Cancer." Publicado em 30 de novembro de 2020. https://www.macmillan.org.uk/ healthcare-professionals/news-and-resources/guides/principles-andguidance-for-prehabilitation.

22 A. Avancini, A. Cavallo, I. Trestini, D. Tregnago, L. Belluomini, E. Crisafulli, C. Micheletto, M. Milella, S. Pilotto, M. Lanza, M. V. Infante. "Exercise prehabilitation in lung cancer: Getting stronger to recover faster." *European Journal of Surgical Oncology*, 2021 Mar 17:S0748-7983(21)00372-3. DOI: 10.1016/j.ejso.2021.03.231. Epub ahead of print. PMID: 33757650.

23 M. G. MacVicar, M. L. Winningham, J. L. Nickel. "Effects of Aerobic Interval Training on Cancer Patients' Functional Capacity." *Nursing Research*, 1989. PMID: 2587289.

24 M. L. Winningham, M. G. MacVicar. "The Effect of Aerobic Exercise on Patient Reports of Nausea." *Oncology Nursing Forum*, 1988. PMID: 3399417.

25 M. L. Winningham, M. G. MacVicar. M. Bondoc, J. I. Anderson, J. P. Minton. "Effect of Aerobic Exercise on Body Weight and Composition in Patients with Breast Cancer on Adjuvant Chemotherapy." *Oncology Nursing Forum*, 1989 PMID: 2780404.

26 K. S. Courneya, C. M. Sellar, C. Stevinson, M. L. McNeely, C. J. Peddle, C. M. Friedenreich, K. Tankel, S. Basi, N. Chua, A. Mazurek, T. Reiman. "Randomized Controlled Trial of the Effects of Aerobic Exercise on Physical Functioning and Quality of Life in Lymphoma Patients." *Journal of Clinical Oncology*, 2009. DOI: 10.1200/JCO.2008.20.0634. PMID: 19687337.

27 K. S. Courneya, C. M. Friedenreich, H. A. Quinney, A. L. Fields, L. W. Jones, A. S. Fairey. "A Randomized Trial of Exercise and Quality of Life in Colorectal Cancer Survivors." *European Journal of Cancer Care*, 2003. DOI: 10.1046/j.1365-2354.2003.00437.x. PMID: 14982314.

28 K. M. Mustian, J. J. Griggs, G. R. Morrow, A. McTiernan, J. A. Roscoe, C. W. Bole, J. N. Atkins, B. F. Issell. "Exercise and Side Effects Among 749 Patients During and after Treatment for Cancer: a University of Rochester Cancer Center Community Clinical Oncology Program Study." *Support Care Cancer*, 2006. DOI: 10.1007/s00520-005-0912-6. PMID: 16482444.

29 B. M. Lynch, H. K. Neilson, C. M. Friedenreich. "Physical Activity and Breast Cancer Prevention." *Recent Results in Cancer Research*, 2011. DOI: 10.1007/978-3-642-04231-7_2. PMID: 21113759.

30 P. Cormie, R. U. Newton, D. R. Taaffe, N. Spry, D. Joseph, M. Akhlil Hamid, D. A. Galvão. "Exercise Maintains Sexual Activity in Men Undergoing Androgen Suppression for Prostate Cancer: a Randomized Controlled Trial." *Prostate Cancer Prostatic Diseases*, 2013. DOI: 10.1038/pcan.2012.52. PMID: 23318529.

31 I. Caffa, V. Spagnolo, C. Vernieri, F. Valdemarin, P. Becherini, M. Wei, S. Brandhorst, C. Zucal, E. Driehuis, L. Ferrando, F. Piacente, A. Tagliafico, M. Cilli, L. Mastracci, V. G. Vellone, S. Piazza, A. L. Cremonini, R. Gradaschi, C. Mantero, M. Passalacqua, A. Ballestrero, G. Zoppoli, M. Cea, A. Arrighi, P. Odetti, F. Monacelli, G. Salvadori, S. Cortellino, H. Clevers, F. De Braud, S. G. Sukkar, A. Provenzani, V. D. Longo, A. Nencioni. "Fasting-Mimicking Diet and Hormone Therapy Induce Breast Cancer Regression." *Nature*, 2020. DOI: 10.1038/s41586-020-2502-7. 2020 Dec;588(7839):E33. PMID: 32669709; PMCID: PMC7881940.

32 O. Grundmann, S. L. Yoon, J. J. Williams. "The Value of Bioelectrical Impedance Analysis and Phase Angle in the Evaluation of Malnutrition and Quality of Life in Cancer Patients: a Comprehensive

Review." *European Journal of Clinical Nutrition*, 2015. DOI: 10.1038/ejcn.2015.126. PMID: 26220573.

33 I. Caffa, V. Spagnolo, C. Vernieri, F. Valdemarin, P. Becherini, M. Wei, S. Brandhorst, C. Zucal, E. Driehuis, L. Ferrando, F. Piacente, A. Tagliafico, M. Cilli, L. Mastracci, V. G. Vellone, S. Piazza, A. L. Cremonini, R. Gradaschi, C. Mantero, M. Passalacqua, A. Ballestrero, G. Zoppoli, M. Cea, A. Arrighi, P. Odetti, F. Monacelli, G. Salvadori, S. Cortellino, H. Clevers, F. De Braud, S. G. Sukkar, A. Provenzani, V. D. Longo, A. Nencioni. "Fasting-Mimicking Diet and Hormone Therapy Induce Breast Cancer Regression." *Nature*, 2020. DOI: 10.1038/s41586- 020-2502-7. 2020 Dec;588(7839):E33. PMID: 32669709; PMCID: PMC7881940.

5

JEJUM, ALIMENTAÇÃO E CÂNCER DE MAMA

Pela contribuição e pela revisão deste capítulo, agradeço a Giuseppe Curigliano, diretor da Divisão de Desenvolvimento de Novos Fármacos para Terapias Inovadoras e professor-associado de Oncologia Médica na Universidade de Milão; Alessandro Laviano, professor-associado de Medicina Interna no Departamento de Medicina Translacional e de Precisão na Universidade La Sapienza, em Roma; Andreas Michalsen, professor de Medicina Integrativa no Instituto de Medicina Social, Epidemiologia e Economia Sanitária do Centro Médico Universitário Charité, em Berlim, e diretor do Departamento de Medicina Interna e Integrativa no Hospital Immanuel, em Berlim, na Alemanha; Hanno Pijl, endocrinologista e internista no Departamento de Medicina Interna do Centro Médico Universitário de Leiden e professor de Diabetologia na Universidade de Leiden, nos Países Baixos; Mauro Frigeri, oncologista e especialista em cuidados paliativos na Fundação Hospice Ticino, em Lugano, na Suíça.

Câncer de mama: o que é e como é tratado

O câncer de mama é um tipo de tumor que mais tempo nós e outros pesquisadores estudamos, em combinação com o jejum e as dietas que imitam o jejum, tanto em laboratório quanto em alguns dos melhores hospitais do mundo, entre os quais a Clínica Mayo, o Norris Cancer Center da USC, a Universidade de Leiden, o Hospital Charité, em Berlim, e o Instituto Nacional de Tumores, em Milão. Graças a esse esforço internacional e aos resultados positivos de recentes estudos clínicos randomizados, nos quais as dietas que imitam o jejum são associadas à quimioterapia no tratamento do câncer de mama, podemos dizer que esperamos estar próximos do dia em que essas dietas serão usadas em combinação com uma variedade de terapias para tratar o câncer de mama. Os principais tipos de câncer de mama são três, que veremos em detalhes a seguir.[1]

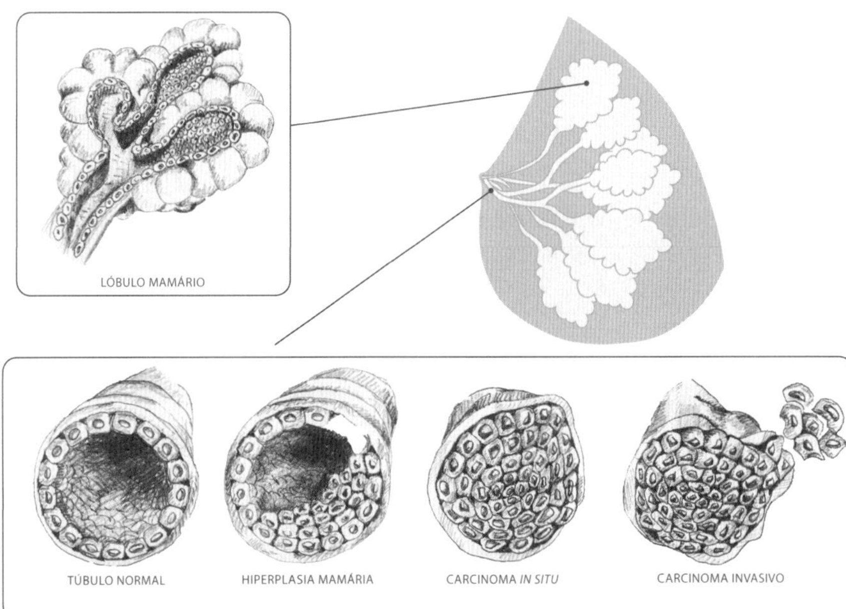

5.1. O câncer de mama lobular nasce de um crescimento excessivo de células mutadas no lóbulo (área da glândula que produz leite). O carcinoma *in situ* indica que as células tumorais não alcançaram os tecidos circunstantes nem outras partes do corpo. O carcinoma invasivo indica que as células cresceram a tal ponto que saíram do lóbulo (modificado por: Naveed Saleh. *OncLive*, 10 de março de 2020).

1) **Positivo para os receptores hormonais (HR).** Nesse tipo de tumor, as células contêm ou o receptor do estrogênio, uma proteína ativada pelo hormônio estrogênio, ou o receptor da progesterona, ativado pela progesterona, ou ambos. O estrogênio é o hormônio responsável pelas características físicas femininas (como o crescimento dos seios e dos pelos pubianos e sob as axilas), pelo ciclo menstrual e pela manutenção da gravidez). A progesterona é o hormônio liberado pelos ovários e tem um papel nas primeiras fases da gravidez, pois prepara a mucosa do útero para acolher o óvulo fecundado. Nos tumores positivos para os receptores hormonais, essas vias hormonais são muito ativas e contribuem para a sobrevivência e o crescimento do tumor. Esses tipos de câncer são tratados com terapia hormonal, a fim de bloquear a ação dos hormônios.
2) **Positivo para o receptor do fator de crescimento epidérmico humano 2 (HER2).** As células tumorais positivas para o HER2 contêm um receptor que é ativado em resposta à presença de outra molécula que promove o crescimento: o fator de crescimento epidérmico. As pacientes afetadas por esse tipo de câncer de mama podem ser: a) positivas para os receptores hormonais (HR positivas; ver acima), quando as células tumorais recebem sinais dos hormônios (estrogênios ou progesterona), ou b) negativas para os receptores hormonais, quando esses receptores não estão presentes. Esses tumores são tratados com medicamentos que devem atingir o receptor do fator de crescimento HER2.
3) **Câncer de mama triplo-negativo.** Esses tumores, que estão entre os mais agressivos, não contêm receptores de estrogênios ou progesterona nem o receptor do HER2 e são tratados principalmente com cirurgia e quimioterapia.

Como afirmo em outro trecho deste livro, o erro que, em minha opinião, muitas pacientes e muitos oncologistas cometem é acreditar exclusivamente na abordagem terapêutica farmacológica-padrão, sustentada por quase todos os oncologistas, ou exclusivamente nas abordagens alternativas e, entre elas, nas diversas formas de restrição alimentar que, em geral, são combatidas ou subestimadas pelos oncologistas. Como colaborador de alguns dos mais respeitáveis oncologistas de muitos hospitais universitários de todo o mundo, posso afirmar que o comportamento desses profissionais não é motivado pela intenção de promover a venda de medicamentos nem pelo fato de eles não quererem o que é melhor para os pacientes, mas pelas seguintes e simples razões: 1) a maior parte deles não tem competências específicas na área de nutrição nem em outras abordagens da área da medicina integrativa; 2) muitas vezes, eles consideram as restrições alimentares ineficazes ou potencialmente perigosas para os pacientes; 3) devem ser muito cautelosos antes de efetuar mudanças que não pertençam ao chamado "padrão de tratamento", que na maioria dos casos se vale da aprovação do FDA (Food and Drug Administration), nos Estados Unidos, e das autoridades equivalentes no restante do mundo, como a EMA (European Medicine Agency), na Europa. Estão errados? Não, não estão, mas provavelmente não fazem tudo o que se poderia fazer para tornar as terapias mais eficazes e reduzir os efeitos colaterais. Sem dúvida, o objetivo da regulamentação dos tratamentos-padrão estabelecida pelas autoridades competentes é proteger os pacientes, e não piorar os tratamentos. Portanto, não é fácil encontrar uma solução, e os oncologistas argumentam que o jejum e a dieta que imita o jejum não foram suficientemente testados para serem aceitos na prática clínica.

Desse modo, o que podem fazer os médicos e os pacientes para contornar esse obstáculo e começar a usar a alimentação na terapia antitumoral? A melhor estratégia é respeitar o padrão de tratamento e usar a alimentação para apoiar, e não para substituir as terapias-padrão, pelo menos enquanto não houver dados clínicos suficientes que nos permitam aceitá-la no padrão de tratamento. Não se trata de uma ideia, mas de algo que se baseia em 15 anos de pesquisas, nos quais constatamos que APENAS a combinação de fármacos específicos e dietas que imitam o jejum levou à cura e à sobrevida de camundongos e tornou potencialmente mais eficazes ou menos tóxicas as terapias no ser humano: um dado particularmente evidente no caso do câncer de mama.

Há cerca de dez anos, participei de um *workshop* na Alemanha, e um dos maiores oncologistas desse país me interrompeu enquanto eu apresentava meu trabalho. Ele disse que eu não tinha sequer começado a demonstrar se o jejum e a dieta que imita o jejum tornavam mais eficazes as terapias oncológicas. Minha resposta foi: "Se o senhor fosse mordido por uma cobra e tivesse à disposição um antídoto que 1) tivesse se mostrado eficaz em camundongos e 2) tivesse se mostrado seguro, mas ainda não eficaz no ser humano, o senhor o tomaria?". O famoso oncologista não replicou, mas já sabia a resposta. Ele próprio, alguns anos depois, morreu de câncer, e eu me perguntei se o jejum ou a dieta que imita o jejum teria feito diferença para ele.

Vale observar que tomei como exemplo a mordida de cobra porque todos sabem que é letal e, portanto, nesse caso, a morte seria inevitável. Em uma situação semelhante, os oncologistas deveriam se dedicar com especial empenho para garantir aos pacientes a observância do padrão de tratamento e, ao mesmo tempo, uma alternativa, que poderia funcionar ou não, mas que não deixaria de ser uma possibilidade. Muito diferente seria o caso de pacientes no estágio I ou II, para os quais qualquer terapia complementar pouco documentada, mesmo de tipo alimentar, poderia interferir nos tratamentos farmacológicos, tornando-os menos eficazes.

A tecnologia da nutrição e seu papel contra o câncer de mama e outros cânceres

Em 2008, quando eu falava de alimentação e câncer aos oncologistas, percebia que não me levavam a sério. Para muitos deles, ainda é assim; outros, ao contrário, mudaram de opinião. A alimentação era e ainda é vista por muitos médicos como uma intervenção "paliativa", sem eficácia contra a doença, mas talvez capaz de envolver o paciente e fazê-lo sentir-se melhor. Em certo sentido, o jejum e a dieta que imita o jejum eram considerados do mesmo modo que as "frutas e verduras" ou uma "dieta saudável". Assim, comecei a usar expressões como "tecnologia da nutrição", "resistência diferencial ao estresse" (DSR) e "sensibilidade diferencial ao estresse" (DSS), para que ficasse claro que não estávamos falando de mudanças na alimentação que pudessem provocar melhoras pouco significativas, e sim de um tipo muito específico de alimentação, no qual o número de calorias, os ingredientes, a duração e a frequência da dieta podem ser cuidadosamente calibrados para que se obtenham efeitos antitumorais importantes.

A tecnologia da nutrição nada tem em comum com uma "dieta saudável", mas tem a ver com reprogramações moleculares de amplo espectro, muitas vezes com efeitos opostos nas células tumorais e em muitos tipos de células saudáveis, tornando muitas terapias bem mais eficazes, pelo menos em camundongos. Como já vimos, isso ocorre, em primeiro lugar, em razão da capacidade do jejum e da dieta que imita o jejum de provocar diversas mudanças ao mesmo tempo, algumas das quais causam a morte das células tumorais, mas não das células saudáveis. Essas mudanças de grande alcance são extremamente importantes para as células dos tumores de mama por duas razões fundamentais:

1) quando as células do câncer de mama começam a se formar, desenvolvem uma dependência de uma combinação de nutrientes e de fatores de crescimento, e tipos de células diferentes requerem combinações diferentes de nutrientes;
2) na maior parte dos casos, com o tempo as células tumorais acabam desenvolvendo uma resistência aos medicamentos antitumorais.

Por exemplo, uma massa tumoral na mama pode ser sensível à doxorrubicina, amplamente usada para tratar o câncer de mama, e poderia requerer altos níveis de açúcares. Com o tempo, algumas células no interior da massa (que já podiam estar presentes ou se formaram depois) costumam desenvolver uma resistência tanto à doxorrubicina quanto aos níveis mais baixos de glicose, que podem ter sido induzidos no paciente com uma "dieta saudável". Trata-se de uma situação difícil, pois, a essa altura: 1) a paciente foi submetida a muitos ciclos de quimioterapia que mataram as células tumorais, mas também prejudicaram as células e os órgãos saudáveis; 2) o tumor já não responde ao fármaco ou à intervenção nutricional, cujo objetivo é baixar a glicose, ou não responde a ambos. A esse respeito, um artigo recente, publicado na revista científica *Nature*, ressaltava o fato de que as células tumorais mudam e evoluem durante a terapia e de que em poucos meses o tumor pode apresentar-se de maneira diferente em relação ao início.[2] Para fazer uma analogia que explique o que acontece, imagine um gramado, na qual a grama cresce com o uso de água e adubo. Também é usado um herbicida que, no entanto, prejudica o gramado, embora não tanto quanto as ervas daninhas. Inicialmente, a tentativa dá certo: as ervas daninhas desaparecem e o gramado sobrevive. Mas com o passar do tempo, a grama adoece e morre por causa do pesticida, enquanto as ervas daninhas se tornam resistentes ao herbicida e tomam conta do campo. Assim como as células tumorais, que desenvolvem resistência à quimioterapia, as ervas daninhas geram uma variedade que não morre mais quando tratada com herbicida (para conectar essa analogia ao capítulo sobre a prevenção de tumores, um herbicida muito usado foi associado ao aumento de 41% de linfoma non Hodgkin, um tipo de tumor do sangue, em pessoas muito expostas a ele).[3] Para explicar como tudo isso acontece, nos próximos parágrafos descreverei os experimentos que realizamos em camundongos e nossos resultados clínicos.

O jejum e a dieta que imita o jejum no câncer de mama e no tratamento quimioterápico

Em 2008, publicamos um estudo que ilustrava a capacidade do jejum de proteger as células saudáveis dos camundongos, mas não as células tumorais. Após essa publicação, os oncologistas nos perguntavam como podíamos ter certeza de que o jejum também não protegeria as células tumorais. Se ele as protegesse minimamente, todos os nossos esforços teriam sido em vão. Respondemos que esperávamos não apenas que o jejum não protegesse as células tumorais, mas também que as tornasse mais sensíveis à quimioterapia. Graças ao trabalho do doutorando Changhan Lee, em meu laboratório de Los Angeles, e da pesquisadora Lizzia Raffaghello, no Hospital Pediátrico Gaslini, em Gênova, após quatro anos demonstramos que o jejum tornava diversos tipos de células tumorais, incluídas as das mamas, em seres humanos e camundongos, muito mais sensíveis à quimioterapia. Em especial, os ciclos de jejum eram tão eficazes contra o câncer de mama quanto os ciclos de quimioterapia, como mostra o gráfico mais adiante (figura 5.2).

No entanto, em outro tipo de câncer de mama, cujas células foram detectadas muitos anos atrás em uma paciente (MDA-MB-231), os resultados eram muitos diferentes quando se aplicava apenas o jejum, mas semelhantes quando se aplicava jejum + quimioterapia.

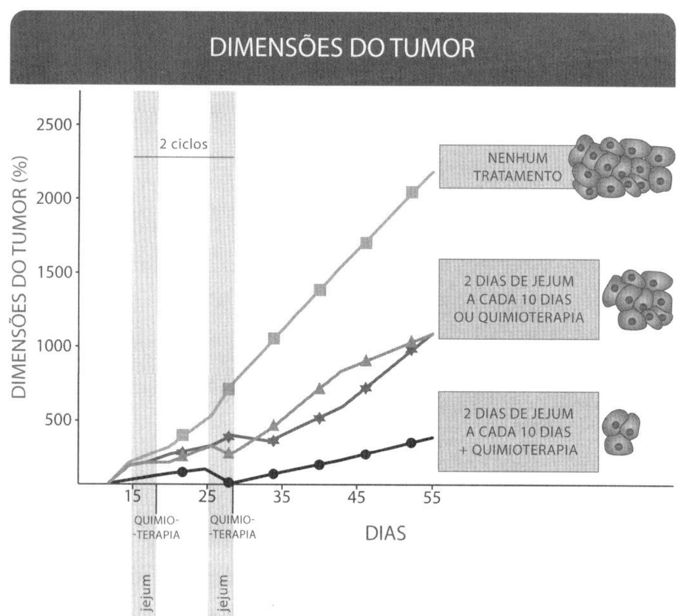

5.2. Progressão do tumor em camundongos com câncer de mama. Dois ciclos de jejum combinados com a quimioterapia mantiveram as dimensões do tumor em menos da metade em relação ao grupo de camundongos submetidos apenas à quimioterapia, mesmo 20 dias após o último tratamento (modificado por: Lee *et al. Science Translational Medicine*, 2012).

Observou-se que:

1) A medição dos tumores nos camundongos alimentados normalmente (grupo de controle) e submetidos à quimioterapia terminou no décimo primeiro dia, pois todos os camundongos morreram em decorrência da toxicidade da quimioterapia (figura 5.3).

2) Os ciclos de jejum desaceleraram o crescimento do tumor, mas quando os camundongos voltavam a se alimentar, o tumor também tornava a crescer até as dimensões do grupo de controle. Provavelmente, esse crescimento pós-jejum era o resultado de uma superalimentação e de um aumento de peso dos camundongos, aos quais se permitiu que se alimentassem sem restrições.

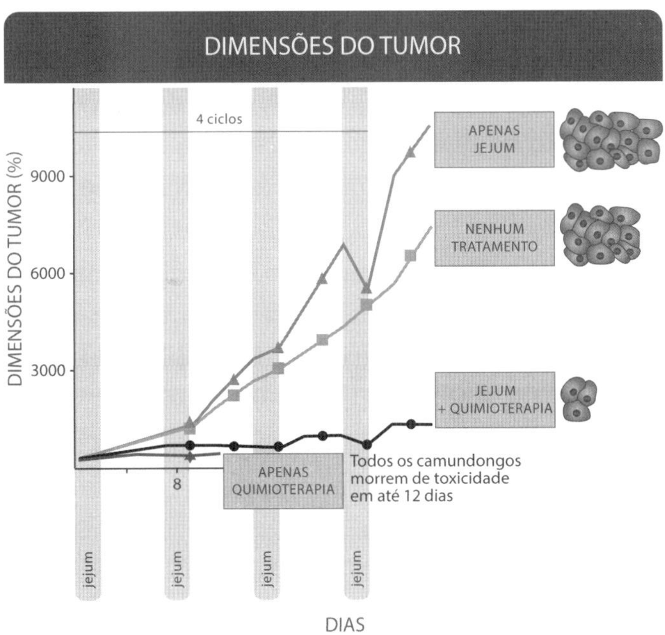

5.3. A quimioterapia reduz o crescimento do tumor, mas pode se tornar tóxica após determinado período, levando à morte dos camundongos. O crescimento do tumor é elevado quando: 1) não se utiliza nenhum tratamento; 2) pratica-se apenas o jejum. Entretanto, quando o jejum é combinado com a quimioterapia, a progressão do câncer mostra uma forte desaceleração, e o tumor não avança (modificado por: Lee *et al. Science Translational Medicine*, 2012).

3) No entanto, quando o jejum era combinado com a quimioterapia (DXR), a progressão dos tumores humanos na mama sofria uma forte desaceleração, e o câncer não progredia (figura 5.3). Quando iniciamos com um número relativamente baixo de células do tumor triplo-negativo, que é muito agressivo, nenhum dos camundongos submetidos apenas à quimioterapia ou a ciclos de jejum se curou, enquanto mais de 60% dos camundongos submetidos a ambos permaneceram sem tumores por um longo período e provavelmente se curaram.

No entanto, não se deve pensar que, como a associação de jejum e quimioterapia cura camundongos, o mesmo ocorrerá com seres humanos. Temos muita esperança de que isso aconteça com pelo menos uma parte das pacientes que sofrem de câncer de mama, mas, para entender se de fato pode ser assim, temos de realizar estudos clínicos sobre a sobrevida em longo prazo. Como veremos mais adiante, os primeiros estudos clínicos, nos quais jejum/dieta que imita o jejum e quimioterapia são conjugados, mostram-se muito promissores.

O jejum e a dieta que imita o jejum têm efeitos semelhantes à imunoterapia

Em outros estudos que desenvolvemos, os ciclos de dieta que imita o jejum se mostraram muito eficazes em combinação com a quimioterapia, mas apenas em camundongos com um sistema imunológico normal.

Stefano Di Biase, em meu laboratório na USC de Los Angeles, analisou as massas tumorais na mama e confirmou que, nos camundongos submetidos a ciclos de dieta que imita o jejum em combinação com a quimioterapia, as células do sistema imunológico haviam penetrado nas massas tumorais e estavam matando as células do câncer de mama (figura 5.4). Contudo, isso não acontecia nos camundongos submetidos a quimioterapia e a uma alimentação normal. Portanto, a dieta que imita o jejum expunha as células tumorais à ação do sistema imunológico, permitindo-lhe atacá-las. Esse efeito do jejum/da dieta que imita o jejum sobre o sistema imunológico é particularmente importante porque poderia continuar por longos períodos, talvez por anos, à diferença da quimioterapia e de muitas outras terapias oncológicas, que só podem funcionar por alguns dias após a administração.

Atualmente, a imunoterapia e o uso de fármacos para incentivar o ataque às células tumorais por parte do sistema imunológico está entre as terapias oncológicas mais importantes, conforme comprova a atribuição do Prêmio Nobel de Medicina a James P. Allison e Tasuku Honjo, pioneiros no uso da imunoterapia contra o câncer. Cabe dizer que até hoje a imunoterapia sozinha demonstrou ter uma eficácia limitada sobre o câncer de mama; portanto, os resultados obtidos em camundongos em nosso laboratório são muito promissores porque indicam que a dieta que imita o jejum permite ao sistema imunológico atacar as células do câncer de mama que normalmente não são atacadas.

Como a imunoterapia é extremamente cara e costuma vir acompanhada de graves efeitos colaterais, é importante entender se o jejum e a dieta que imita o jejum podem melhorar seus efeitos, reduzir os efeitos colaterais e até ter a mesma eficácia, pelo menos no tratamento de alguns tumores, fornecendo, assim, uma alternativa econômica a essa poderosa estratégia de terapia.

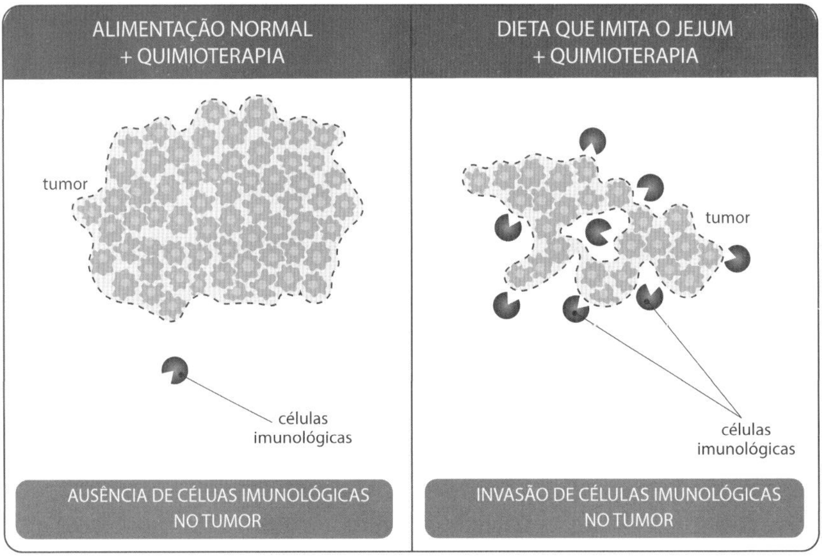

5.4. Reorganização do tumor e do sistema imunológico durante uma alimentação normal (à esquerda) e uma dieta que imita o jejum + quimioterapia (à direita). A combinação de uma dieta que imita o jejum com a quimioterapia aumenta os níveis de células do sistema imunológico que reconhecem as células tumorais e as eliminam, retardando o avanço do tumor (modificado por: Di Biase *et al. PLoS Biology*, 2017).

Estudos clínicos sobre dietas que imitam o jejum, alimentação e câncer de mama

Se os estudos de laboratório lançam as bases para as novas terapias oncológicas, somente os estudos clínicos podem demonstrar que essas novas terapias são não apenas eficazes, mas também seguras e viáveis. Como a mídia se concentra nos estudos com resultados positivos, a maior parte das pessoas não percebe que a maioria dos estudos clínicos sobre novos medicamentos fracassa, pois o medicamento se revela ineficaz ou tóxico. Além disso, alguns fármacos aprovados (por exemplo, pelo FDA) não dão nos pacientes os mesmos resultados positivos que os dos ensaios clínicos. Por sorte, já se completou uma série de estudos clínicos que experimentam o uso do jejum e da dieta que imita o jejum combinado com fármacos-padrão, e esses estudos indicam que a combinação das duas coisas é segura e potencialmente eficaz.

Estudo número 1. Câncer de mama HER2 negativo nos estágios II/III. O primeiro estudo clínico no qual o jejum foi combinado com a quimioterapia em pacientes com câncer de mama foi uma experiência de pequenas dimensões, realizada no Centro Médico da Universidade de Leiden e que envolvia 13 pacientes com carcinoma HER2 negativo nos estágios II/III.4 A expressão "HER2 negativo" indica células que, na superfície, têm níveis baixos ou nulos de uma proteína chamada HER2, que nas células saudáveis controla o crescimento. As células HER2 negativas podem crescer mais lentamente e estão menos sujeitas a aparecer ou a se espalhar em outras partes do corpo em relação às células tumorais HER positivas. O estágio II significa que o tumor está presente na mama ou nos linfonodos próximos ou em ambos, enquanto o estágio III corresponde a um tumor que se espalhou para os linfonodos próximos ou para a pele da mama ou ainda para a parede torácica, mas não para órgãos distantes.

As células sanguíneas saudáveis das pacientes submetidas a um jejum de dois dias se mostraram protegidas dos efeitos tóxicos da quimioterapia, e os danos ao DNA dessas mesmas células foram reduzidos. Esses resultados forneceram um primeiro indício de que a dieta que imita o jejum pode proteger as pacientes dos efeitos tóxicos da quimioterapia (figura 5.5).

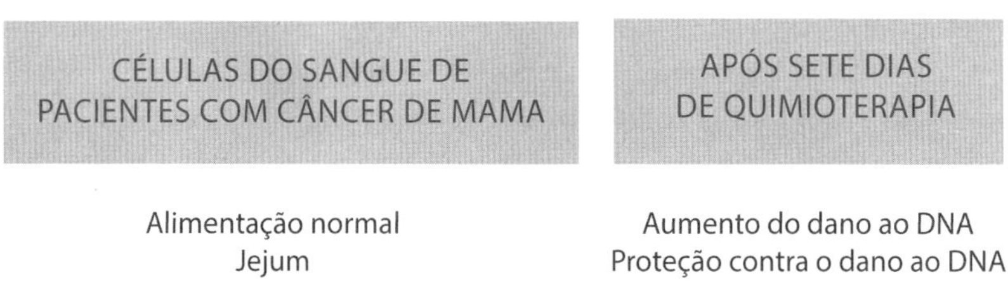

5.5. As células do sangue nas pacientes com câncer de mama que jejuaram por dois dias ficaram protegidas da toxicidade da quimioterapia, e o dano ao DNA nessas células foi reduzido, sugerindo que o jejum/a dieta que imita o jejum pode proteger contra os efeitos colaterais da quimioterapia (modificado por: De Groot *et al. BMC Cancer*, 2015).

Estudo número 2. Câncer de mama e de ovário.

Em outro estudo, conduzido pelo doutor Michalsen e colegas no Hospital Universitário Charité, em Berlim, 34 mulheres com câncer de mama e de ovário se submeteram ao jejum por 2,5 dias durante a quimioterapia (36 horas antes e 24 horas depois do tratamento). O estudo mostrou uma melhora em diversos parâmetros de qualidade de vida e uma redução da sensação de fadiga nas mulheres que haviam praticado uma dieta que imita o jejum por 60 horas durante o tratamento quimioterápico.[5] Esse estudo era coerente com o anterior e confirmava que o jejum e a dieta que imita o jejum podem reduzir os efeitos colaterais da quimioterapia e melhorar a qualidade de vida das pacientes.

Estudo número 3. Câncer de mama HER2 negativo nos estágios II/III.

A primeira série de estudos, incluído o realizado por nós na USC, referia-se ao efeito do jejum à base de água ou de tipos semelhantes e extremos de jejum sobre a terapia antitumoral. No entanto, entre os problemas associados ao jejum à base de água, estava a preocupação com a segurança das pacientes, uma vez que normalmente esse tipo de jejum só é permitido em clínicas especializadas. Além disso, nesse caso ele era efetuado em pacientes oncológicas, o que intensificava ainda mais as preocupações. A isso se acrescentava o fato de que o jejum à base de água é difícil de ser praticado, o que tornava muito árduo encontrar pacientes dispostas a se submeter aos ensaios clínicos. Para encontrar um pequeno número delas, foram necessários muitos anos. Por essas razões e graças aos fundos disponibilizados pelo Instituto Nacional do Câncer e pelo Instituto Nacional do Envelhecimento, ligados ao Instituto Nacional de Saúde dos Estados Unidos, desenvolvemos a dieta que imita o jejum, cujo objetivo era igualar e, se possível, superar os efeitos antitumorais do jejum à base de água, permitindo que as pacientes se alimentassem regularmente, ainda que com muito menos calorias do que o normal.

Para voltar à dieta que imita o jejum e aos ensaios clínicos, outro teste muito importante foi o conduzido no Hospital da Universidade de Leiden, especificamente o mais amplo estudo clínico concentrado na dieta que imita o jejum e no câncer de mama. Nele, 131 pacientes recebiam a dieta que imita o jejum ou continuavam a seguir uma dieta de controle. Essas mulheres, portadoras de câncer de mama HER2 negativo em estágio II/III, não diabéticas e com um IMC (índice de massa corporal) superior a 18 (as mulheres abaixo do peso foram excluídas), submetiam-se à dieta que imita o jejum ou continuavam a seguir sua alimentação normal por três dias antes e um dia depois de receber a quimioterapia, e eram submetidas a seis a oito ciclos de quimioterapia antes da cirurgia para remover a massa tumoral. Anteriormente, em nossos estudos de laboratório com camundongos, havíamos demonstrado que a dexametasona (glicocorticoide que costuma ser ministrado a pacientes oncológicos em associação com as quimioterapias, a fim de reduzir seus efeitos colaterais) aumenta os níveis de glicose no sangue, provocando uma maior sensibilidade e a morte dos camundongos submetidos à quimioterapia.[6] Portanto, para esse estudo, depois de ter conversado com a oncologista Judith Kroep e com o endocrinologista Hanno Pijl, decidimos excluir a administração da dexametasona ao grupo submetido à dieta que imita ao jejum. Apesar da ausência desse medicamento, nas pacientes submetidas à dieta que imita o jejum não se verificou um aumento dos efeitos colaterais. Essa primeira evidência embasava o fato de que a dieta que imita o jejum poderia substituir a dexametasona com o objetivo de reduzir os efeitos colaterais. Além disso, o dano ao DNA, provocado pela quimioterapia, mostrava-se reduzido nas células do sistema imunológico das pacientes submetidas à dieta que imita o jejum, como apresentado no estudo anterior.

As células tumorais das pacientes que receberam esse tipo de dieta que imita o jejum, combinada com a quimioterapia, também mostraram efeitos importantes. O número de pacientes nas quais a quimioterapia se revelou ineficaz foi quase três vezes menor no grupo da dieta que imita o jejum e mais de cinco vezes menor nas pacientes que combinaram essa dieta com as quimioterapias por pelo menos a metade dos ciclos (adesão). Essa resposta foi verificada com meios radiográficos (ressonância magnética, ecografia) (figura 5.6).

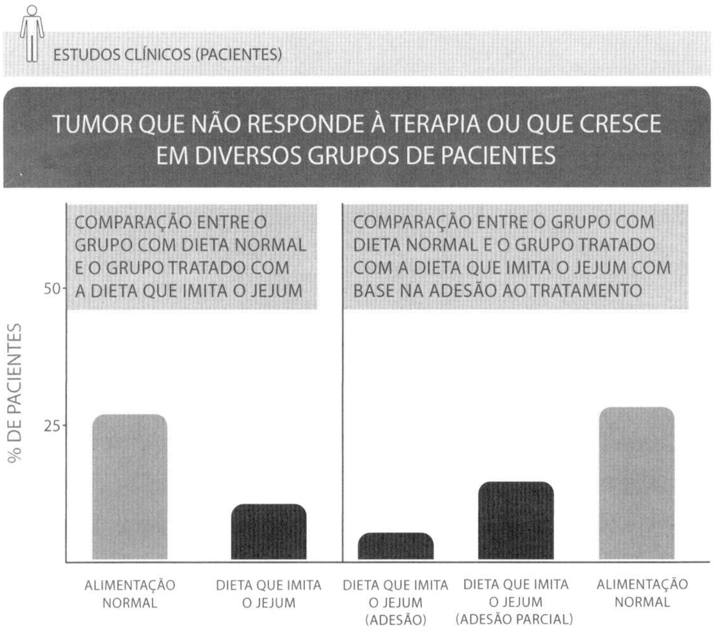

5.6. O porcentual de pacientes para as quais a quimioterapia se mostrou eficaz se eleva à medida que se aumentam os ciclos de quimioterapia combinada com a dieta que imita o jejum (modificado por: De Groot *et al. Nature Communications*, 2020).

Esses dados, obtidos por meio de exames radiológicos, estão em conformidade com os resultados patológicos e, portanto, com os derivados da análise das massas tumorais removidas cirurgicamente: 45% das massas removidas de pacientes que haviam combinado a maior parte dos ciclos de quimioterapia com a dieta que imita o jejum estavam de 90 a 100% livres do câncer, enquanto das removidas de pacientes submetidas a quimioterapia e que continuaram a se alimentar normalmente, apenas 20% estavam de 90 a 100% livres do câncer (figura 5.7).

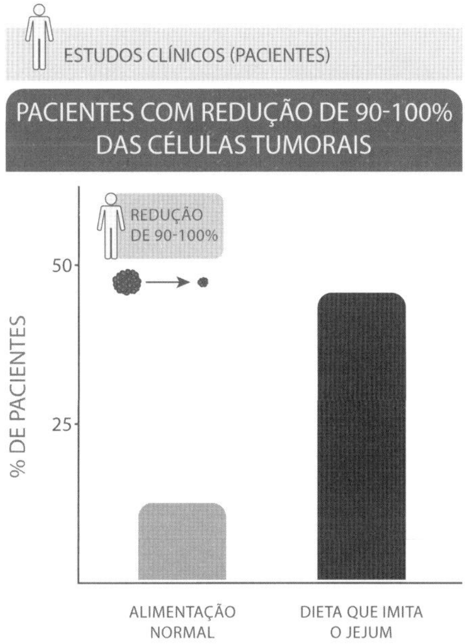

5.7. Entre 90 e 100% das massas removidas de pacientes submetidas a quimioterapia se mostraram livres do câncer: 1) em 45% das pacientes submetidas a quimioterapia e dieta que imita o jejum; 2) em 20% das pacientes submetidas à quimioterapia enquanto seguiam uma dieta regular (modificado por: De Groot *et al. Nature Communications*, 2020).

Vale notar que, quanto mais ciclos de dieta que imita o jejum eram repetidos, melhor era a resposta das pacientes, em especial (figura 5.8):

1) elevada resposta da patologia (90-100% livres do câncer), observada em apenas 8% das pacientes que não completaram nenhum ciclo da dieta que imita o jejum;
2) 29% das que completaram apenas um ciclo da dieta que imita o jejum;
3) 33% das que completaram metade dos ciclos da dieta que imita o jejum;
4) 53% das que combinaram todos os ciclos de quimioterapia com a dieta que imita o jejum.

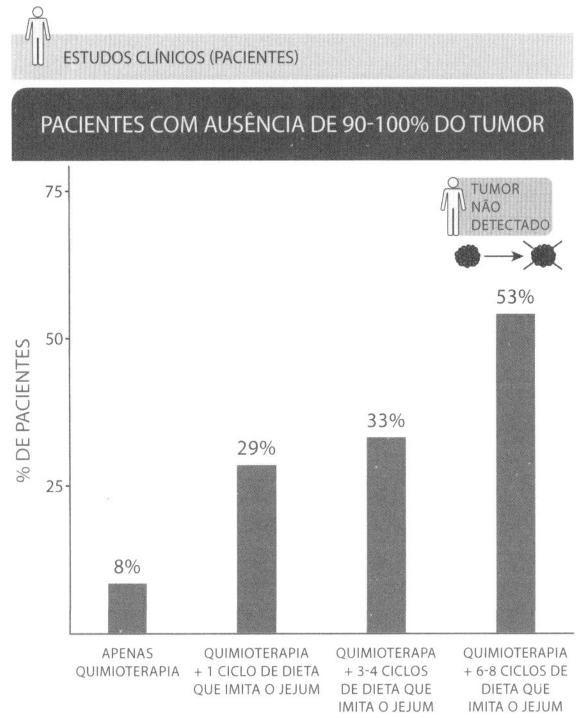

5.8. A ausência de 90-100% do tumor foi observada: 1) apenas em 8% das pacientes que completaram a quimioterapia sem nenhum ciclo da dieta que imita o jejum; 2) em 29% das que completaram a quimioterapia com apenas um ciclo da dieta que imita o jejum; 3) em 33% das que completaram a quimioterapia com três a quatro ciclos da dieta que imita o jejum; 4) em 53% das que combinaram todos os ciclos de quimioterapia com a dieta que imita o jejum (modificado por: De Groot *et al. Nature Communications*, 2020).

Esse estudo também demonstrou o quanto a dieta que imita o jejum é capaz de provocar mudanças, entre as quais o aumento dos corpos cetônicos (cetogênese) e a redução da glicose, da insulina e do fator de crescimento IGF-1, todos conhecidos pela capacidade de reduzir a sobrevivência e o crescimento de tumores, conforme confirmamos em dois estudos clínicos posteriores (ver próxima seção e figura 5.9).[7] Para resumir, o primeiro estudo, relativamente amplo, sobre o uso da dieta que imita o jejum e a progressão do tumor compreendia 131 pacientes e se revelou muito promissor, sobretudo se levarmos em consideração os efeitos da combinação da dieta que imita o jejum sobre as dimensões da massa tumoral e a sobrevivência das células tumorais ativas.

No estudo, 80% das pacientes haviam completado pelo menos um ciclo de dieta que imita o jejum, mas menos de 50% haviam completado dois ou mais ciclos. Penso que isso se deva em grande parte a dois fatores: 1) os nutricionistas que acompanhavam as pacientes nos vários centros oncológicos holandeses não haviam feito nenhum curso sobre como administrar o jejum/a dieta que imita o jejum e talvez não estivessem muito propensos a apoiar as restrições alimentares, com base na convicção amplamente difundida no mundo da nutrição oncológica de que os pacientes deveriam comer mais, e não menos; 2) as pacientes poderiam ter associado determinado alimento aos efeitos colaterais das quimioterapias, achando difícil continuar a consumi-lo (aversão à comida), o que sugere a necessidade de desenvolver uma maior variedade de alimentos nas dietas que imitam o jejum.

Estudos números 4 e 5. Terapias hormonais e câncer de mama.

Cerca de 75% dos cânceres de mama crescem e sobrevivem em parte graças aos efeitos dos hormônios, sobretudo dos estrogênios. Portanto, para frear a progressão do tumor é usada a terapia hormonal com medicamentos que bloqueiam os efeitos desse tipo de hormônio. Em longo prazo, porém, esses tumores desenvolvem uma resistência à terapia hormonal e voltam a crescer. Há pouco tempo, em colaboração com o laboratório do professor Nencioni, da Universidade de Gênova, meu laboratório no IFOM demonstrou que, em camundongos, a terapia hormonal, à qual se acrescentou um medicamento chamado palbociclibe, podia impedir o crescimento do câncer de mama por diversos meses, mas que, com o passar do tempo, tal como acontecia nas pacientes, as células desenvolviam uma resistência à terapia e começavam a crescer. Além disso, a terapia hormonal induzia um crescimento anômalo do endométrio, como ocorre em mulheres tratadas com determinados medicamentos que fazem parte das terapias hormonais. Os ciclos de jejum/dieta que imita o jejum não apenas impediam que o tumor desenvolvesse uma resistência aos medicamentos usados na terapia hormonal e o crescimento anômalo do endométrio, mas também conseguiam diminuir as dimensões dos tumores depois que as células tumorais se tornavam resistentes aos medicamentos (figura 5.10, primeira e segunda partes).

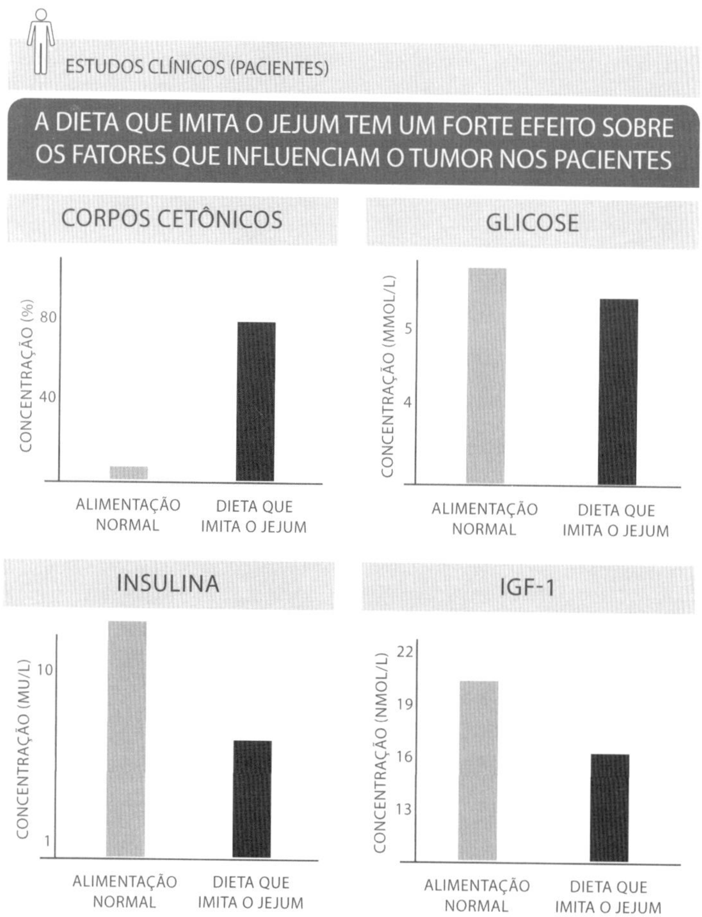

5.9. Durante a dieta que imita o jejum, os corpos cetônicos aumentam, enquanto a glicose, a insulina e o fator de crescimento semelhante à insulina tipo 1 (IGF-1) diminuem e são mais baixos que na alimentação normal. Essas mudanças podem contribuir para limitar o crescimento do tumor (modificado por: De Groot *et al.* *Nature Communications*, 2020).

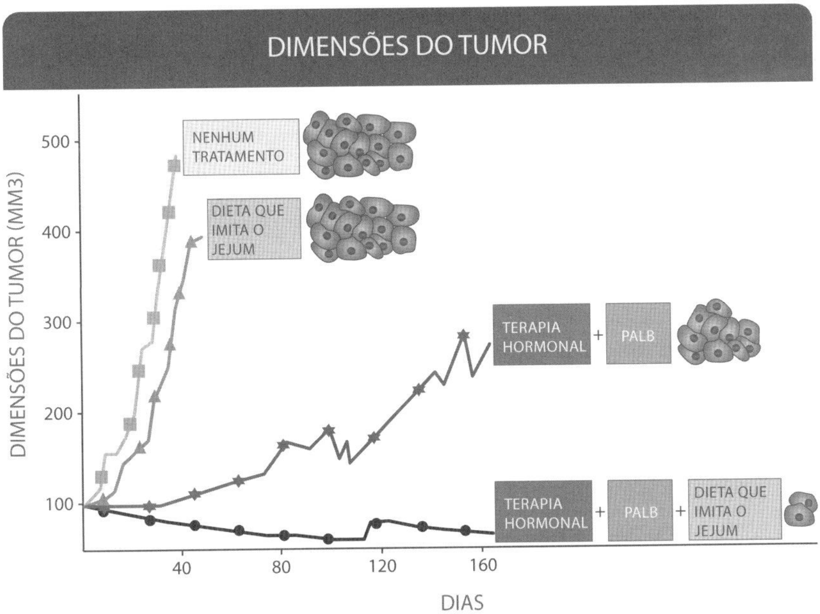

5.10. Primeira parte. Conjugada ao palbociclibe (medicamento desenvolvido para o tratamento do câncer de mama HR positivo e HER2 negativo), a terapia hormonal impede o crescimento do câncer de mama por diversos meses em camundongos, mas, em longo prazo, as células tumorais se tornam resistentes a essa terapia e crescem. Quando a dieta que imita o jejum é acrescentada a esse tratamento, a combinação impede que o câncer se torne resistente aos medicamentos e, por conseguinte, que as células tumorais cresçam.

A mesma publicação também incluía os casos de 36 pacientes com câncer de mama, às quais havia sido prescrita a terapia hormonal e que provinham de dois estudos clínicos diferentes, um realizado no Hospital Policlínico San Martino, em Gênova (Nencioni *et al.*), e outro conduzido no Instituto Italiano de Tumores, em Milão (De Braud, Vernieri *et al.*). Embora não se trate de estudos clínicos randomizados, os resultados baseados nessas pacientes estão fornecendo dados muito promissores, que respaldam a segurança e a potencial eficácia da dieta que imita o jejum, combinada com a terapia hormonal.

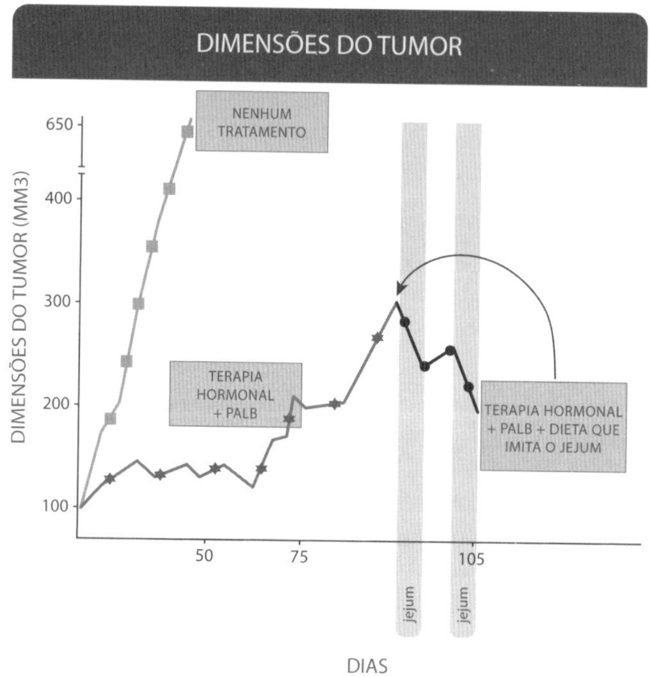

5.10. Segunda parte. Ciclos de jejum/dieta que imita o jejum também foram capazes de fazer o crescimento do câncer em camundongos regredir depois que as células tumorais se tornaram resistentes aos medicamentos (modificado por: Caffa *et al. Nature*, 2020).

No estudo NCT03595540, conduzido no Hospital Policlínico San Martino, em Gênova, as pacientes foram submetidas a uma dieta que imita o jejum de cinco dias a cada quatro semanas, completando uma média de sete ciclos de dieta que imita o jejum e, em alguns casos, até 14 ciclos. Como já visto nos estudos anteriores, a dieta que imita o jejum mostrou-se segura, com efeitos colaterais que se limitavam a dor de cabeça (41%) e fadiga (21%). As pacientes do estudo NCT03340935, realizado no Instituto Nacional de Tumores, em Milão, foram submetidas a uma dieta que imita o jejum semelhante à anterior, com duração de cinco dias, a cada três ou quatro semanas, completando uma média de 5,5 ciclos sem incorrer em eventos adversos significativos.

As pacientes do estudo de Gênova, que também receberam indicações alimentares e instruções para realizar exercícios musculares diários nos intervalos entre um ciclo e outro da dieta que imita o jejum (figura 5.11), mantiveram o peso corporal e a força da mão estáveis. Além disso, mostraram um aumento no tempo da funcionalidade e da massa muscular e, contemporaneamente, uma diminuição da gordura.

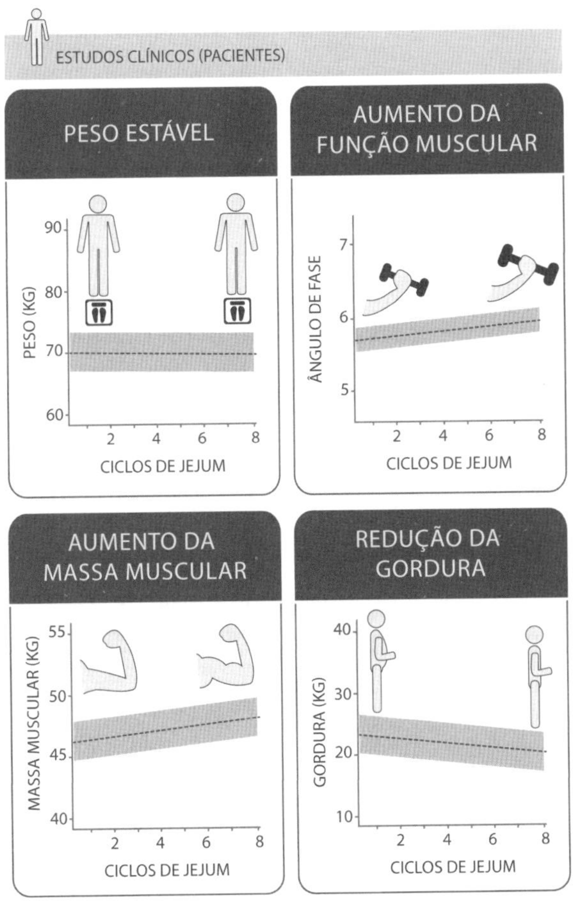

5.11. As pacientes que receberam e seguiram as recomendações dietéticas e as indicações para o treinamento muscular cotidiano durante os intervalos entre os ciclos de dieta que imita o jejum mantiveram um peso corporal e uma força do aperto de mão estáveis, aumentaram a massa muscular e diminuíram a massa gorda ao longo do tempo (modificado por: Caffa *et al. Nature*, 2020).

As pacientes receberam, sobretudo, instruções para seguir, entre um ciclo e outro de dieta que imita o jejum, uma dieta mediterrânea com aportes relativamente altos de proteínas e amidos, que, junto com a atividade física praticada com pesos, explicaria o aumento da funcionalidade e da massa muscular.

No entanto, a finalidade dessa terapia não era causar um crescimento da funcionalidade e da massa muscular, mas manter estáveis esses dois fatores enquanto as células tumorais eram atacadas ou, pelo menos, enquanto se tentava impedir seu crescimento e sua capacidade de desenvolver uma resistência às terapias. Por essa razão, creio que as pacientes devam trabalhar em estreito contato com um nutricionista ou com um médico, além do oncologista, e seguir as recomendações cotidianas relativas tanto à alimentação quanto ao treinamento, descritas no capítulo 4 deste livro, mantendo sob controle: 1) a funcionalidade muscular (ângulo de fase); 2) a massa muscular (DEXA); 3) a força do aperto; 4) o peso/índice de massa corporal; 5) a circunferência abdominal. A equipe médica deve assegurar-se de que as pacientes estejam consumindo uma dieta que mantenha níveis baixos de aminoácidos (com um moderado consumo de proteínas vegetais) e de açúcares no sangue (baixo consumo de amidos e açúcares), sem comprometer a manutenção de um peso e de uma massa musculoesquelética normais.

Como afirmei neste e em meus livros anteriores, um elevado consumo de proteínas e aminoácidos aumenta os níveis de IGF-1 e de insulina, e os carboidratos refinados e os açúcares fazem subir a glicemia. O IGF-1, a insulina e a glicose podem ajudar uma ampla gama de tumores a sobreviver e a crescer. De fato, no estudo com camundongos, demonstramos que o jejum e a dieta que imita o jejum tornavam muito mais eficazes a terapia hormonal e o palbociclibe, porque reduziam os níveis de insulina, IGF-1 e leptina (figura 5.12).

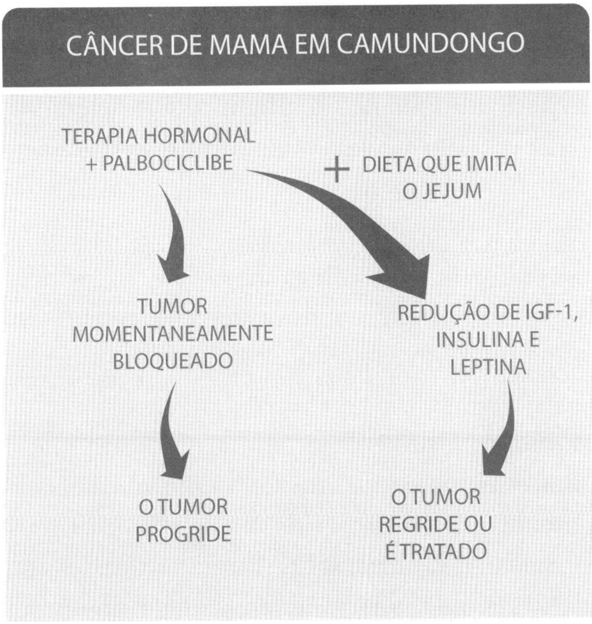

5.12. Nos camundongos, a redução da insulina, do IGF-1 e da leptina por meio do jejum/ da dieta que imita o jejum torna a terapia hormonal e a quimioterapia mais eficazes contra o crescimento do tumor (à direita) (modificado por: Caffa. *Nature*, 2020).

Zorn e outros pesquisadores realizaram um estudo clínico sobre o jejum e o câncer de mama e de ovário que mostra resultados promissores. Abordaremos esse tema no próximo capítulo, que trata de tumores ginecológicos.[8]

Por fim, pelo menos um estudo examinou dietas restritivas e práticas de jejum em cerca de 2.700 pacientes que venceram o câncer. A análise dos questionários preenchidos por essas pacientes revelou que, depois de terem recebido o diagnóstico de câncer, 3,5% delas complementaram as terapias-padrão com alguma forma de jejum. O jejum era fortemente associado à opinião de que esse tipo de prática poderia melhorar o prognóstico.[9]

O principal motivo que leva pacientes com câncer de mama a jejuar está ligado à exigência de reduzir os efeitos colaterais da quimioterapia. Um aspecto interessante é que o jejum parece reduzir a ansiedade das pacientes, pois está associado a um maior senso de controle e envolvimento no tratamento por parte delas. O estudo também sugere que as pacientes que não recebem suporte médico quando optam por praticar essa estratégia alimentar muitas vezes acabam recorrendo à medicina complementar.[10]

Isso ressalta a importância de envolver as pacientes, mas também, para o oncologista, de formar uma equipe capaz de gerir a associação dos tratamentos-padrão a novas terapias integrativas e seguras e, ao mesmo tempo, potencialmente capazes de aumentar a eficácia das terapias convencionais.

Em resumo, os estudos com animais indicam que o jejum e a dieta que imita o jejum podem tornar muito mais eficaz também a terapia hormonal contra o câncer de mama e reduzir seus efeitos negativos sobre as células saudáveis. Os primeiros estudos com pacientes mostram que, se seguida corretamente, a dieta que imita o jejum é segura e dá resultados promissores para combater as células do câncer de mama que respondem às terapias hormonais.

As rotas de fuga da fome: o "efeito curinga"

A dieta que imita o jejum é potencialmente eficaz contra muitos tipos de câncer, sobretudo quando combinada com uma série de terapias-padrão, associadas aos diversos tipos de tumor. Se pensarmos na pesquisa sobre o câncer e na especificidade de cada tratamento, a extensão e a coerência dos efeitos do jejum e da dieta que imita o jejum se mostram bastante surpreendentes. Por exemplo, a imunoterapia é eficaz apenas contra uma mínima parcela de tumores e apenas em um porcentual de pacientes com esses tumores, enquanto a terapia hormonal funciona somente em tipos muito particulares de células tumorais dos cânceres de mama e de próstata, que, com o passar do tempo, desenvolvem uma resistência à terapia. Portanto, o que permite ao jejum e à dieta que imita o jejum terem um "efeito curinga" capaz de melhorar as prestações de muitos tipos de terapia antitumoral, da quimioterapia à inibição da quinase, da imunoterapia à terapia hormonal, pelo menos em camundongos?

Embora, como vimos anteriormente, a demonstração da eficácia do jejum e da dieta que imita o jejum na melhoria do desempenho das terapias antitumorais também no ser humano ainda seja incipiente, o argumento a favor da possibilidade de traduzir a pesquisa realizada em camundongos em muitas terapias para o ser humano é o de que, à diferença da maioria dos medicamentos, que, por definição, são específicos e, portanto, capazes de funcionar apenas em um tipo determinado de câncer e em um estágio específico, o jejum e a dieta que imita o jejum tiram proveito das propriedades fundamentais das células saudáveis e das tumorais (a esse respeito, ver os capítulos anteriores). As células saudáveis sabem muito bem o que fazer em caso de carência de alimento, pois há milhares de anos, se considerarmos seus antepassados unicelulares, foram expostas a essa condição. As células tumorais, por sua vez, evoluíram na presença de nutrientes em excesso e, quando se encontram em condições de jejum, buscam desesperadamente rotas de fuga para sobreviver, pois adquiriram tantas mutações e alterações em seu DNA que já não são capazes de administrar de maneira correta a falta de alimento. Precisam de mais açúcar, ou de mais insulina, ou de mais IGF-1, ou de mais ferritina ou leptina. Vale notar que cada câncer tem sua peculiaridade, e alguns poderiam depender de altos níveis de glicose, enquanto outros nem chegam a ser influenciados por ela, mas poderiam ser muito sensíveis aos níveis de insulina. Entretanto, a terapia pode se tornar ainda mais complicada, pois um tumor pode inicialmente ser sensível a baixos níveis de glicose, mas depois perder essa sensibilidade e adquirir outra, relativa a baixos níveis de insulina ou de IGF-1. Em nosso estudo sobre a terapia hormonal no câncer de mama, vimos que, para sobreviver e crescer, as células tumorais precisavam apenas de um destes três fatores, todos reduzidos pela dieta que imita o jejum: insulina, leptina e IGF-1.

No novo estudo conduzido por Giulia Salvadori em meu laboratório no IFOM, notamos que essa tentativa desesperada das células tumorais de encontrar meios de sobrevivência em resposta ao jejum e à dieta que imita o jejum poderia ser aproveitado de duas maneiras: 1) evitando medicamentos tóxicos, como a quimioterapia e até mesmo a imunoterapia; 2) utilizando inibidores menos ou nada tóxicos, que bloqueassem as vias metabólicas específicas, ativadas pelas células tumorais na tentativa de sobreviver às condições do jejum e das dietas que imitam o jejum, e que poderíamos chamar de "rotas de fuga da morte por inanição". Ao examinarmos as células tumorais em nível molecular, não conseguimos descobrir quais séries de genes (vias metabólicas) são mais importantes para sua sobrevivência, mas quando colocamos em ação o jejum e a dieta que imita o jejum, as células tumorais ativam desesperadamente certo número de rotas de fuga da morte por inanição, que são fundamentais para sua sobrevivência. Em nosso último estudo, concentramo-nos no câncer de mama humano e demonstramos que usar medicamentos específicos para atingir as vias metabólicas ativadas pelas células tumorais submetidas ao jejum e à dieta que imita o jejum é suficiente não apenas para impedir o crescimento do tumor, mas também para fazer regredir os tumores de crescimento rápido. Em outras palavras, o jejum e a dieta que imita o jejum permitem "acender" os alvos, que, em um segundo momento, podem ser facilmente atacados por medicamentos específicos.

Imagine que a polícia queira capturar uma quadrilha de ladrões que rouba mercearias em uma cidadezinha de camponeses. Saber quem são esses ladrões é impossível, pois eles se assemelham aos outros habitantes e se comportam como eles. Desse modo, a polícia põe em prática um plano para desmascará-los: como teoricamente todas as famílias da cidade são capazes de cultivar e conservar os alimentos e somente os ladrões precisam roubá-los, é decretado um toque de recolher, no qual todas as mercearias são fechadas, mas ainda é possível circular pelas ruas. Sem poder roubar as lojas, sem reservas de alimento e incapazes de cultivá-lo, os ladrões se veem obrigados a deixar a cidadezinha e ir para outras localidades onde possam arranjar comida. Como as estradas que levam às outras cidades com mercearias são apenas três, a polícia instala bloqueios ao longo delas, a fim de poder deter quem tentar deixar o lugar em busca de comida: trata-se praticamente apenas dos ladrões, pois os camponeses locais podem permanecer em casa, consumindo o alimento que reservaram e continuam a cultivar. As células tumorais são os ladrões incapazes de estocar ou de cultivar alimento; as células saudáveis são os camponeses, que podem sobreviver por um bom tempo sem recorrer a fontes externas de alimento; o fechamento das mercearias, decretado pela polícia, é o jejum ou a dieta que imita o jejum; as estradas usadas pelos ladrões para buscar comida são as rotas de fuga da morte por inanição, que as células tumorais utilizam para arranjar comida quando estão com fome; e os postos de bloqueio da polícia são os medicamentos usados para bloquear essas rotas de fuga, tomadas pelas células tumorais para escapar da morte por inanição (figura 5.13).

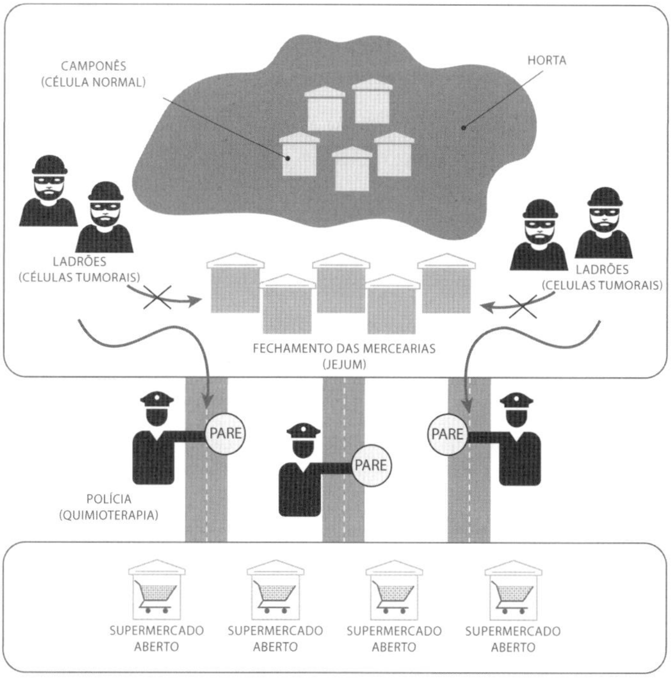

5.13. Neste exemplo, compara-se a situação do câncer de mama humano a uma cidade. A condição de jejum no câncer pode ser imaginada como o fechamento das mercearias locais. Nessas condições, os camponeses (células normais) podem sobreviver por longos períodos sem fontes externas de alimento, graças ao cultivo de sua horta (processo de autofagia). Os ladrões (células tumorais), ao contrário, não têm comida e tentam utilizar as rotas de fuga para chegar a outra cidade e conseguir alimento para sobreviver, mas são bloqueados pela polícia (a terapia com vários medicamentos).

Embora até o momento esse sistema tenha sido adotado por nós apenas para alguns tumores em camundongos, o uso do jejum, da dieta que imita o jejum e das rotas de fuga da morte por inanição poderia ser aplicado a uma ampla gama de tumores, contra os quais os fármacos não se mostraram suficientemente eficazes.

A alimentação cotidiana durante a terapia do câncer de mama

Em nosso estudo mais recente com camundongos e pacientes do sexo feminino, observamos que o nível de açúcar no sangue parece influenciar a progressão do câncer de mama metastático.

Esses resultados são coerentes com os de 1.261 pacientes com câncer de mama não metastático, estudadas no Instituto Nacional de Tumores, que revelou que pacientes com níveis de glicose inferiores a 87 mg/dl têm menos propensão a desenvolver metástase em comparação com as que têm níveis de glicose mais elevados.[11] Como já vimos neste capítulo, a equipe médica da qual faz parte o oncologista deveria ajudar as pacientes a manter baixos níveis de glicose, de proteínas e, portanto, de aminoácidos, sem provocar desnutrição e perda de massa muscular e óssea. Desse modo, não surpreende saber que, em um estudo com 2.413 pacientes com câncer de mama, as que jejuaram por menos de 13 horas em média todas as noites tiveram um porcentual 36% maior de ver o tumor reaparecer em relação às que jejuaram por 13 horas ou mais.[12] Portanto, podemos afirmar que um jejum noturno de mais de 13 horas, dietas periódicas que imitam o jejum ou uma dieta que permita à paciente manter uma glicemia saudável, mas baixa, bem como um peso e um índice de massa corporal normais, têm uma boa probabilidade de se mostrar relevantes contra o desenvolvimento de metástases e influir na sobrevida em geral e na sobrevida sem câncer.

Embora não saibamos qual o nível ideal de glicose, com base nos dados que de que dispomos podemos supor que manter em jejum uma glicemia entre 70 e 80 mg/dl poderia ser seguro e eficaz contra o câncer. Talvez no futuro se demonstre que níveis ainda mais baixos sejam mais eficazes, mas como também temos de levar em conta o estado nutricional e a potencial fragilidade das pacientes, por enquanto o intervalo entre 70 e 80 mg/dl é o recomendado. De fato, ainda não temos certeza, mas é possível que níveis muito baixos de glicose tenham efeitos negativos em populações de células do sistema imunológico que combatem as células tumorais. No que se refere à alimentação a ser adotada todos os dias durante a terapia contra o câncer, o leitor pode consultar os capítulos anteriores, nos quais se fala em prevenção contra o câncer e, sobretudo, o capítulo 3, seguindo a estratégia alimentar sugerida e sempre prestando atenção para que a massa muscular seja preservada o máximo possível.

Além da dieta que imita o jejum, apresentamos a seguir um resumo da alimentação cotidiana entre os ciclos de terapia recomendada durante o tratamento contra o câncer (a ser discutida com o próprio oncologista):

1) dieta da longevidade (capítulo 3);
2) limitação dos açúcares e dos carboidratos refinados;
3) ingestão baixa, mas suficiente, de proteínas (0,8 grama por quilograma de peso corporal por dia de proteínas provenientes de peixes ou vegetais), a ser ligeiramente aumentada em caso de redução da massa muscular;
4) jejum noturno de pelo menos 13 horas;
5) atividade física e exercícios de fortalecimento muscular.

Outras terapias nutricionais no tratamento do câncer de mama: dieta cetogênica

A dieta cetogênica é um regime alimentar com aporte calórico normal, alto teor de gorduras e baixo de carboidratos. Por tradição, era utilizada para tratar a epilepsia refratária em crianças, ou seja, um tipo de epilepsia que resiste ao tratamento com medicamentos.[13] A proporção clássica entre os macronutrientes nessa dieta é de quatro partes de gordura para uma parte de carboidratos e proteínas.

As dietas cetogênicas têm se revelado uma estratégia complementar na gestão dos tumores, mas até o momento foram realizados apenas poucos ensaios clínicos para tumores que não sejam os do cérebro. A isso se acrescentam alguns fatores indicados pelos estudos clínicos: 1) se usada isoladamente em pacientes oncológicos, é provável que a dieta cetogênica não tenha uma atividade terapêutica substancial; 2) os potenciais benefícios dessa dieta devem ser buscados na combinação com outras abordagens, como a quimioterapia, a radioterapia, os tratamentos antiangiogênicos (que reduzem o crescimento de novos vasos sanguíneos), os inibidores do PI3K (fármacos que inibem as enzimas pertencentes às vias de sinalização do crescimento e do metabolismo celular) e as dietas que imitam o jejum.[14]

Ao tratar de dieta cetogênica e câncer de mama, vou me concentrar no efeito dessa dieta sobre pacientes com ou sem metástase.

1) Em um estudo randomizado e controlado, pediu-se a 60 pacientes com câncer de mama localmente avançado ou metastático, e que tinham de se submeter à quimioterapia, que seguissem uma dieta cetogênica (grupo experimental) ou se alimentassem normalmente (grupo de controle) por três meses. As mulheres que seguiram a dieta cetogênica mostraram uma diminuição da glicemia em jejum, do peso corporal e do porcentual de gordura, sem graves efeitos colaterais.[15]
2) Em outro estudo, das 80 pacientes que faziam quimioterapia, atribuiu-se casualmente uma dieta cetogênica a 40 e uma dieta padrão às 40 restantes, por 12 semanas. Os resultados mostraram uma diminuição dos marcadores inflamatórios, da insulina e da dimensão do tumor nas pacientes submetidas à dieta cetogênica.[16]

Apesar dos resultados promissores das dietas cetogênicas e do fato de que podem reduzir a glicose e o IGF-1, ainda não há dados conclusivos sobre sua utilidade. A isso se acrescenta a preocupação devida ao fato de que não são dietas de base vegetal ou pescetarianas e de que, de modo geral, têm um alto teor de proteínas animais, o que poderia acelerar o desenvolvimento de vários tipos de câncer. Portanto, em casos de tumores em estágio muito avançado e não tratáveis e com base em novos estudos clínicos, as pacientes deveriam conversar com os oncologistas e nutricionistas sobre a possibilidade de seguir uma dieta cetogênica, mas de base vegetal e com teor relativamente reduzido de proteínas, sem, ao mesmo tempo, perder massa muscular e desenvolver um estado de desnutrição. Isso poderia ser alternado com uma dieta periódica que imita o jejum e com a dieta da longevidade (figura 5.14).[17] A descrição na figura a seguir é um exemplo de intervenção muito agressiva, na qual são combinadas as diferentes estratégias.

SEMANA	1	2
DIA	1 2 3 4 5 6 7	8 9 10 11 12 13 14
	Medicamento	
DIETA	Dieta normal / Dieta que imita o jejum	Dieta da longevidade

SEMANA	3	4
DIA	15 16 17 18 19 20 21	22 23 24 25 26 27 28
DIETA	Dieta da longevidade	Dieta cetogênica

5.14. Exemplo de um tratamento muito agressivo para um tumor que não responde a terapias-padrão. Esse tratamento combina as várias estratégias que poderiam ser levadas em consideração por uma equipe especializada ou como parte de uma experimentação clínica: o paciente oncológico é submetido à terapia a cada quatro semanas, combinada com cinco dias de dieta que imita o jejum, duas semanas de dieta da longevidade, uma semana de dieta cetogênica e dois dias de dieta normal, tendo o peso e a massa muscular monitorados.

Ingredientes que podem influenciar o crescimento de tumores

Além do jejum e das estratégias alimentares descritas anteriormente, vale a pena mencionar alguns nutrientes específicos, que podem contribuir para levar à sobrevivência ou à morte das células tumorais.

Fibras

Muitos estudos mostram que a ingestão de fibras (pelo menos 10 gramas por dia, equivalentes a cerca de três fatias de pão integral) está associada a uma diminuição de 12% do risco total de morte e da mortalidade específica por câncer de mama.[18,19,20]

Gorduras

O estudo WINS, Women's Intervention Nutrition Study, conduzido com base em uma amostra de 2.437 mulheres em pós-menopausa, com câncer de mama nos estágios I ou II e submetidas a tratamentos-padrão, analisou durante cinco anos o impacto da redução de gorduras na alimentação. As mulheres que haviam reduzido de 30% para 20% as gorduras ingeridas com a alimentação mostraram uma sobrevida sem recidivas (o período posterior aos tratamentos sem sinais nem sintomas de câncer) 24% maior do que as que seguiram uma alimentação normal. A sobrevida sem recidivas foi maior nas pacientes com patologia ER-negativo (em que o tumor não responde ao estrogênio) e/ou com PR-negativo (o tumor não responde à progesterona) do que naquelas com receptores ativados pela progesterona ou pelo estrogênio. A redução das gorduras na dieta determinou uma alimentação mais saudável por parte das pacientes, que pode ter influenciado os resultados, contribuindo, assim, para uma perda de peso corporal de cerca de 2,5 quilos e para efeitos sobre o tumor.[21]

Verdura, fruta, carne e laticínios

O estudo randomizado e controlado WHEL, Women's Healthy Eating and Living, analisou a seguinte conduta alimentar: 1) cinco porções de verdura por dia; 2) dois copos de extrato de verdura; 3) três porções de fruta por dia; 4) 30 gramas de fibra por dia; 5) redução de gorduras igual a 15-20% das calorias totais.

Um total de 3.080 pacientes pré e pós-menopausa, com câncer de mama nos estágios iniciais, seguiram essa conduta alimentar por cerca de sete anos. Recebiam assistência por telefone e aulas de culinária como incentivo à sua adesão à dieta. No entanto, não foram observadas diferenças na recidiva do tumor entre elas e as mulheres do grupo de controle. Esse fato confirma que, para obter efeitos tumorais significativos, são necessárias intervenções mais radicais.[22]

Em outro estudo mais recente, o Cancer Prevention Study-II Nutrition Cohort (CPS-II Nutrition Cohor), realizado com 4.452 mulheres que sobreviveram ao câncer de mama, não foi observada nem mesmo uma associação entre a ingestão de frutas e verduras ou de cereais integrais e a sobrevida ao câncer de mama. Nesse estudo, as mulheres foram convidadas a seguir as recomendações para a prevenção dos tumores, formuladas pela Sociedade Americana de Câncer (ACS, na sigla em inglês): manter um peso corporal normal; praticar atividade física; ingerir alimentos ricos em nutrientes, diversos tipos de verdura, legumes ricos em fibra, frutas e cereais integrais; evitar carne vermelha e processada, bebidas açucaradas, alimentos ultraprocessados e produtos derivados de cereais refinados. De todo modo, vale notar que foi observada uma associação entre consumo de carne vermelha e processada e mortalidade total (para todas as causas, e não apenas para o câncer de mama).[23]

Por outro lado, o estudo Life After Cancer Epidemiology (LACE) mostrou que a ingestão de laticínios ricos em gorduras estava associada a um aumento da mortalidade total e específica para o câncer de mama, provavelmente em razão dos maiores níveis de estrogênios, devidos à absorção de gorduras contidas nesses produtos.[24]

Ácidos graxos poli-insaturados (PUFA)

Outro estudo clínico de fase II, com mulheres afetadas por câncer metastático, sugere que o ácido graxo ômega 3 docosa-hexaenoico (DHA), obtido a partir de algas e óleo de peixe, poderia influir na resistência das células tumorais, tornando-as sensíveis à quimioterapia e à radioterapia.[25,26]

Esse estudo também mostrou uma melhora no prognóstico das pacientes quando a quimioterapia era combinada com o DHA.[27] É importante notar que, nas pacientes que consumiam grandes quantidades de açúcares, os efeitos positivos desse ácido graxo eram anulados.[28]

Atividade física e treinamento com pesos (ver também o capítulo 4)

A associação de exercício físico aeróbico e resistência durante as terapias às quais se submetem as pacientes com câncer de mama poderia ser positiva para sua sobrevida, enquanto a yoga poderia ter uma influência positiva para as pacientes que sofrem de linfedema (inchaço provocado pela remoção dos linfonodos ou por danos nesses órgãos, em decorrência das terapias).[29] Quando possível, é aconselhável sobretudo que o oncologista ou o médico calculem o ângulo de fase, um indicador da funcionalidade muscular. As pacientes deveriam combinar alimentação e atividade física, a fim de manter esse ângulo acima de cinco.

Para manter esse valor ou obter um superior, as pacientes podem fazer os exercícios elaborados pela professora Annalisa Arrighi, presentes no site da Fundação Valter Longo (www.fondazionevalterlongo.org, seção "Permanecer jovem e saudável/Exercício e longevidade"), todos os dias ou, pelo menos, de três a quatro vezes por semana, durante 30-40 minutos.

Em conclusão, o jejum e a dieta que imita o jejum podem levar a resultados importantes contra o câncer de mama, sobretudo se combinados com as terapias-padrão. Somada a elas, uma dieta da longevidade, baseada em uma alimentação prevalentemente de base vegetal, acrescida de peixe, com baixo teor de açúcares e amidos (pães, doces, batatas etc.), alto teor de fibras e ômega 3, proteínas em quantidade reduzida, mas suficiente, parece ser recomendável para manter baixos os níveis de açúcares e aminoácidos e, desse modo, dificultar a sobrevivência das células tumorais e, ao mesmo tempo, reduzir ao mínimo a perda de massa muscular e o enfraquecimento do sistema imunológico da paciente.

Histórias e experiências de pacientes

Erika, 50 anos, paciente da Fundação Valter Longo Onlus, em Milão

Aos 47 anos, Erika descobriu que tinha um câncer no seio esquerdo e, como a maior parte das mulheres que recebem essa notícia, não conseguia acreditar que isso estivesse acontecendo justamente com ela. Após um primeiro momento de desorientação, passou a aceitar a tão inesperada quanto concreta possibilidade de morrer. No entanto, graças ao apoio de pessoas próximas, começou a avaliar as possíveis soluções.

Foi acompanhada no Instituto Europeu de Oncologia (IEO), em Milão, com um plano terapêutico que previa, após a cirurgia no seio, seis meses de quimioterapia (quatro ciclos de epirrubicina e ciclofosfamida, mais 12 ciclos de taxol), seguidos por 15 dias de tomoterapia e cinco anos de terapia hormonal.

Leu o primeiro livro do professor Longo (*A Dieta da Longevidade*), mas não conseguiu fazer parte da experimentação que ele realizava na época junto ao Hospital Policlínico San Martino, em Gênova. Mesmo assim, em concordância com seu oncologista, decidiu praticar a dieta que imita o jejum durante todo o período da quimioterapia, submetendo-se periodicamente a consultas na Fundação do professor Longo com a doutora Romina Cervigni, que a acompanha até hoje.

Seus exames de sangue sempre foram bons, e atualmente são os de uma pessoa saudável, com todos os valores normais. Erika continua a praticar regularmente atividade física e, quando está para fazer os controles semestrais, pratica também a dieta que imita o jejum. Quando a termina, sempre se sente revigorada. Passaram-se três anos e meio desde a sua cirurgia.

"Se apenas pararmos para refletir e, sobretudo, para *sentir*, somos tomados pela emoção e pela gratidão. Outros antes de mim escreveram que a cura começa quando o único objetivo de nossa vida passa a ser viver em si, saborear a alegria de estar vivo. Pude constatar que essa é uma grande verdade. Quando nos sentimos felizes, também nos sentimos profundamente gratos, como eu, não apenas pela possibilidade que me foi dada de viver de maneira plena, mas também por todas as pessoas que conheci ao longo do caminho e que me estenderam a mão com generosidade.

Obrigada,

Erika."

Nora Quinn

Nora recebeu o diagnóstico de câncer de mama na primavera de 2009. Aquilo que, no início, pensaram ser um cisto revelou-se um tumor maligno triplo-negativo em estágio I. Ela foi submetida a duas cirurgias e a diversas sessões de radioterapia e, pouco antes de iniciar as quimioterapias, deparou por acaso com um artigo no caderno de "Negócios", do jornal *Los Angeles Times*, no qual o professor Longo descrevia um estudo realizado em camundongos com câncer de mama.

Um grupo de camundongos havia sido submetido à quimioterapia enquanto outro grupo era colocado para jejuar antes de também receber a quimioterapia. Nora conta: "A diferença em termos de porcentual de sobrevivência era impressionante. Se bem me lembro, apenas dois dos camundongos submetidos unicamente à quimioterapia sobreviveram, enquanto do segundo grupo morreram apenas dois. Todos do primeiro grupo perderam pelo, ao contrário daqueles do segundo grupo. Lembro-me de que pensei: 'Pronto, já sei a qual grupo quero pertencer'".

Nenhum médico jamais lhe falara do impacto da alimentação sobre o câncer de mama. Em todos os ambulatórios que estava frequentando, havia uma tigela cheia de balas no balcão da recepção, e a maior parte dos funcionários tinha sobrepeso. Nora decidiu submeter-se a um jejum de sete dias à base de água.

"Em 3 de julho de 2009, recebi a primeira quimioterapia. Nos Estados Unidos, o dia 4 de julho é uma data muito importante, que as pessoas celebram com festas no jardim, desfiles e espetáculos pirotécnicos. Enquanto eu me encaminhava para a sala de quimioterapia, vi uma mesa coberta de doces glaceados, biscoitos, *brownies*, *muffins* e balas à disposição dos pacientes e funcionários. Não havia nem sombra de qualquer alimento que pudesse ser definido como saudável. Perguntei a um membro da equipe por que ofereciam apenas doces, e ele me respondeu: 'Ah, queremos que os pacientes consumam calorias, pois estão com câncer'. Pensei que isso não fazia o menor sentido. Fui a quatro sessões de quimioterapia e sempre encontrei aquela mesa repleta de doces à disposição dos pacientes."

Alguns anos depois do diagnóstico, Nora começou a fazer parte de um estudo clínico da USC, no qual as pessoas adotavam a dieta que imita o jejum de 800 calorias por dia, durante cinco dias. Achou a dieta de 800 calorias revigorante. Depois de fazê-la, sentiu-se melhor e continuou a se submeter periodicamente a poucas calorias, mesmo depois da conclusão do estudo, mas nunca se sentiu tão bem como naquele período, quando se alimentou com a comida que lhe era servida durante a pesquisa. "Gostei muito de saber que o professor Longo disponibilizava a todos seu programa alimentar de cinco dias. Já o usei várias vezes. No início, é difícil, mas descobri que, se vou dormir pensando no que vou comer no dia seguinte, tudo fica muito mais fácil. Ao final de cada ciclo, sinto-me revigorada ou como se vivesse um novo começo."

O tumor no seio não voltou a se apresentar. Há alguns anos, uma mamografia evidenciou uma lesão no outro seio, e pediram a Nora que se submetesse de imediato a uma ecografia. Ela disse ao técnico que estava fora da cidade por uma semana e que voltaria a ligar quando voltasse. Foi para casa e começou um jejum de sete dias à base de água, depois fez a ecografia. A lesão havia desaparecido. "Sinto que tive muita sorte de ter descoberto o trabalho do professor Longo."

Lucia, 64 anos, paciente da Fundação Valter Longo Onlus e participante do estudo clínico de Gênova

Lucia participou do estudo clínico do Hospital Policlínico San Martino, em Gênova, e posteriormente se tornou paciente da Fundação, em

Milão. É protagonista do vídeo intitulado *Non Smettere di Danzare* [Não pare de dançar], que utilizamos para recolher fundos e que pode ser visto no canal YouTube da Fundação Valter Longo Onlus.

Ao ser diagnosticada com câncer de mama, em 2010, estava ocupada com os preparativos do casamento da filha. Isso a ajudou a manter um comportamento positivo, apesar da notícia que ninguém gostaria de receber um dia. Lembra-se de que, após o diagnóstico, ao voltar do hospital de carro com o marido, que dirigia e chorava, disse a ele entre o riso e o choro: "Pare de chorar, do contrário, não morro de câncer, mas morremos os dois em um acidente!".

As terapias se concluíram bem, mas depois de seis anos Lucia teve metástase. Graças à filha, que se empenhou em encontrar soluções complementares à terapia farmacológica, ela descobriu o estudo clínico de Gênova.

Com cerca de 60 anos, a senhora Lucia não apenas cumpriu os ciclos da dieta que imita o jejum em concomitância com a terapia, mas também modificou sua alimentação diária e começou a fazer atividade física, também graças aos conselhos das doutoras Francesca Valdemarin, que acompanhava o estudo, e Romina Cervigni, que a acompanhou na Fundação em Milão.

Quando teve de enfrentar novamente a quimioterapia, espantou-se ao ver que os efeitos colaterais eram menores em relação ao que esperava e conseguiu vivenciá-la muito melhor em comparação com a primeira fase. Atualmente, está estável e "normal na minha anormalidade", como ela mesma diz.

Quando lhe perguntamos o que gostaria de dizer aos pacientes que passam pela mesma situação, ela afirmou: "Não se deve esperar que os problemas de saúde surjam para adotar um estilo de vida e uma alimentação corretos. É preciso se alimentar corretamente já desde pequeno, como aconselha o professor Longo, e fazer atividade física: pouca, mas todos os dias, para prevenir diversas patologias, não apenas o câncer. Por exemplo, consegui manter o diabetes sob controle graças à alimentação e sem tomar remédios. Isso me ajudou e ainda me ajuda muito. Meu único arrependimento é não ter começado antes".

Christopher Gregg, professor-associado de Neurobiologia e Genética Humana

Christopher é cientista e paciente com câncer de mama em estágio IV, ou seja, já espalhado em outras áreas do corpo. Entrou em contato com o professor Longo por e-mail e, nos últimos anos, trocou mensagens com ele. Christopher seguiu o conselho do professor Longo de integrar o jejum às terapias.

Utilizou uma combinação da dieta que imita o jejum ou 48 horas de jejum à base de água para cada ciclo de terapia e limitou as refeições a um período restrito (das 10 da manhã às 6 da tarde). Christopher estava com metástase nos ossos – espinha dorsal e fêmur – quando começou a seguir essa prática. Após sete meses de quimioterapia combinada com o jejum, realizou testes e análises dos marcadores do tumor que indicaram não haver nenhuma evidência da presença de câncer. Esse resultado foi realmente inusitado. Nesse momento, encontra-se em fase de remissão e continua a seguir uma dieta que imita o jejum a cada três meses. Faz 48 horas de jejum à base de água a cada mês ou mais e limita o horário das refeições cinco vezes por semana.

Ao se dirigir ao professor Longo, Christopher conclui: "Eu gostaria de lhe agradecer. Tanto eu quanto minha família somos profundamente gratos por seu trabalho científico, pelos e-mails pessoais e pela orientação recebida".

Cristina Villa

Cristina tinha 45 anos em 2016 quando, durante uma ecografia à qual se submetia todos os anos, o médico lhe disse que em seu seio esquerdo havia um nódulo de três milímetros, com bordas irregulares, e que ela teria de fazer uma biópsia aspirativa por agulha. Ela realizou o exame e lhe disseram que teria de se submeter a uma intervenção cirúrgica. Como sempre, quis ouvir uma segunda opinião.

Desse modo, recorreu a um dos mais importantes hospitais oncológicos da Itália setentrional e central para: 1) entender se deveria ser operada ou não; 2) encontrar uma "máquina misteriosa", da qual um cirurgião lhe havia falado durante sua "peregrinação" de um hospital a outro; graças a essa máquina, não seria necessário submeter-se à cirurgia, e ela não ficaria com nenhuma cicatriz, pois a máquina era capaz de "sugar" o nódulo; 3) compreender exatamente o que fazer do ponto de vista da alimentação e de outros tratamentos complementares de apoio. Por ser professora de yoga, a alimentação sempre tinha sido importante para ela.

Sentiu-se perdida e buscou ajuda. Nessa "dança dos hospitais", como a chama atualmente, Christina ouviu opiniões sempre diferentes (a cirurgia era ou não necessária, a famosa máquina existia ou não existia), às vezes as mesmas informações e, outras vezes, os médicos não queriam discutir a fundo com ela sobre sua saúde, sobre a operação e assim por diante. Da equipe da Fundação Valter Longo ela recebeu a única assistência realmente útil no que dizia respeito ao aspecto da alimentação.

Ela se lembra, sobretudo, de quando marcou pelo sistema nacional de saúde uma consulta em um famoso centro oncológico, onde o médico mal olhou na cara dela. A consulta durou apenas dez minutos e ela nunca recebeu uma resposta. Quando decidiu marcar uma consulta particular no mesmo centro, a experiência foi completamente diferente: atribuíram-lhe um médico pessoal, que poderia ser contatado por e-mail ou por telefone; a consulta foi minuciosa; e o médico, encorajador e gentil. Isso a fez refletir, pois não parecia nem um pouco correto.

"Eu me senti como em um filme de animação", conta, "para ser mais exata, como em *Os 12 Trabalhos de Asterix*, que eu assisti quando criança. O herói Asterix, um gaulês que luta contra os antigos romanos, tinha de correr de uma repartição a outra, de uma secretária a outra, em um edifício da administração pública, descrito como 'o lugar que te faz enlouquecer', para obter uma misteriosa Permissão A38, e ninguém sabia lhe dizer exatamente o que era preciso fazer: uma descrição da burocracia e de sua loucura... Foi assim que me senti quando corri de um médico a outro, de um hospital a outro, e eu não queria que ninguém passasse pelo que passei, especialmente quando a pessoa está doente e se sente atropelada pelos acontecimentos."

No fim, ela foi operada em um importante hospital oncológico. Ainda se lembra com espanto que, após a cirurgia, serviram-lhe um pudim de chocolate de fabricação industrial. "Eu sabia que não deveria comer açúcar... Não seria bom se eu estivesse com tumor; assim, jejuei até voltar para casa..."

Por sorte, após a cirurgia, descobriu-se que o nódulo era benigno e que ela não precisaria fazer quimioterapia nem radioterapia... No entanto, mais uma vez, recebeu pouca assistência: apenas uma consulta de controle após um mês, nenhuma informação sobre como tratar a cicatriz nem sobre o que comer; apenas um folheto e nada mais...

O que aconteceu então? Ela decidiu ficar com a cicatriz em vez de removê-la. "Ela me lembra que a vida é breve e que, quando você está doente, precisa de uma equipe de especialistas que se ocupem de todos os aspectos dos tratamentos. Que te ajudem quando você está mal e se sente perdido em busca de respostas", continua. "Por isso, aceitei a proposta do professor Longo de trabalhar com sua Fundação como coordenadora de programas. O objetivo da Fundação é ajudar os pacientes e oferecer orientação científica e assistência a todos, independentemente das condições sociais e econômicas. Para mim, é muito importante fazer parte desse projeto, para que possamos assistir qualquer pessoa e, em especial, de modo gratuito, as que estão doentes e se encontram em condições econômicas críticas. Não quero que as pessoas se sintam como me senti, e trabalhar para a Fundação é o mínimo que posso fazer para dar minha contribuição."

Resumo da terapia do câncer de mama

- Tratamento oncológico-padrão (quimioterapia, imunoterapia, inibidores de quinases etc.).
- Falar com o próprio oncologista para combinar esse tratamento com uma dieta que imita o jejum.
- Entre um tratamento e outro, manter a dieta da longevidade (ver o capítulo sobre a prevenção).
- Jejuar por 13-14 horas por dia (por exemplo, comer das 8 às 18) durante a terapia, certificando-se de manter a massa muscular dentro do normal.
- Se isso não for suficiente, conversar com o oncologista e o dietista para acrescentar uma dieta cetogênica de baixo teor proteico, baseada em vegetais e peixes, certificando-se de que ela não influirá negativamente na massa muscular nem na função imunológica.
- Manter o peso corporal dentro do normal.
- Ser fisicamente ativo e praticar exercícios físicos, consultando o oncologista.
- Tentar manter o ângulo de fase (um indicador da funcionalidade muscular) acima de cinco graus por meio do treinamento da força muscular, por exemplo seguindo os exercícios apresentados no site da Fundação Valter Longo (www.fondazionevalterlongo.org, seção "Permanecer jovem e saudável/Exercício e longevidade") todos os dias ou, pelo menos, de três a quatro vezes por semana durante 30-40 minutos.

Atenção: Os dados descritos neste livro foram obtidos em animais ou em estudos clínicos ainda não conclusivos. Portanto, é aconselhável iniciar ciclos da dieta que imita o jejum APENAS após a avaliação e sob a supervisão do próprio médico especialista e, de preferência, do oncologista. Isso também permitirá prevenir a desnutrição, fator prognóstico negativo nas patologias agudas e crônicas.

A pesquisa sobre o câncer dá passos de gigante, mas as terapias destinadas aos pacientes que sofrem dessa doença avançam muito mais devagar. Por essa razão, creio que seja necessária uma nova abordagem das terapias oncológicas, nas quais o oncologista lidere uma equipe que inclua médicos especializados em medicina integrativa, biólogos moleculares, nutricionistas e, quando possível, psicólogos, a fim de fornecer terapias personalizadas aos pacientes, sobretudo aos que não respondem às terapias-padrão. O objetivo dessas "equipes oncológicas" deveria ser tratar o tumor ou bloquear sua progressão, mas também prevenir os efeitos colaterais e os danos às células, aos sistemas e aos órgãos saudáveis. A clínica Longevity and Healthspan, da Fundação Create Cures (www.createcures.org), nos Estados Unidos, e a Fundação Valter Longo (www.fondazionevalterlongo.org), na Itália, são especializadas na assistência a pacientes e oncologistas, com o objetivo de complementar a abordagem-padrão com intervenções inovadoras e integrativas, munidas de sólidas bases científicas e centradas na nutrição e na biologia molecular do tumor, mas também na capacidade natural do corpo humano de combater o câncer e outras patologias. A missão dessas fundações é oferecer a todos a possibilidade de viver com saúde e por mais tempo. Por essa razão, oferecem assistência gratuita a quem sofre de câncer e de outras patologias em estágio avançado, mas que, do contrário, não poderia permitir-se esses tratamentos integrativos.

Notas

1 National Cancer Institute. "Advanced in Breast Cancer Research", última atualização: 9 de abril de 2021. https://www.cancer.gov/types/breast/ research.

2 D. C. Minussi, M. D. Nicholson *et al.* "Breast Tumours Maintain A Reservoir of Subclonal Diversity During Expansion." *Nature*, 2021. DOI: 10.1038/s41586-021-03357-x. Epub 2021 Mar 24. PMID: 33762732; PMCID: PMC8049101.

3 "Weedkiller raises risk of non-Hodgkin lymphoma by 41%." https://www.theguardian.com/business/2019/feb/14/weed-killing-products-increase-cancer-risk-of-cancer#:~:text=A%20broad%20new%20scientific%20analysis,cancer%20called%20non%2DHodgkin%20lymphoma.

4 S. De Groot, M. P. Vreeswijk, M. J. Welters, G. Gravesteijn, J. J. Boei, A. Jochems, D. Houtsma, H. Putter, J. J. van der Hoeven, J. W. Nortier, H. Pijl, J. R. Kroep. "The Effects of Short-term Fasting on Tolerance to (neo) Adjuvant Chemotherapy in HER2-Negative Breast Cancer Patients: a Randomized Pilot Study." *BMC Cancer*, 2015. DOI: 10.1186/s12885-015-1663-5. PMID: 26438237; PMCID: PMC4595051.

5 S. P. Bauersfeld, C. S. Kessler, M. Wischnewsky, A. Jaensch, N. Steckhan, R. Stange, B. Kunz, B. Brückner, J. Sehouli, A. Michalsen. "The Effects of Short-Term Fasting on Quality of Life and Tolerance to Chemotherapy in Patients with Breast and Ovarian Cancer: A Randomized Cross-Over Pilot Study." *BMC Cancer*, 2018. DOI: 10.1186/ s12885-018-4353-2. PMID: 29699509; PMCID: PMC5921787.

6 S. Di Biase, H. S. Shim, K. H. Kim, M. Vinciguerra, F. Rappa, M. Wei, S. Brandhorst, F. Cappello, H. Mirzaei, C. Lee, V. D. Longo. "Fasting Regulates EGR1 and Protects From Glucose- and Dexamethasone-Dependent Sensitization to Chemotherapy." *PLoS Biology*, 2017. DOI: 10.1371/journal.pbio.2001951. Errata em: *PLoS Biology*. 2017 May 1;15(5):e1002603. PMID: 28358805; PMCID: PMC5373519.

7 S. De Groot, M. P. Vreeswijk, M. J. Welters, G. Gravesteijn, J. J. Boei, A. Jochems, D. Houtsma, H. Putter, J. J. van der Hoeven, J. W. Nortier, H. Pijl, J. R. Kroep. "The Effects of Short-term Fasting on Tolerance to (neo)

Adjuvant Chemotherapy in HER2-Negative Breast Cancer Patients: a Randomized Pilot Study." *BMC Cancer*, 2015. DOI: 10.1186/ s12885-015-1663-5. PMID: 26438237; PMCID: PMC4595051.

8 S. Zorn, J. Ehret, R. Schäuble, B. Rautenberg, G. Ihorst, G. Bertz, P. Urbain, A. Raynor. "Impact of Modified Short-Term Fasting and Its Combination With a Fasting Supportive Diet During Chemotherapy on the Incidence and Severity of Chemotherapy-Induced Toxicities in Cancer Patients – A Controlled Cross-Over Pilot Study." *BMC Cancer*, 2020. DOI: 10.1186/ s12885-020-07041-7. PMID: 32571329; PM-CID: PMC7310229.

9 P. Fassier, B. Srour, B. Raynard, L. Zelek, P. Cohen, P. Bachmann, M. Touillaud, N. Druesne-Pecollo, L. Bellenchombre, F. Cousson-Gélie, V. Cottet, F. Féliu, S. Mas, M. Deschasaux, P. Galan, S. Hercberg, P. Latino-Martel, M. Touvier. "Fasting and weight-loss restrictive diet practices among 2,700 cancer survivors: results from the Nutri-Net-Santé cohort." *International Journal of Cancer*, 2018. DOI: 10.1002/ ijc.31646. Epub 2018 Sep 27. PMID: 29971783.

10 S. Mas, A. Le Bonniec, F. Cousson-Gélie. "Why do women fast during breast cancer chemotherapy? A qualitative study of the patient experience." *British Journal of Health Psychology*, 2019. DOI: 10.1111/ bjhp.12358. Epub 2019 Mar 1. PMID: 30825263.)

11 P. Contiero, F. Berrino, G. Tagliabue, A. Mastroianni, M. G. Di Mauro, S. Fabiano, M. Annulli, P. Muti. "Fasting Blood Glucose and Longterm Prognosis of Non-metastatic Breast Cancer: a Cohort Study." *Breast Cancer Research and Treatment*, 2013. DOI: 10.1007/s10549-013-2519-9. Epub 2013 Apr 9. PMID: 23568483; PMCID: PMC3664213.

12 C. R. Marinac, S.H. Nelson, C. I. Breen, S. J. Hartman, L. Natarajan, J. P. Pierce, S. W. Flatt, D. D. Sears, R. E. Patterson. "Prolonged Nightly Fasting and Breast Cancer Prognosis." *JAMA Oncology*, 2016. DOI: 10.1001/jamaoncol.2016.0164. PMID: 27032109; PM-CID: PMC4982776.

13 A. T. Berg, B. G. Vickrey, F. M. Testa *et al.* "How Long Does it Take for Epilepsy to Become Intractable? A Prospective Investigation." *Annals of Neurology*, 2006.

14 A. Nencioni, I. Caffa I, S. Cortellino, V. D. Longo. "Fasting and Cancer: Molecular Mechanisms and Clinical Application." *Nature Reviews Cancer*, 2018. DOI: 10.1038/s41568-018-0061-0. PMID: 30327499; PMCID: PMC6938162.

15 A. Khodabakhshi, M. E. Akbari, H. R. Mirzaei, T. N. Seyfried, M. Kalamian, S. H. Davoodi. "Effects of Ketogenic Metabolic Therapy on Patients With Breast Cancer: A Randomized Controlled Clinical Trial." *Clinical Nutrition*, 2021. DOI: 10.1016/j.clnu.2020.06.028. Epub 2020 Jul 3. PMID: 32703721.

16 *Ibid.*

17 A. Nencioni, I. Caffa, S. Cortellino, V. D. Longo. "Fasting and Cancer: Molecular Mechanisms and Clinical Application." *Nature Reviews Cancer*, 2018. DOI: 10.1038/s41568-018-0061-0. PMID: 30327499; PMCID: PMC6938162.

18 F. N. Belle, E. Kampman, A. McTiernan, L. Bernstein, K. Baumgartner, R. Baumgartner, A. Ambs, R. Ballard-Barbash, M. L. Neuhouser. "Dietary Fiber, Carbohydrates, Glycemic Index, and Glycemic Load in Relation to Breast Cancer Prognosis in the HEAL Cohort." *Cancer Epidemiology, Biomarkers & Prevention.* Biomark. Prev. 2011.

19 A. J. McEligot, J. Largent, A. Ziogas, D. Peel, H. Anton-Culver. "Dietary Fat, Fiber, Vegetable, and Micronutrients Are Associated With Overall Survival in Post-Menopausal Women Diagnosed With Breast Cancer." *Nutrients*, 2006.

20 M. L. Kwan, E. Weltzien, L. H. Kushi, A. Castillo, M. L. Slattery, B. J. Caan. "Dietary Patterns and Breast Cancer Recurrence and Survival Among Women With Early-Stage Breast Cancer." *Journal of Clinical Oncology*, 2009.

21 R. T. Chlebowski, G. Blackburn, C. A. Thomson, D. W. Nixon, A. Shapiro, M. K. Hoy, M. T. Goodman, A. E. Giuliano, N. Karanja, P. McAndrew *et al.* "Dietary Fat Reduction and Breast Cancer Outcome: Interim Efficacy Results From The Women's Intervention Nutrition Study (WINS)." *Journal of the National Cancer Institute*, 2006.

22 J. P. Pierce, L. Natarajan, B. L. Caan, B. A. Parker, E. R. Greenberg, S. W. Flatt, C. L. Rock, S. Kealey, W. K. Al-Delaimy, W. A.

Bardwell *et al.* "Influence of a Diet Very High in Vegetables, Fruit, and Fiber and Low In Fat on Prognosis Following Treatment for Breast Cancer: The Women's Healthy Eating And Living (WHEL) Randomized Trial." *JAMA Oncology*, 2007.

23 M. L. McCullough, S. M. Gapstur, R. Shah, P. T. Campbell, Y. Wang, C. Doyle, M. M. Gaudet. "Pre- and Postdiagnostic Diet in Relation to Mortality Among Breast Cancer Survivors in The CPS-II Nutrition Cohort." *Cancer Causes Control*, 2016.

24 C. H. Kroenke, M. L. Kwan, C. Sweeney, A. Castillo, B. J. Caan. "High- And Low-Fat Dairy Intake, Recurrence, and Mortality After Breast Cancer Diagnosis." *Journal of the National Cancer Institute*, 2013.

25 P. Bougnoux, N. Hajjaji, M. N. Ferrasson, B. Giraudeau, C. Couet, O. Le Floch. "Improving outcome of chemotherapy of metastatic breast cancer by docosahexaenoic acid: a phase II trial." *British Journal of Cancer*, 2009. DOI: 10.1038/sj.bjc.6605441. Epub 2009 Nov 17. PMID: 19920822; PMCID: PMC2779856.

26 P. De Cicco, M. V. Catani, V. Gasperi, M. Sibilano, M. Quaglietta, I. Savini,. "Nutrition and Breast Cancer: A Literature Review on Prevention, Treatment and Recurrence." *Nutrients*, 2019. DOI: 10.3390/nu11071514. PMID: 31277273; PMCID: PMC6682953.

27 P. Bougnoux, N. Hajjaji, M. N. Ferrasson, B. Giraudeau, C. Couet, O. Le Floch. "Improving outcome of chemotherapy of metastatic breast cancer by docosahexaenoic acid: a phase II trial." *British Journal of Cancer*, 2009. DOI: 10.1038/sj.bjc.6605441. Epub 2009 Nov 17. PMID: 19920822; PMCID: PMC2779856.

28 T. S. Orchard et al. "Clearing the Fog: A Review of the Effects of Dietary Omega 3 Fatty Acids and Added Sugars on Chemotherapy-Induced Cognitive Deficits." *Breast Cancer Research and Treatment*, 2017. DOI: 10.1007/s10549-016-4073-8. PMID: 27933449 PMCID: PMC5526680.

29 D. Lemanne, V. Maizes. "Advising Women Undergoing Treatment for Breast Cancer: A Narrative Review." *The Journal of Alternative and Complementary Medicine*, 2018. DOI: 10.1089/acm.2018.0150. PMID: 30247957.

6

JEJUM, ALIMENTAÇÃO E TUMORES GINECOLÓGICOS

Pela contribuição e pela revisão deste capítulo, agradeço a Giuseppe Curigliano, diretor da Divisão de Desenvolvimento de Novos Fármacos para Terapias Inovadoras e professor-associado de Oncologia Médica na Universidade de Milão; Alessandro Laviano, professor-associado de Medicina Interna no Departamento de Medicina Translacional e de Precisão na Universidade La Sapienza, em Roma; Andreas Michalsen, professor de Medicina Integrativa no Instituto de Medicina Social, Epidemiologia e Economia Sanitária do Centro Médico Universitário Charité, em Berlim, e diretor do Departamento de Medicina Interna e Integrativa no Hospital Immanuel, em Berlim, na Alemanha; Hanno Pijl, endocrinologista e internista no Departamento de Medicina Interna do Centro Médico Universitário de Leiden e professor de Diabetologia na Universidade de Leiden, nos Países Baixos.

OS TUMORES GINECOLÓGICOS: O QUE SÃO E COMO SÃO TRATADOS

Todos os anos, nos Estados Unidos, os tumores ginecológicos afetam cerca de 94 mil mulheres. Por "câncer ginecológico" entendem-se todas as patologias malignas que afetam os órgãos reprodutivos e os genitais femininos. Os cinco principais tipos desses tumores afetam os ovários, o colo do útero, o útero, a vagina e a vulva.[1]

1) O câncer de ovário surge na superfície dos ovários. Em 2018, foram contados cerca de 300 mil novos casos no mundo.[2]
2) Os tumores no colo do útero também estão entre os mais frequentes no mundo, com mais de 500 mil novos casos em 2018.[3]
3) O câncer de endométrio, mucosa que reveste o interior do útero, é o mais frequente em países desenvolvidos, com uma incidência crescente, que foi de 320 mil novos casos em 2012 para mais de 380 mil em 2018.[4]

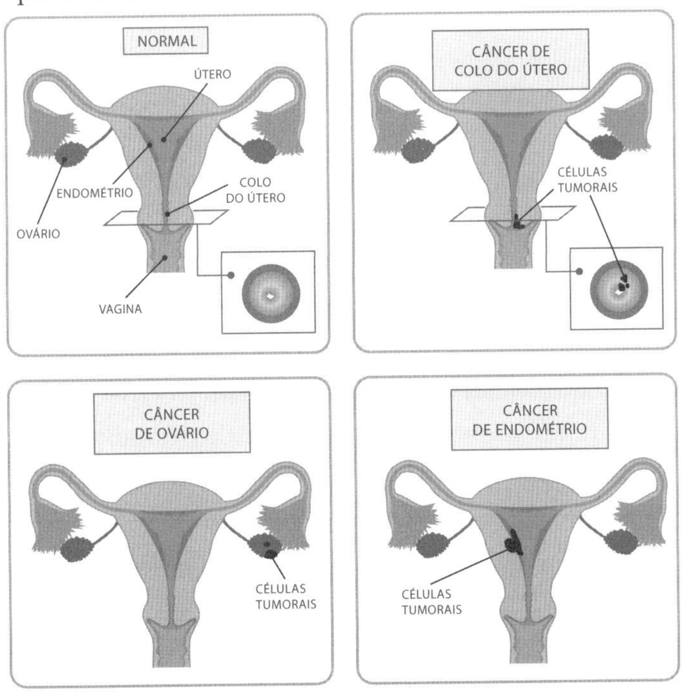

6.1. Os tumores no ovário, no colo do útero e no endométrio são os tipos mais comuns de câncer ginecológico. O câncer de ovário surge na superfície dos ovários. O de endométrio se inicia na camada de células que formam o revestimento (endométrio) do útero. O câncer de colo do útero se verifica nas células do colo do útero, a parte inferior do órgão que se une à vagina.

O câncer de ovário e seu tratamento

O câncer de ovário afeta mulheres de qualquer idade, mas se apresenta com frequência maior entre os 50 e os 65 anos. Embora tenha uma incidência relativamente baixa, pode ser muito agressivo, talvez porque muitas vezes, nos estágios iniciais, não é acompanhado por sintomas reconhecíveis, tornando difícil estabelecer um diagnóstico precoce.

Entre os principais fatores do câncer de ovário estão a nuliparidade (o fato de não ter tido filhos), a primeira gravidez após os 35 anos, a reposição hormonal, a menarca (primeira menstruação) precoce e a menopausa retardada. Os fatores de proteção, por sua vez, são a primeira gravidez com menos de 25 anos, um número elevado de gestações, o uso de contraceptivos orais e a amamentação.

Os tumores nos ovários podem ser classificados em diversas categorias com base nas células das quais se originaram: 90% dos tumores malignos surgem nas células epiteliais do revestimento da superfície externa do ovário. A intervenção cirúrgica é fundamental no tratamento da patologia ovariana e é realizada levando-se em conta o tipo e as dimensões do tumor. Por exemplo, em caso de tumor em estágio avançado, o objetivo da intervenção cirúrgica é remover todo o tumor macroscopicamente visível. Quando se consegue obter esse resultado, tem-se uma melhora do prognóstico e uma resposta mais eficaz da quimioterapia.

Após a intervenção, os tratamentos-padrão são ciclos de quimioterapia ou de terapia-alvo. A última é um tipo de terapia oncológica que usa medicamentos para identificar e atacar as células tumorais, prejudicando o mínimo possível as saudáveis.[5,6,7]

O câncer de colo do útero e seu tratamento

O principal fator de risco para o câncer de colo do útero é o papilomavírus (HPV), uma infecção banal e assintomática, transmitida por via sexual, que normalmente desaparece de maneira espontânea. Cerca de 75% das mulheres a contraem pelo menos uma vez na vida. Às vezes, pode provocar um crescimento anormal dos tecidos, por exemplo em forma de verruga, e outras mutações celulares. Em alguns casos, esses fenômenos benignos, se não forem curados, podem se transformar em tumores. Do momento em que uma mulher contrai a infecção até o desenvolvimento do tumor podem transcorrer até vinte ou trinta anos; portanto, tumores diagnosticados em mulheres de 45 ou 50 anos podem ser resultado dc infecções contraídas na juventude. Outros fatores de risco que podem intervir no surgimento do câncer de colo do útero, embora em medida muito menor em comparação com o papilomavírus, são o tabagismo e outras doenças sexualmente transmissíveis (infecção por clamídia, herpes etc.). A boa notícia é que tem sido cada vez mais fácil prevenir esse tipo de câncer:

1) porque a vacina pode prevenir a infecção por papilomavírus;
2) porque existem exames de rastreamento, como o teste de HPV e o Papanicolau, para identificar precocemente as infecções causadas por papilomavírus.

Os tratamentos, que variam de acordo com o grau de invasividade do tumor e com a idade da paciente, compreendem a intervenção cirúrgica, a quimioterapia e a radioterapia e, no caso de tumores metastáticos, a imunoterapia.

O câncer de endométrio e seu tratamento

Como o ciclo menstrual comporta uma renovação mensal do endométrio, ou seja, da camada que reveste internamente o útero, as menstruações são um fator de proteção contra o câncer. Por conseguinte, esse tipo de tumor é diagnosticado prevalentemente em mulheres na menopausa. Outros fatores de risco são o diabetes tipo 2 e a obesidade. Como os sintomas se manifestam já na fase inicial (por exemplo, em mulheres na menopausa, sob forma de sangramentos anômalos), o diagnóstico costuma ser feito quando o tumor ainda está localizado dentro do útero. Por essa razão, em geral a evolução e o prognóstico têm uma boa probabilidade de ser favoráveis, e a paciente tem boas chances de ser tratada com sucesso e de se curar definitivamente.

O tratamento conservador, em caso de câncer do endométrio, fundamenta-se no uso da terapia hormonal à base de progestínicos (hormônios esteroides), para promover a morte das células tumorais e restaurar a normalidade no endométrio.[8]

O jejum e a dieta que imita o jejum na terapia dos tumores ginecológicos

Pesquisa em laboratório

No estudo que realizamos com camundongos, cujo tema era o crescimento das células tumorais do ovário, conseguimos demonstrar que, quando os ciclos de jejum não são capazes, por si só, de desacelerar a progressão do tumor, a quimioterapia ou a combinação de ciclos de jejum e ciclos de quimioterapia são muito eficazes para a obtenção desse objetivo.[9]

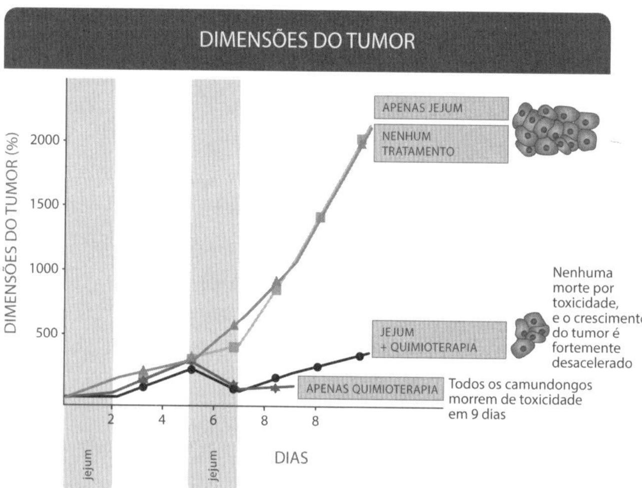

6.2. Nos camundongos, os ciclos de jejum, por si só, não desaceleraram o crescimento do tumor em relação a qualquer outro tratamento, enquanto a quimioterapia ou a combinação de ciclos de jejum e quimioterapia se mostraram eficazes para prevenir o crescimento das células de câncer de ovário humano (modificado por: Lee *et al.* *Science Translational Medicine*, 2012).

Na ausência dos ciclos de jejum, porém, a quimioterapia começava a matar os camundongos, enquanto a combinação de jejum e quimioterapia era capaz de bloquear tanto o tumor quanto a toxicidade da quimioterapia (figura 6.2).

Com base nos estudos realizados por nós sobre muitos outros tipos de câncer, tanto em camundongos quanto em pacientes do sexo feminino, podemos afirmar que, quando combinadas com a dieta que imita o jejum, algumas terapias que tratam o câncer de ovário provavelmente são mais eficazes contra o tumor do que a adoção apenas das terapias-padrão. Nesse sentido, consideramos que o jejum e a dieta que imita o jejum não apenas têm o potencial de reduzir a toxicidade das terapias-padrão, mas também podem aumentar sua eficácia. De todo modo, serão necessários amplos estudos clínicos randomizados sobre tumores ginecológicos e jejum/dieta que imita o jejum para estabelecer se esse tipo de intervenção dietética melhora os efeitos das terapias antitumorais em seres humanos, como se demonstrou em camundongos.

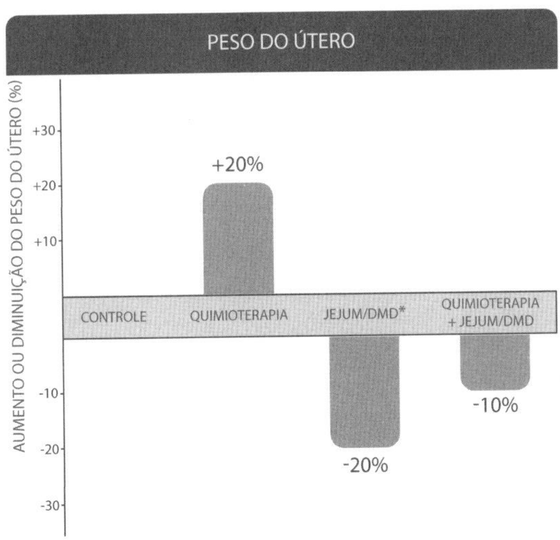

6.3. Além de bloquear a ação dos estrogênios nas pacientes com câncer de mama, a quimioterapia em combinação com a terapia hormonal à base de tamoxifeno provoca um crescimento excessivo do endométrio, ou seja, da mucosa que reveste o interior do útero, e esse é um fator de risco para o câncer de útero. O jejum/a dieta que imita o jejum não apenas reduziu o peso do útero e o crescimento endometrial nos camundongos tratados com tamoxifeno, mas também teve o mesmo efeito nos camundongos não tratados, sugerindo, portanto, potenciais efeitos sobre o crescimento do endométrio em mulheres que não têm câncer, mas apresentam um crescimento anormal do endométrio (modificado por: Caffa *et al.*, *Nature*, 2020).

Outro estudo em camundongos, cujo objetivo era potencializar os efeitos da dieta que imita o jejum sobre a redução dos efeitos ginecológicos colaterais, previa uma terapia hormonal à base de tamoxifeno, usada para bloquear a ação dos estrogênios nas pacientes com câncer

* Sigla de *dieta mima-digiuno*, dieta que imita o jejum. (N. da T.)

de mama. Assim como nas pacientes, também nos camundongos o uso do tamoxifeno provoca um crescimento excessivo do endométrio. Demonstramos que a dieta que imita o jejum não apenas reduz o peso do útero e o crescimento do endométrio nos camundongos tratados com tamoxifeno, mas também tem o mesmo efeito em camundongos não submetidos à terapia, aumentando a probabilidade de reduzir o crescimento do endométrio (figura 6.3), que, nas mulheres, é um fator de risco para o câncer de útero. Por essas razões, é importante estudar os efeitos do jejum e das terapias oncológicas em mulheres afetadas por tumores ginecológicos, a partir de estudos clínicos e de seus resultados.[10]

O jejum, a dieta que imita o jejum e os tumores ginecológicos: estudos clínicos

Embora o uso do jejum e da dieta que imita o jejum no tratamento das pacientes com tumores ginecológicos ainda esteja em estágio inicial, apresentamos a seguir casos clínicos e estudos clínicos sobre o tema.

Casos clínicos provenientes de clínicas ginecológicas

Mesmo antes da publicação de nosso primeiro artigo sobre os efeitos do jejum no tratamento de camundongos com câncer (2008), junto a Fernando Safdie, médico que trabalhava em meu laboratório na Universidade do Sul da Califórnia, em Los Angeles, começamos a recolher dados provenientes de oncologistas que tratavam pacientes que praticavam o jejum em associação com as terapias oncológicas, na maioria das vezes em forma de quimioterapia. Dos dez pacientes que incluímos no primeiro relatório clínico sobre jejum e tumor, dois eram mulheres com tumores ginecológicos, respectivamente no útero e no ovário.[11]

Paciente 1: mulher de 74 anos, câncer de útero em estágio IV

1) Durante o primeiro ciclo de quimioterapia, a paciente se alimentou normalmente e relatou cansaço, sensação de fraqueza, perde de cabelos, dor de cabeça e distúrbios gastrointestinais.
2) Durante os ciclos 2-6, em que foi submetida ao jejum combinado com as quimioterapias, a paciente relatou uma redução dos efeitos colaterais (figura 6.4).

3) A paciente jejuou:

a) por 36 horas antes de receber uma quimioterapia à base de carboplatina + paclitaxel durante o segundo ciclo de quimioterapia;

b) por 60 horas antes de receber o mesmo tipo de quimioterapia durante os ciclos 3 e 4;

c) por 60 horas antes e 24 horas depois do mesmo tipo de quimioterapia durante os ciclos 5 e 6.

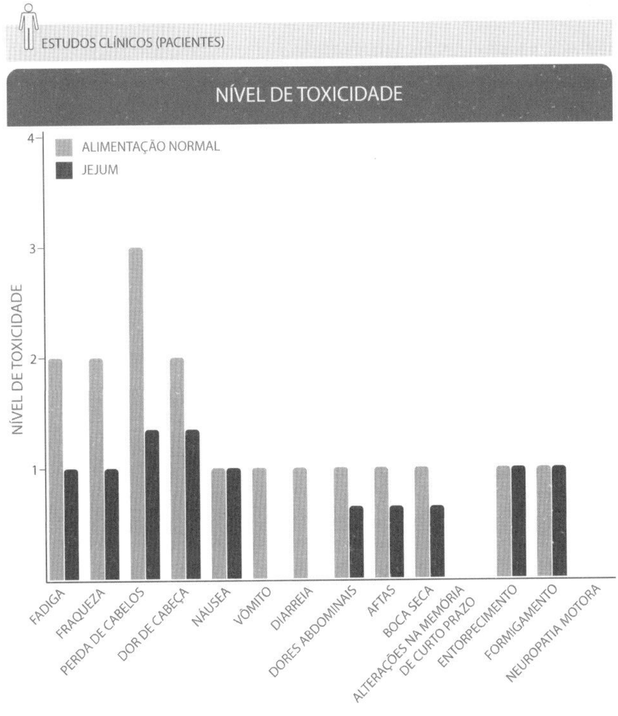

6.4. Os efeitos colaterais da quimioterapia relatados por uma paciente de 74 anos com câncer de útero em estágio IV (o tumor atingiu a bexiga ou o intestino, ou criou metástases em outros órgãos), parecem ter sido mais elevados durante o primeiro ciclo de quimioterapia, quando ela não jejuou (barras cinza à esquerda), do que durante os ciclos posteriores, quando a paciente jejuou em combinação com a quimioterapia (barras mais escuras à direita). Em alguns casos, os efeitos colaterais parecem não ter ocorrido (por exemplo, vômito, diarreia e distúrbios da memória de curto prazo). Os níveis de toxicidade vão de 0 a 4, ou seja, de nenhuma toxicidade a uma toxicidade muito alta (modificado por: Safdie *et al. Aging*, 2009).

Os resultados após a terapia de jejum + terapia-padrão foram:

1) redução de 87% do CA125 (antígeno de câncer 125), um dos principais marcadores tumorais associados ao avanço dos tumores ginecológicos;
2) redução da dimensão dos linfonodos, detectada por TAC (tomografia axial computadorizada).

Uma vez que o tratamento apenas com quimioterapia poderia ter produzido esses resultados, não somos capazes de dizer em que medida o jejum contribuiu para eles.

Paciente 2: mulher de 44 anos, câncer de ovário em estágio IA

Nessa paciente de 44 anos, de origem caucasiana, foi detectada uma massa de dimensões 10 x 12 cm no ovário direito. Tratava-se de um carcinossarcoma em estágio IA, e não havia vestígio de tumor nos linfonodos. O carcinossarcoma é um tumor maligno, uma mistura de carcinoma (tumor nos tecidos epiteliais, como a pele e os tecidos que recobrem ou revestem os órgãos internos) e sarcoma (tumor nos tecidos conjuntivos, como ossos, gordura e cartilagens).

Apresentamos a seguir a história da paciente.

1) Ela recebeu seis ciclos de quimioterapia à base de ifosfamida e CDDP (cisplatina).
2) Não apresentou mais nenhuma doença até que, um ano depois, uma ressonância magnética revelou diversos nódulos nos pulmões. Ela iniciou, então, uma quimioterapia com taxol, carboplatina e bevacizumabe.
3) Apesar disso, uma tomografia axial computadorizada mostrou uma progressão do tumor.
4) O tratamento foi alterado, e passou-se a usar quimioterapia com gencitabina e taxanos combinados com G-CSF (Neulastim, medicamento que estimula a produção de glóbulos brancos e reduz o risco de infecções).

5) Após a primeira dose de gencitabina (900 mg/m2), a paciente apresentou um prolongado estado de neutropenia e trombocitopenia, que tornaram necessário retardar o tratamento posterior. A neutropenia é um número anormalmente baixo de um tipo de glóbulos brancos, chamados neutrófilos, condição que aumenta o risco de infecção. A trombocitopenia consiste no número reduzido de plaquetas (trombócitos), importantes para a coagulação do sangue e a interrupção de sangramentos.
6) Durante o segundo ciclo, a paciente recebeu uma dose reduzida de gencitabina (720 mg/m2), mas desenvolveu novamente uma condição prolongada de neutropenia e trombocitopenia, com um consequente adiamento da terapia posterior.
7) Do terceiro ao sexto ciclo de terapias, a paciente foi submetida ao jejum por 62 horas antes e 24 horas depois da quimioterapia.

Os resultados após a terapia de jejum + terapia-padrão foram os seguintes:

1) uma recuperação mais rápida da normalidade nos valores hemáticos da paciente, o que permitiu completar as quimioterapias com as dosagens previstas (720 mg/m2 de gencitabina no primeiro dia e 720 mg/m2 mais 80 mg/m2 de taxanos no oitavo dia);
2) durante o quinto ciclo, a paciente jejuou com a mesma posologia e recebeu uma dose completa de gencitabina (900 mg/m2) e de taxanos;
3) os valores hemáticos da paciente (neutrófilos, linfócitos, plaquetas etc.) melhoraram consideravelmente durante os ciclos nos quais a quimioterapia foi combinada com o jejum (figura 6.5).

Em particular, as melhoras provocadas pelo jejum parecem somar-se às provocadas pelo Neulastim. Entretanto, para confirmar esses resultados, será necessário realizar um estudo clínico randomizado com uma amostra mais ampla.

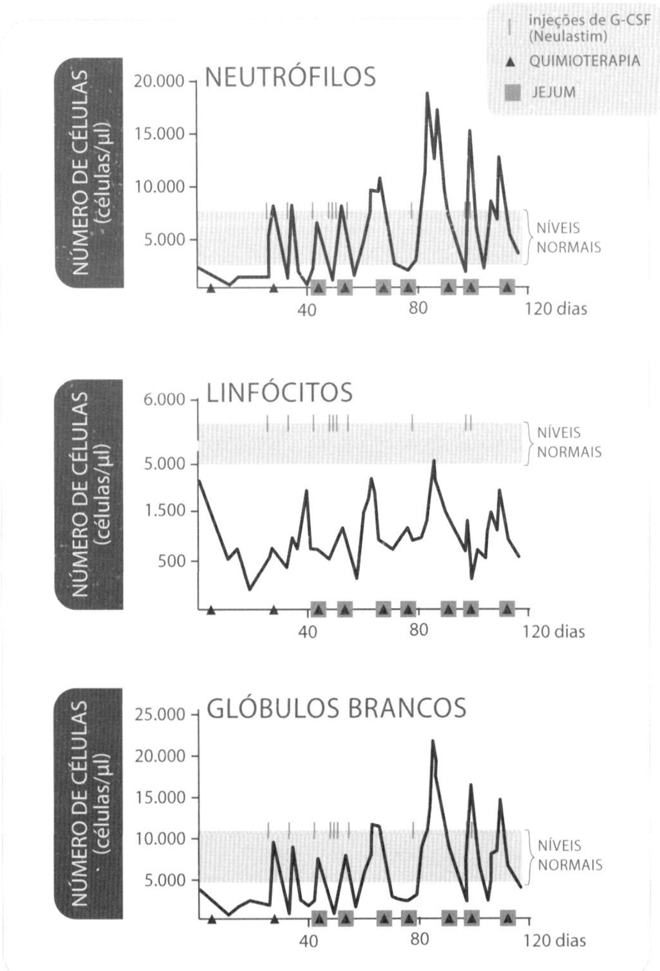

6.5. A paciente de 44 anos, com um carcinossarcoma maligno no ovário, mostrou uma melhora nas células sanguíneas – ou seja, no número de neutrófilos (tipo de glóbulos brancos que protege, por exemplo, contra infecções bacterianas), de linfócitos (outro tipo de glóbulos brancos que faz parte do sistema imunológico) e de todos os glóbulos brancos – durante os ciclos em que a quimioterapia foi combinada com o jejum, permitindo a conclusão do tratamento (modificado por: Safdie *et al. Aging*, 2009).

Estudo clínico número 1: segurança e viabilidade do jejum de 24 a 72 horas, combinado com a quimioterapia

Nesse estudo clínico, efetuado por minha equipe em colaboração com os oncologistas Tanya Dorff e David Quinn no Norris Cancer Center da Universidade do Sul da Califórnia, vinte pacientes – sendo a maior parte deles afetada por tumores ginecológicos ou por câncer de mama – jejuaram por 24, 48 ou 72 horas enquanto eram submetidos à quimioterapia, que na maioria dos casos compreendia gencitabina e cisplatina. No centro do estudo estava a toxicidade da terapia, e não seus efeitos sobre o tumor.[12]

Embora se tratasse de um estudo de pequenas dimensões, cujo principal objetivo era decidir se um jejum de um a três dias de duração poderia ser combinado ou não com os tratamentos quimioterápicos, descobrimos que um jejum de 72 horas também poderia ter efeitos de proteção em relação a diversos efeitos colaterais da quimioterapia. Comparados com pacientes que haviam jejuado por 24 horas, os que o haviam feito por 72 apresentavam menos náusea, menos vômito, menores reduções nas células sanguíneas e menor incidência de neuropatias, que podem manifestar-se com entorpecimento e dor, geralmente nas mãos e nos pés. Vale dizer que, em muitos casos, o número de pacientes é demasiado reduzido para que consideremos esses efeitos estatisticamente significativos e que, para confirmá-los, será necessário conduzir um estudo randomizado em uma amostra mais ampla.

O mesmo estudo mostrou uma redução dos danos às células imunológicas saudáveis do DNA nos pacientes que haviam jejuado por 48 ou 72 horas em relação aos pacientes que haviam jejuado por 24 horas (figura 6.6).

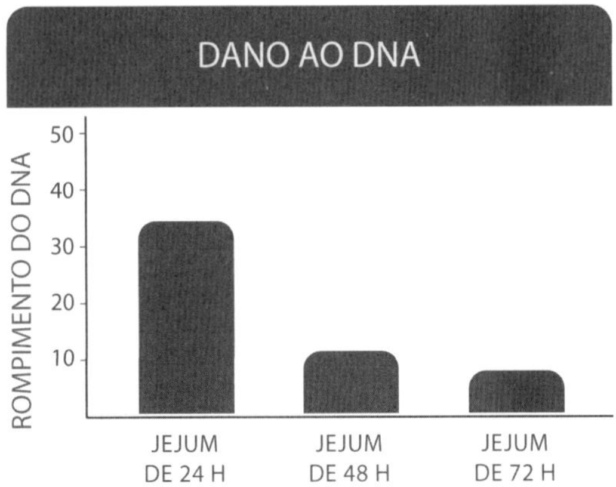

6.6. Em relação aos pacientes que haviam jejuado por 24 horas, os que jejuaram por 48 ou 72 horas mostraram maior redução do dano ao DNA das células imunológicas normais (modificado por: Dorff *et al.*, *BMC Cancer*, 2016).

Estudo clínico número 2: efeitos de uma dieta que imita o jejum sobre os efeitos colaterais provocados pela quimioterapia

Nesse estudo clínico, realizado no Hospital Charité, em Berlim, pelo grupo de Andreas Michalsen e por uma equipe de oncologistas, o efeito de uma dieta que imita o jejum, de três dias de duração, foi testado em mulheres com câncer de mama ou de ovário, submetidas à quimioterapia. Tratava-se do que foi definido como "estudo randomizado cruzado", ou seja, aquele no qual as pacientes eram submetidas à quimioterapia em combinação com sua alimentação normal ou com uma dieta que imita o jejum, vegana e com baixíssimo teor calórico, fornecida pelo hospital. Após a administração de três ciclos de quimioterapia, pediu-se a elas que passassem a outro protocolo alimentar: as pacientes que haviam praticado a dieta que imita o jejum voltaram a se alimentar normalmente, e as que tinham se alimentado normalmente iniciaram a dieta que imita o jejum.

O estudo, no qual 34 pacientes completaram ciclos de quimioterapia com ou sem ciclos de dieta que imita o jejum, indica que a qualidade de vida das pacientes que recebiam a dieta que imita o jejum enquanto eram submetidas à quimioterapia não piorava, à diferença daquela das pacientes que se alimentavam normalmente, que, por sua vez, mostrava-se reduzida.

Estudos clínicos números 3 e 4: o jejum e seus efeitos sobre a gestão da quimioterapia nos tumores ginecológicos

O primeiro estudo foi realizado com onze pacientes com câncer de ovário, oito com câncer de útero e uma com câncer de colo de útero. 90% delas foram submetidas à quimioterapia à base de taxanos e platina. Em todos os grupos de pacientes, de 10 a 20% dos tumores estava no estágio I (a massa tumoral se encontrava no órgão em que se havia originado), de 0 a 10% no estágio II, de 60 a 70% no III e de 10 a 20% no IV (nesses três estágios, o tumor se estende para fora do órgão em que se origina).

Pediu-se às pacientes que jejuassem por 24 horas antes e por 24 horas depois de cada ciclo de quimioterapia. As mulheres com tumores ginecológicos receberam ao menos seis ciclos, combinados com o jejum ou com sua alimentação normal.[13]

Os resultados foram:

1) combinado com a quimioterapia, o jejum de curto prazo se revelou seguro para as pacientes, que não relataram efeitos tóxicos nem perdas de peso significativas;
2) as pacientes que se submeteram ao jejum tiveram menos necessidade de reduzir as doses de quimioterápicos e de retardar os tratamentos programados (figura 6.8);
3) a qualidade de vida das pacientes que combinaram jejum e quimioterapia melhorou ao longo dos tratamentos (figura 6.7).

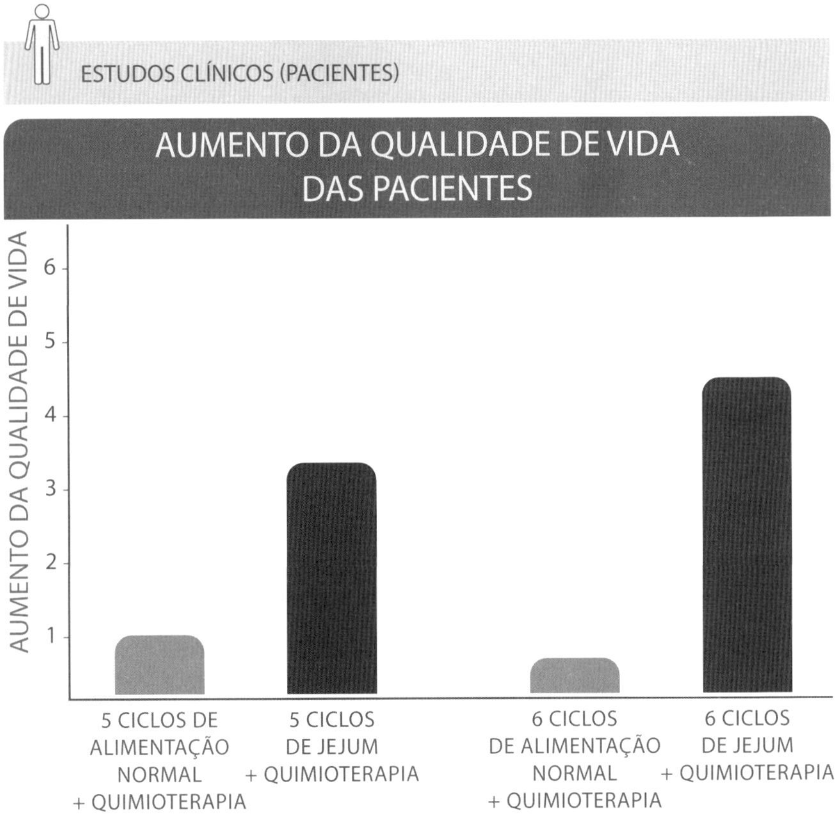

6.7. A qualidade de vida das pacientes que praticaram o jejum em combinação com a quimioterapia melhorou ao longo do tratamento (barras mais escuras) (modificado por: Riedinger *et al.*, *Gynecologic Oncology*, 2020).

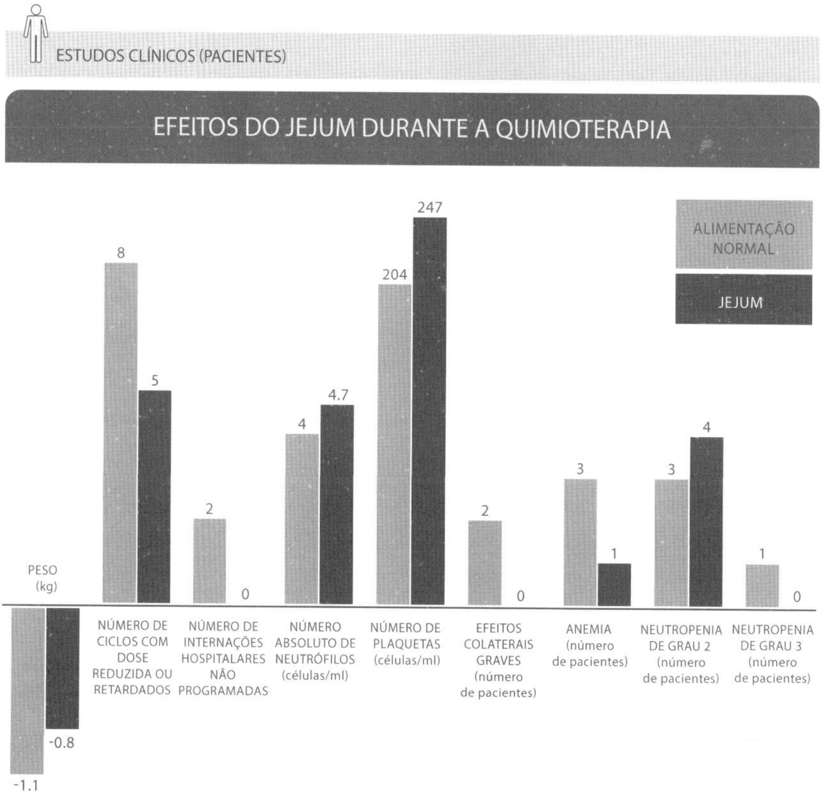

6.8. As pacientes que praticavam o jejum em combinação com a quimioterapia apresentaram: 1) uma menor redução do peso; 2) um número inferior de ciclos de quimioterapia retardados ou reduzidos; 3) nenhuma internação hospitalar imprevista; 4) um número maior de células sanguíneas (neutrófilos, ou seja, glóbulos brancos importantes para o sistema imunológico, e contagem de plaquetas, ou seja, células do sangue que ajudam a coagulação); 5) nenhum efeito colateral grave; 6) menos anemia de graus 2 e 3; 7) menos neutropenia de grau 3 (modificado por: Riedinger *et al.*, *Gynecologic Oncology*, 2020).

Embora esse estudo tenha sido realizado com apenas 20 pacientes e somente dez delas tenham combinado o jejum com a quimioterapia, há que se destacar, sobretudo, que nenhuma das pacientes pertencentes a esse grupo manifestou uma progressão do tumor, enquanto em 20% das que continuaram a se alimentar normalmente o tumor progrediu (figura 6.9).

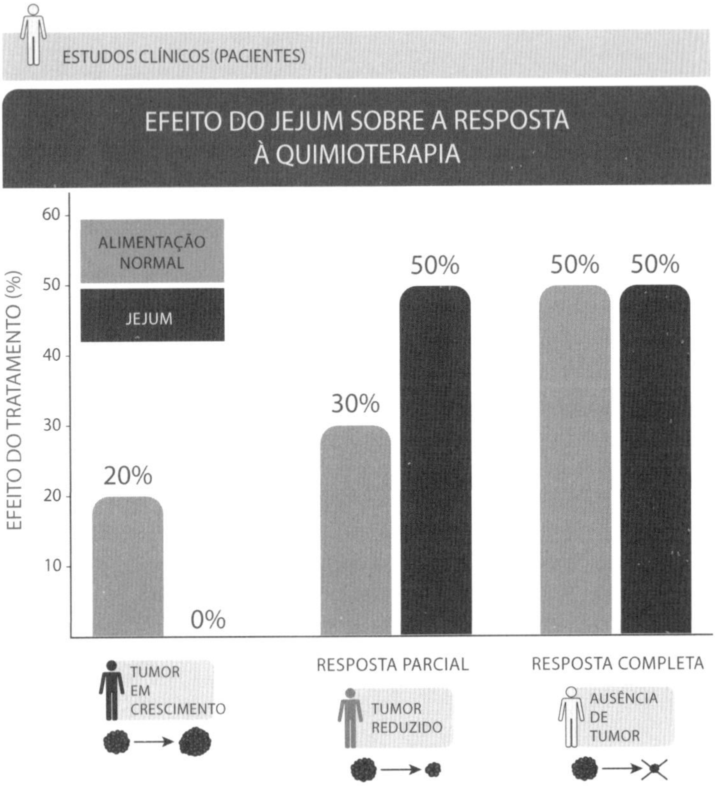

6.9. Das dez pacientes que jejuaram durante a quimioterapia: 1) nenhuma apresentou uma progressão da doença; 2) em 50%, as dimensões do tumor se reduziu; 3) em 50%, houve uma completa regressão do tumor. Já dentre as outras dez pacientes que receberam a quimioterapia com uma dieta normal: 1) 20% não responderam à terapia, e o tumor progrediu; 2) 30% apresentaram uma redução das dimensões do tumor; 3) em 50%, houve uma regressão completa do tumor (modificado por: Riedinger *et al.*, *Gynecologic* Oncology, 2020).

Um artigo recente publicado na revista *BMC Cancer* mostra que um jejum de quatro dias durante a quimioterapia pode aumentar a tolerância das pacientes a ela e reduzir sua toxicidade. Um estudo-piloto cruzado, realizado com trinta pacientes afetadas por tumores ginecológicos e mamários, mostram os seguintes resultados: 22 pacientes com câncer de mama, duas pacientes com câncer de endométrio, duas pacientes com câncer de ovário e quatro pacientes com câncer de colo de útero.[14]

Durante metade dos ciclos de quimioterapia, as pacientes jejuavam por 96 horas (400-600 calorias por dia), e durante a outra metade se alimentavam normalmente.

O jejum de 96 horas antes da quimioterapia melhorava sua tolerabilidade. As pacientes relatavam uma redução dos efeitos tóxicos da quimioterapia: menor inflamação da boca (estomatite), dor de cabeça, fraqueza e efeitos tóxicos em geral, o que confirmava o fato de que esse protocolo é seguro, bem tolerado e tem um efeito protetor.

Nas pacientes que praticavam o jejum, havia uma redução do peso corporal médio e, do ponto de vista clínico, uma redução da insulina e do IGF-1 durante o jejum, sem que se manifestassem mudanças significativas nos parâmetros da composição celular do sangue, como leucócitos (glóbulos brancos com função de defesa do organismo), trombócitos (ou plaquetas, produzidas pela medula óssea e que detêm a perda de sangue), neutrófilos (um tipo de glóbulos brancos) e eritrócitos (glóbulos vermelhos responsáveis pelo transporte de oxigênio e parte do gás carbônico aos tecidos).

Além disso, metade das pacientes se submeteu a uma dieta cetogênica normocalórica de seis dias antes de cada período de jejum, a fim de verificar se poderia ser útil para reduzir o incômodo do jejum e tornar mais fácil a adesão a ele. Como o jejum e a dieta cetogênica induzem mudanças semelhantes no metabolismo, entre as quais a produção de corpos cetônicos (derivados dos lipídios e produzidos pelo fígado, são utilizados como fonte de energia pelos músculos e pelos tecidos periféricos), que podem eliminar a sensação de fome, os pesquisadores imaginaram que a dieta cetogênica pudesse ser útil a quem está para se submeter ao jejum, embora ela não tenha reduzido o desconforto ligado a ele nem aumentado a adesão por parte das pacientes. Aliás, elas acharam mais difícil praticar a dieta cetogênica antes do jejum do que simplesmente jejuar. A isso se acrescenta o fato de que a dieta cetogênica, se comparada ao jejum, não provocou efeitos benéficos sobre a toxicidade induzida pela quimioterapia nem sobre outros parâmetros levados em consideração por esse estudo.[15]

Em resumo, ao menos quatro estudos clínicos exploratórios e dois casos clínicos de pacientes afetadas por vários tipos de tumores ginecológicos tiveram como foco pacientes tratadas com a quimioterapia associada ao jejum ou a dietas que imitam o jejum. Embora se trate de estudos com um número limitado de casos, todos mostram que o jejum e as dietas que imitam o jejum são seguros na combinação com diversos tipos de quimioterápicos. Além disso, eles começam a demonstrar que o jejum pode reduzir efeitos colaterais, que vão desde manifestações como náusea e vômito a parâmetros anormais das células sanguíneas e a danos nas células saudáveis do DNA, que obrigam os oncologistas a reduzir as doses dos quimioterápicos, adiar suas administrações e, em alguns casos, internar as pacientes. A isso se acrescenta, sempre em nível preliminar, uma melhor qualidade de vida das pacientes que se submetiam a uma dieta que imita o jejum durante as quimioterapias.

Meu grupo e grande parte dos mais qualificados institutos de pesquisa do mundo que estão estudando o jejum nos tratamentos oncológicos abandonaram o jejum à base de água e passaram a promover o uso de dietas que imitam o jejum, pois, além de mais seguras, elas permitem que os pacientes se alimentem todos os dias e são mais simples de serem seguidas. Além disso, o uso dessas dietas que imitam o jejum será essencial para permitir que o jejum seja considerado para a aprovação da Food and Drug Administration nos Estados Unidos e dos organismos competentes na Europa e no restante do mundo.

Junto aos estudos clínicos randomizados mais amplos, realizados com as pacientes com câncer de mama que vimos no capítulo anterior, esses resultados indicam que o jejum e a dieta que imita o jejum têm um importante potencial para tornar mais eficazes as terapias de combate aos tumores ginecológicos porque reduzem os efeitos colaterais, aumentam a supressão das células tumorais ou ambas as coisas.

Embora o uso de dietas que imitam o jejum por dois a cinco dias por mês pareça a estratégia mais promissora a ser combinada com os medicamentos convencionais, é importante examinar e discutir outras terapias baseadas na alimentação e empregadas para dar suporte aos medicamentos usados em caso de tumores ginecológicos, sobretudo a dieta cetogênica.

A alimentação cotidiana que inclui a dieta cetogênica na terapia dos tumores ginecológicos

Um estudo sistemático, publicado em 2015 na revista *Gynecologic Oncology* por pesquisadores ingleses e holandeses, analisou um total de oito estudos realizados com 255 pacientes que superaram o câncer de endométrio e com 122 que venceram o câncer de ovário. De acordo com os dados levantados, seria preciso estimular tanto a atividade física quanto uma estratégia alimentar para reduzir o peso corporal, se necessário, e melhorar a forma física.[16]

Outro importante setor de pesquisa diz respeito à adoção de dietas cetogênicas, nas quais se consomem pouco ou pouquíssimo carboidrato e muita gordura. Embora a adoção desse tipo de dieta não produza as mesmas melhoras promovidas pelo jejum e pelas dietas que imitam o jejum nos valores da glicose e de outros fatores, trata-se de uma abordagem que pode ser adotada por períodos mais longos e que, em certos casos, pode se revelar eficaz contra alguns tumores. De todo modo, com o aporte de altos níveis de gorduras e, muitas vezes, também de proteínas e aminoácidos, a dieta cetogênica pode tanto desacelerar o crescimento do tumor quanto ajudá-lo a crescer com mais rapidez. Por essa razão, pacientes e oncologistas deveriam prestar muita atenção antes de combiná-la com tratamentos-padrão. Em geral, não somos favoráveis à adoção da dieta cetogênica se faltarem as seguintes condições:

1) ter se revelado eficaz nos estudos com camundongos em um tipo específico de tumor;
2) ser sobretudo de origem vegetal, com baixo teor de proteínas, e conter ingredientes da dieta da longevidade (a esse respeito, ver os capítulos anteriores e meu primeiro livro);
3) ser combinada com a dieta que imita o jejum;

4) ser adotada por períodos limitados e alternada com a dieta da longevidade (por exemplo: duas semanas de dieta cetogênica, cinco dias de dieta que imita o jejum, dez dias de dieta da longevidade).

A dieta da longevidade consiste em uma alimentação de base sobretudo vegetal, com o acréscimo de peixe, baixos teores de açúcares e de amidos (pães, doces, batatas etc.), altos teores de fibra e ômega 3, uma quantidade reduzida, mas suficiente de proteínas. Parece ideal para manter baixos os níveis de açúcares e aminoácidos no sangue, pois coloca as células tumorais em condições difíceis de sobrevivência e, ao mesmo tempo, minimiza a perda de massa muscular e o enfraquecimento do sistema imunológico dos pacientes.

No primeiro estudo randomizado, publicado em 2018, mulheres com câncer de ovário ou de endométrio receberam, de modo casual, uma dieta cetogênica, caracterizada por uma forte redução da ingestão de carboidratos (apenas 5% do aporte calórico) ou uma dieta preparada pela Sociedade Americana de Câncer (ACS), com aporte elevado de fibras e baixo de gorduras, que elas seguiram por 12 semanas. Em relação às que seguiram a dieta da ACS, as mulheres submetidas à dieta cetogênica apresentaram níveis mais baixos de gordura total e visceral e de insulina, o que induziu os autores a concluir que a dieta cetogênica poderia criar um ambiente inóspito para a proliferação dos tumores. Como muitas vezes as células tumorais precisam de glicose ou de insulina para crescer, alguns tipos de dieta cetogênica poderiam ser úteis nesse sentido. A isso se acrescenta o fato de que a gordura visceral produz moléculas pró-inflamatórias, que podem favorecer a proliferação das células tumorais; portanto, sua redução pode ser outro fator que contribui para a diminuição do crescimento dos tumores.[17]

Em um artigo posterior, o mesmo grupo de pesquisa avaliou os efeitos das duas dietas do ponto de vista das condições físicas e mentais, de sensação de fome ou de saciedade e de desejo de alimento em mulheres com câncer de ovário ou de endométrio, submetendo questionários a elas. Os dados mostraram que a dieta cetogênica não havia influenciado negativamente sua qualidade de vida. Ao contrário, podia melhorar sua condição física, sua sensação de energia e diminuir seu desejo de alimentos específicos, embora as pacientes que a seguiram tenham consumido uma quantidade muito menor de calorias em relação às outras. Isso pode sugerir que alguns dos efeitos seriam atribuíveis à ingestão reduzida de calorias.[18]

Como a dieta cetogênica é uma abordagem alimentar contínua, para se obter um efeito anticâncer seria oportuno envolver um médico especialista em medicina integrativa e/ou um nutricionista, a fim de permitir que o paciente combine corretamente a dieta cetogênica (que deveria ser, o máximo possível, de base vegetal), a dieta que imita o jejum e a dieta da longevidade, sem perder massa muscular.

Concluindo, as intervenções na alimentação e o jejum são instrumentos eficazes de apoio às terapias, e seu papel deve ser examinado de modo mais aprofundado mediante novas pesquisas.

Resumo da terapia dos tumores ginecológicos

- Tratamento oncológico-padrão (quimioterapia, imunoterapia, inibidores de quinases etc.).
- Falar com o próprio oncologista para combiná-lo com uma dieta que imita o jejum.
- Entre um tratamento e outro, manter a dieta da longevidade (ver o capítulo sobre a prevenção).
- Jejuar por 13-14 horas por dia (por exemplo, comer das 8 às 18 h) durante a terapia, certificando-se de manter normal a massa muscular.
- Manter um peso corporal normal.
- Ser fisicamente ativo e praticar exercício físico, consultando o oncologista.
- Tentar manter o ângulo de fase (indicador da função muscular) acima de cinco graus por meio do treinamento da força

muscular, por exemplo seguindo os exercícios presentes no site da Fundação Valter Longo (www.fondazionevalterlongo.org, seção "Permanecer jovem e saudável/Exercício e longevidade"), todos os dias ou, pelo menos, de três a quatro vezes por semana, durante 30-40 minutos.

Atenção: Os dados descritos neste livro foram obtidos em animais ou em estudos clínicos ainda não conclusivos. Portanto, é aconselhável iniciar ciclos da dieta que imita o jejum APENAS após a avaliação e sob a supervisão do próprio médico especialista e, de preferência, do oncologista. Isso também permitirá prevenir a desnutrição, fator prognóstico negativo nas patologias agudas e crônicas.

A pesquisa sobre o câncer dá passos de gigante, mas as terapias destinadas aos pacientes que sofrem dessa doença avançam muito mais devagar. Por essa razão, creio que seja necessária uma nova abordagem das terapias oncológicas, nas quais o oncologista lidere uma equipe que inclua médicos especializados em medicina integrativa, biólogos moleculares, nutricionistas e, quando possível, psicólogos, a fim de fornecer terapias personalizadas aos pacientes, sobretudo aos que não respondem às terapias-padrão. O objetivo dessas "equipes oncológicas" deveria ser tratar o tumor ou bloquear sua progressão, mas também prevenir os efeitos colaterais e os danos às células, aos sistemas e aos órgãos saudáveis. A clínica Longevity and Healthspan, da Fundação Create Cures (www.createcures.org), nos Estados Unidos, e a Fundação Valter Longo (www.fondazionevalterlongo.org), na Itália, são especializadas na assistência a pacientes e oncologistas, com o objetivo de complementar a abordagem-padrão com intervenções inovadoras e integrativas, munidas de sólidas bases científicas e centradas na nutrição e na biologia molecular do tumor, mas também na capacidade natural do corpo humano de combater o câncer e outras patologias. A missão dessas fundações é oferecer a todos a possibilidade de viver com saúde e por mais tempo. Por essa razão, oferecem assistência gratuita a quem sofre de câncer e de outras patologias em estágio avançado, mas que, do contrário, não poderia permitir-se esses tratamentos integrativos.

Notas

1 Centers for Disease Control and Prevention "Gynecologic Cancer Incidence, United States. 2012-2016." Última revisão: 13 de setembro de 2019. https://www.cdc.gov/cancer/uscs/about/data-briefs/no11-gynecologic-cancer-incidence-UnitedStates-2012-2016.htm#:~:text=The%20most%20common%20gynecologic%20cancer,-women%20 (9.60%20per%20100%2C000)

2 World Cancer research Fund/American Institute for Cancer Research. "Ovarian Cancer Statistics", 2018. Consultado em 28 de abril de 2021. https://www.wcrf.org/dietandcancer/cancer-trends/ovarian-cancer-statistics

3 World Cancer research Fund/American Institute for Cancer Research. "Cervical Cancer Statistics", 2018. Consultado em 28 de abril de 2021. https:// www.wcrf.org/dietandcancer/cancer-trends/cervical-cancer-statistics

4 World Cancer research Fund/American Institute for Cancer Research. "Endometrial Cancer" 2015. Consultado em 28 de abril de 2021. https://www. wcrf.org/dietandcancer/endometrial-cancer

5 K. Moore, N. Colombo, G. Scambia, B. G. Kim, A. Oaknin, M. Friedlander, A. Lisyanskaya, A. Floquet, A. Leary, G. S. Sonke, C. Gourley, S. Banerjee, A. Oza, A. González-Martín, C. Aghajanian, W. Bradley, C. Mathews, J. Liu, E. S. Lowe, R. Bloomfield, P. DiSilvestro. "Maintenance Olaparib in Patients with Newly Diagnosed Advanced Ovarian Cancer." *The New England Journal of Medicine*, 2018. DOI: 10.1056/ NEJMoa1810858. Epub 2018 Oct 21. PMID: 30345884.

6 A. González-Martín, B. Pothuri, I. Vergote, R. DePont Christensen, W. Graybill, M. R. Mirza, C. McCormick, D. Lorusso, P. Hoskins, G. Freyer, J. Baumann, K. Jardon, A. Redondo, R. G. Moore, C. Vulsteke, R. E. O'Cearbhaill, B. Lund, F. Backes, P. Barretina-Ginesta, A. F. Haggerty, M. J. Rubio-Pérez, M. S. Shahin, G. Mangili, W. H. Bradley, I. Bruchim, K. Sun, I. A. Malinowska, Y. Li, D. Gupta, B. J. Monk; PRIMA/ ENGOT-OV26/GOG-3012 Investigators, Niraparib in

"Patients with Newly Diagnosed Advanced Ovarian Cancer." *The New England Journal of Medicine*, 2019. DOI: 10.1056/NEJMoa1910962. Epub 2019 Sep 28. PMID: 31562799.

7 I. Ray-Coquard, P. Pautier, S. Pignata, D. Pérol, A. González-Martín, R. Berger, K. Fujiwara, I. Vergote, N. Colombo, J. Mäenpää, F. Selle, J. Sehouli, D. Lorusso, E. M. Guerra Alía, A. Reinthaller, S. Nagao, C. Lefeuvre-Plesse, U. Canzler, G. Scambia, A. Lortholary, F. Marmé, P. Combe, N. de Gregorio, M. Rodrigues, P. Buderath, C. Dubot, A. Burges, B. You, E. Pujade-Lauraine, P. Harter; PAOLA-1 Investigators. "Olaparib plus Bevacizumab as First-Line Maintenance in Ovarian Cancer." *The New England Journal of Medicine*, 2019. DOI: 10.1056/ NEJMoa1911361. PMID: 31851799.

8 N. Concin, X. Matias-Guiu, I. Vergote, D. Cibula, M. R. Mirza, S. Marnitz, J. Ledermann, T. Bosse, C. Chargari, A. Fagotti, C. Fotopoulou, A. G. Martin, S. Lax, D. Lorusso, C. Marth, P. Morice, R. A. Nout, D. O'Donnell, D. Querleu, M. R. Raspollini, J. Sehouli, A. Sturdza, A. Taylor, A. Westermann, P. Wimberger, N. Colombo, F. Planchamp, C. L. Creutzberg. "ESGO/ESTRO/ESP guidelines for the management of patients with endometrial carcinoma." *Radiotherapy & Oncology*, 2021. DOI: 10.1016/j.radonc.2020.11.018. PMID: 33712263.

9 C. Lee, L. Raffaghello, S. Brandhorst, F. M. Safdie, G. Bianchi, A. Martin-Montalvo, V. Pistoia, M. Wei, S. Hwang, A. Merlino, L. Emionite, R. de Cabo, V. D. Longo. "Fasting Cycles Retard Growth of Tumors and Sensitize a Range of Cancer Cell types to Chemotherapy." *Science Translation Medicine*, 2012. DOI: 10.1126/scitranslmed.3003293. Epub 2012 Feb 8. PMID: 22323820; PMCID: PMC3608686.

10 I. Caffa, V. Spagnolo, C. Vernieri, F. Valdemarin, P. Becherini, M. Wei, S. Brandhorst, C. Zucal, E. Driehuis, L. Ferrando, F. Piacente, A. Tagliafico, M. Cilli, L. Mastracci, V. G. Vellone, S. Piazza, A. L. Cremonini, R. Gradaschi, C. Mantero, M. Passalacqua, A. Ballestrero, G. Zoppoli, M. Cea, A. Arrighi, P. Odetti, F. Monacelli, G. Salvadori, S. Cortellino, H. Clevers, F. De Braud, S. G. Sukkar, A. Provenzani,

V. D. Longo, A. Nencioni. "Fasting-mimicking Diet and Hormone Therapy Induce Breast Cancer Regression." *Nature*, 2020. DOI: 10.1038/ s41586-020-2502-7. Epub 2020 Jul 15. Errata em: *Nature*, 2020 Dec;588(7839):E33. PMID: 32669709.

11 F. M. Safdie, T. Dorff, D. Quinn, L. Fontana, M. Wei, C. Lee, P. Cohen, V. D. Longo. "Fasting and Cancer Treatment in Humans: A case Series Report." *Aging*, 2009. DOI: 10.18632/aging.100114. PMID: 20157582; PMCID: PMC2815756

12 T. B. Dorff, S. Groshen, A. Garcia, M. Shah, D. Tsao-Wei., H. Pham, C. W. Cheng, S. Brandhorst, P. Cohen., M. Wei, V. Longo, D. I. Quinn. "Safety and Feasibility of Fasting in Combination with Platinum-based Chemotherapy." BMC *Cancer*, 2016. DOI: 10.1186/ s12885-016- 2370-6. PMID: 27282289; PMCID: PMC4901417.

13 C. J. Riedinger, K. J. Kimball, L. C. Kilgore, C. W. Bell, R. E. Heidel, J. D. Boone. "Water Only Fasting and its Effect on Chemotherapy Administration in Gynecologic Malignancies." *Gynecologic Oncology*, 2020 Dec;159(3):799-803. DOI: 10.1016/j.ygyno.2020.09.008. Epub 2020 Sep 18. PMID: 32958269.

14 S. Zorn, J. Ehret, R. Schäuble, B. Rautenberg, G. Ihorst, H. Bertz, P. Urbain, A. Raynor. "Impact of Modified Short-term Fasting and its Combination With a Fasting Supportive Diet During Chemotherapy on the Incidence and Severity of Chemotherapy-induced Toxicities in Cancer Patients – A Controlled Cross-over Pilot Study." *BMC Cancer*, 2020 Jun 22;20(1):578. DOI: 10.1186/s12885-020-07041-7. PMID: 32571329; PMCID: PMC7310229.

15 S. Zorn, J. Ehret, R. Schäuble, B. Rautenberg, G. Ihorst, G. Bertz, P. Urbain, A. Raynor. "Impact of Modified Short-term fasting and its Combination With a Fasting Supportive Diet During Chemotherapy on the Incidence and Severity of Chemotherapy-induced Toxicities in Cancer Patients – A Controlled Cross-over Pilot Study." *BMC Cancer*, 2020. DOI: 10.1186/s12885-020-07041-7. PMID: 32571329; PMCID: PMC7310229.

16 A. Smits, A. Lopes, N. Das, R. Bekkers, L. Massuger, K. Galaal. "The Effect of Lifestyle Interventions on the Quality of Life of Gynaecological Cancer Survivors: A Systematic Review and Meta-analysis." *Gynecologic Oncology*, 2015. DOI: 10.1016/j.ygyno.2015.10.002. Epub 2015 Oct 9. PMID: 26441008.

17 C. W. Cohen, K. R. Fontaine, R. C. Arend., B. A. Gower. "A Ketogenic Diet Is Acceptable in Women with Ovarian and Endometrial Cancer and Has No Adverse Effects on Blood Lipids: A Randomized, Controlled Trial." *Nutrition and Cancer*, 2020. DOI: 10.1080/01635581.2019.1645864. Epub 2019 Jul 27. PMID: 31352797.

18 C. W. Cohen, K. R. Fontaine, R. C. Arend, B. A. Gower. "A Ketogenic Diet Is Acceptable in Women with Ovarian and Endometrial Cancer and Has No Adverse Effects on Blood Lipids: A Randomized, Controlled Trial." *Nutrition and Cancer*, 2020;72(4):584-594. DOI: 10.1080/01635581.2019.1645864. Epub 2019 Jul 27. PMID: 31352797.

7

JEJUM, ALIMENTAÇÃO E CÂNCER DE PRÓSTATA

Pela contribuição e pela revisão deste capítulo, agradeço a Frank Sullivan, diretor-clínico do setor de radiação oncológica da Clínica Galway, além de fundador e diretor do Instituto do Câncer de Próstata (Prostate Cancer Institute, PCI) e professor de Medicina contratado da Universidade Nacional da Irlanda, em Galway. Também agradeço a David Quinn, diretor-clínico do Norris Cancer Center, chefe do Departamento de Oncologia Médica Urogenital e professor-associado de Medicina no Departamento de Medicina do Câncer e das Doenças do Câncer na Faculdade de Medicina Keck, da Universidade do Sul da Califórnia, em Los Angeles; a Tanya Dorff, oncologista e professora-associada junto ao Departamento de Oncologia Médica da Clínica City of Hope, em Duarte, Califórnia; a Alessandro Laviano, professor-associado de Medicina Interna no Departamento de Medicina Translacional e de Precisão na Universidade La Sapienza, em Roma; a Hanno Pijl, endocrinologista e internista no Departamento de Medicina Interna do Centro Médico Universitário de Leiden e professor de Diabetologia na Universidade de Leiden, nos Países Baixos.

O CÂNCER DE PRÓSTATA: O QUE É E COMO É TRATADO

O câncer de próstata é o segundo mais difundido entre os homens e o quarto mais difundido de todos os cânceres, com 1,3 milhão de casos registrados no mundo em 2018.[1] Nos últimos 25 anos, o número de novos casos registrados cresceu, em parte pelas seguintes razões: 1) aumento da idade da população; 2) introdução do teste de PSA (antígeno prostático específico), que permite efetuar um diagnóstico nos pacientes assintomáticos e um diagnóstico precoce naqueles cujo tumor só seria identificado nos últimos estágios da doença.

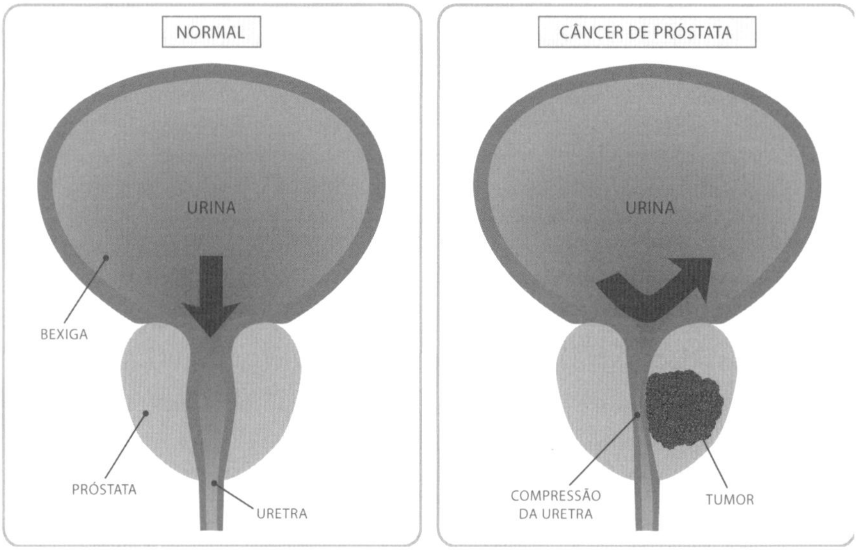

7.1. A glândula prostática se encontra logo abaixo da bexiga nos homens e circunda a parte superior do canal (uretra) que drena a urina da bexiga. Em condições normais, a próstata tem as dimensões de uma noz, ao passo que, na presença de um câncer, sua porção central aumenta, e o crescimento excessivo desse tecido comprime a uretra, criando problemas para a passagem da urina.

Como no caso de outros tumores, a incidência do câncer de próstata depende tanto de fatores de risco genéticos (parentes de primeiro grau afetados por esse ou por outros tipos de câncer) e de causas ambientais, como a poluição, quanto da alimentação e da atividade física. Entre os fatores de risco desse tipo de câncer estão:

1) idade (raramente ele é encontrado em uma idade inferior a 45 anos);
2) pai ou irmãos com câncer de próstata;
3) etnia (é mais comum nos afro-americanos e nos afro-caribenhos);
4) algumas mutações na linhagem germinativa (como defeitos na reparação do DNA e incapacidade de reparação celular);
5) fatores hormonais, como terapia hormonal e IGF-1;
6) alimentação/peso corporal.

Se examinarmos a alimentação, o risco aumenta em caso de ingestão de grandes quantidades de gorduras, carne vermelha e cálcio.

Na maior parte dos casos, o câncer de próstata tem um crescimento relativamente lento, razão pela qual muitas vezes os pacientes morrem por outras causas antes de o tumor colocar em risco sua sobrevivência. Isso torna a alimentação particularmente importante, tanto para a prevenção quanto para o tratamento. Como dito nos capítulos anteriores, a melhor estratégia não consiste em concentrar a atenção na prevenção de um tumor ou de um distúrbio específico, e sim em adotar um estilo de vida pensado para que se viva por mais tempo e com saúde, como a dieta da longevidade, a menos que existam fatores de risco justamente para o câncer de próstata.

O método atualmente empregado para diagnosticar o câncer de próstata consiste no uso de um biomarcador (PSA) em pacientes assintomáticos ou que apresentem queixas de distúrbios no trato urinário inferior (na frequência, na urgência e no incômodo ligado à micção, ou seja, ao ato de expelir a urina). Níveis altos de PSA levam à realização de outros exames, entre os quais a ressonância magnética da próstata e a biópsia (remoção de tecido). Uma vez estabelecido o diagnóstico de câncer de próstata por meio da biópsia, podem ser necessárias outras investigações para se estabelecer o estágio da doença e o tipo de tratamento, que dependerá de diversos fatores. O ideal é que seja definido por uma equipe clínica multidisciplinar. Independentemente do tipo de tratamento escolhido, os resultados dependerão, em grande medida, dos seguintes fatores:

1) idade, estado de saúde e presença ou ausência de outras patologias;
2) estágio clínico, ou seja, a extensão e a localização precisa do tumor no corpo;
3) grau do tumor, determinado por meio de biópsia ou intervenção cirúrgica. O sistema mais usado para determiná-lo é o escore de Gleason;[2]
4) expectativa de vida, uma vez que em alguns casos os tratamentos comportam o risco de graves efeitos colaterais, que em alguns pacientes poderiam revelar-se mais pesados que o próprio impacto do câncer de próstata.

As opções de tratamento do câncer de próstata podem ser terapêuticas, para os estágios iniciais ou localizados, ou de contenção, para os estágios posteriores, para pacientes com metástases ou no caso de recidiva.

As opções terapêuticas para pacientes com câncer em estágio inicial ou localizado são muitas, testadas e eficazes, e compreendem tanto o recurso à cirurgia (prostatectomia radical) quanto a radioterapia, externa ou por meio de implante (braquiterapia), ou ambas. Com frequência, a radioterapia é complementada com medicamentos que bloqueiam a produção de testosterona. Já no caso dos estágios posteriores, nos quais a patologia se espalha, e nos pacientes com metástases ("secundárias"), a escolha recai sobre uma terapia sistêmica e com medicamentos, que pode compreender tanto a terapia de supressão androgênica (ADT) quanto a quimioterapia (por exemplo, com docetaxel, cabazitaxel etc.), e sobre uma terapia de apoio.

É importante que os pacientes e suas famílias participem das discussões e decisões relativas às terapias, que podem ter efeitos colaterais e influenciar de modo significativo a qualidade de vida de alguns pacientes. Trata-se, porém, de um assunto que ultrapassa os temas abordados neste capítulo.

Em alguns casos, o tumor se espalha da glândula prostática para outros órgãos, que podem ser um linfonodo distante, ossos, pulmões e fígado. Como as células do câncer de próstata usam a testosterona para alimentar o próprio crescimento, emprega-se a terapia hormonal, que diminui a produção de testosterona produzida pelos testículos. A princípio, trata-se de uma terapia muito eficaz para quase todos os pacientes, mas inevitavelmente as células tumorais desenvolvem uma resistência e aprendem a produzir os próprios androgênios. Nessa fase, o tratamento compreende a imunoterapia (por exemplo, sipuleucel-T), a terapia avançada voltada aos androgênios (medicamentos para uso oral, como o acetato de abiraterona ou a enzalutamida) ou a terapia com radiofármacos (como o rádio-223), a fim de bloquear a produção e a função da testosterona.

Um controle regular, como a medição dos níveis de PSA no sangue, é importante para todos os homens com mais de 50 anos ou menos, se por histórico familiar ou por etnia tiverem maior risco de adoecer de câncer de próstata.[3]

Terapias alternativas *versus* terapias tradicionais

Em nossos muitos anos de pesquisa médica, ora defendemos as terapias alternativas, com o jejum ou as dietas que imitam o jejum, discutindo com os médicos, ora defendemos as terapias-padrão, como as hormonais e a quimioterapia, discutindo com os pacientes que pretendiam recorrer às terapias alternativas. Principalmente nas sociedades ocidentais, os médicos aprenderam a adotar as terapias-padrão "cientificamente testadas", enquanto os pacientes muitas vezes acreditam a tal ponto no funcionamento das terapias alternativas que acabam deixando suas decisões serem guiadas mais pela confiança nestas do que pela ciência e pelos dados da pesquisa clínica. Esse tipo de paciente costuma confiar mais no "que ouvem dizer" e nos casos individuais do que em estudos consistentes, desenvolvidos para responder a questões clínicas bem precisas. A assistência sanitária é complexa e muda rapidamente. Em muitos casos, senão na maioria, nem a "fé" que os pacientes nutrem pelos tratamentos alternativos nem as terapias-padrão seguidas pelos médicos são suficientes para enfrentar uma doença crônica e complexa em estágio avançado como um tumor metastático.

O mesmo vale para o câncer de próstata avançado ou metastático. Por isso, também aqui defenderei a importância de associar o "curinga" do jejum e da dieta que imita o jejum às terapias-padrão, como a hormonal, a quimioterapia e a radioterapia, com o objetivo de tratar o câncer de próstata de modo mais eficaz e melhorar o estado e a qualidade de vida dos pacientes.

Nos próximos parágrafos, vou me ocupar das pesquisas e dos ensaios reunidos sobre estratégias alimentares e câncer de próstata, a começar, como sempre, pelos estudos com camundongos.

Estudos de laboratório

Em 2007, o laboratório de Vernon Steele no Instituto Nacional de Câncer de Bethesda (EUA) usou uma combinação de toxinas e testosterona para induzir o câncer de próstata em camundongos. Em seguida, submeteu-os a alimentação normal ou a uma restrição calórica de 15% ou 30% (a alimentação era a mesma, mas a quantidade de comida administrada era inferior). Dos camundongos que comiam normalmente, 74% desenvolveram câncer de próstata, contra: 1) 64% dos que foram alimentados com uma restrição calórica de 15%; e 2) 72% dos que foram alimentados com uma restrição calórica de 30%, ou seja, uma importante redução da ingestão de alimento. Esse e outros resultados levaram os autores a concluir que consumir menos calorias não previne contra o câncer de próstata.[4]

Outro estudo com camundongos, conduzido por Bonorden e colaboradores, confirmou que a restrição calórica prolongada não retardava o surgimento do câncer de próstata nem a sobrevida dos camundongos, ao passo que uma alternância de semanas de restrição calórica e de semanas em que os camundongos eram alimentados normalmente provocava um leve atraso no crescimento do câncer de próstata e um pequeno aumento na sobrevida dos animais.[5] Outro estudo com camundongos submetidos a restrição calórica contínua ou a um ou dois dias de jejum por semana não mostrou efeitos sobre o câncer de próstata.[6] Muitos devem estar se perguntando se vou afirmar que a restrição calórica e o jejum não funcionam contra o câncer de próstata: minha resposta é "sim e não". Os resultados que apresentei acima não são nada surpreendentes e reiteram a importância de se aprofundar a compreensão do tumor e da relação entre nutrientes, genes, células tumorais e medicamentos antitumorais para se conseguir prevenir ou tratar o câncer com sucesso, bem como a importância de combinar métodos alternativos e métodos-padrão quando eles não funcionam isoladamente.

Na figura 5.10 do capítulo 5 observa-se que, sozinhos, os ciclos de dieta que imita o jejum têm um efeito insignificante sobre a progressão do câncer de mama em camundongos, mas esse efeito se intensifica em grande medida quando a dieta que imita o jejum é combinada com a terapia hormonal. A massa tumoral se reduz e, em muitos casos, desaparece apenas quando a dieta que imita o jejum é associada à terapia hormonal e ao palbociclibe, comumente usados juntos no tratamento das pacientes com câncer de mama. Embora nossos estudos com modelos animais e câncer de próstata ainda não tenham sido publicados, há que se dizer que o câncer de mama é semelhante ao de próstata, uma vez que ambos surgem nas células epiteliais e, na maior parte dos casos, são fortemente influenciados pelos hormônios sexuais.[7] Como vimos anteriormente, a maior parte dos tumores de mama responde ao hormônio estrogênio, enquanto a maior parte das células do câncer de próstata cresce em resposta aos hormônios sexuais masculinos, sobretudo à testosterona.

Em resumo, os estudos realizados em animais e que investigavam o uso apenas do jejum em relação ao câncer de próstata não mostraram efeitos importantes. Isso indica que, se escolhermos esse tipo de abordagem, teremos necessariamente de combiná-la a terapias-alvo-padrão, como as que realizamos com sucesso no tratamento do câncer de mama, tanto em camundongos quanto, com base em estudos preliminares, em mulheres. Esperamos conseguir publicar em breve os resultados de nossos estudos preliminares, nos quais, para tratar o câncer de próstata, usamos a mesma abordagem empregada nas pesquisas sobre muitos outros tipos de tumor.

O jejum e a dieta que imita o jejum na terapia do câncer de próstata: estudos clínicos

Em muitos aspectos, o câncer de próstata é o ideal para estudar as potencialidades terapêuticas do jejum em todas as suas formas, combinado com as terapias-padrão já em uso. Como se trata de um tumor muito difundido, é grande o número de pacientes que precisam de terapias mais eficazes. Assim como o câncer de mama, o de próstata é fortemente influenciado pelo fator hormonal, tanto que, como vimos, os medicamentos que bloqueiam os hormônios costumam fazer parte da gestão do paciente nas terapias definidas como de supressão androgênica (ADT).

As disfunções do metabolismo, entre as quais se encontra a obesidade, têm uma relação direta com a eficácia da terapia hormonal usada para combater o câncer de próstata; portanto, o uso de abordagens baseadas no jejum, como a dieta que imita o jejum, nesse tipo de paciente parece bastante justificado. Dada a frequência dos efeitos metabólicos e desse possível benefício, o oncologista Frank Sullivan iniciou um estudo-piloto submetendo 34 pacientes com câncer de próstata, que apresentavam problemas metabólicos (síndrome metabólica), a três ciclos de dieta que imita o jejum. A maior parte deles submetia-se à terapia de supressão androgênica. Os resultados mostraram que os ciclos de dieta que imita o jejum eram bem tolerados pelos pacientes e que a maioria deles relatava uma melhora significativa nos fatores metabólicos de risco, como peso, índice de massa corporal, circunferência abdominal e pressão arterial. Esse estudo estabelece as premissas para estudos clínicos randomizados mais amplos sobre os efeitos das dietas que imitam o jejum em pacientes com câncer de próstata, submetidos às terapias-padrão.

Além dos efeitos mostrados por esse estudo-piloto, observamos os efeitos benéficos em casos individuais de pacientes com câncer de próstata metastático, que recebiam terapias-padrão combinadas com o jejum. Vejamos alguns deles.

Após a publicação de nosso artigo sobre jejum e tumores, em 2008, um médico com câncer de próstata que morava em uma cidade próxima a Los Angeles me procurou. Ele estava preocupado com os efeitos colaterais dos quimioterápicos que tomava e queria usar o jejum para reduzi-los. Ainda não conhecia os estudos realizados por nós, que demonstrariam a capacidade do jejum de tornar a quimioterapia mais eficaz na luta contra muitos tipos de tumor em camundongos e sobre o câncer de mama humano. Quando lhe falamos a respeito, ele decidiu começar a jejuar enquanto se submetia à quimioterapia. É um dos dois pacientes com câncer de próstata que posteriormente incluiríamos em nosso primeiro estudo clínico sobre o uso do jejum por parte de doentes de câncer.

Caso número 1. Câncer de próstata metastático.

O paciente era um homem de 74 anos, de origem caucasiana, que em 2000 foi diagnosticado com um adenocarcinoma em estágio II na próstata. Nesse estágio, o humor estava restrito à próstata, que foi removida em cirurgia, mas provavelmente algumas células tumorais não foram extraídas com a operação, e, dois anos e meio depois, os níveis de PSA haviam subido para 1,4 ng/ml. O paciente havia sido submetido a diversos tratamentos farmacológicos que bloqueiam a produção ou a função da testosterona, mas a administração foi interrompida em abril de 2004 por causa do surgimento de vários efeitos colaterais. Outros tratamentos, entre os quais a quimioterapia, não se revelaram eficazes no controle da patologia. Em 2007, o nível de PSA chegou a 9 ng/ml, e foram identificadas metástases nos ossos. Apesar das administrações semanais de quimioterapia, os níveis de PSA continuaram a subir, alcançando o valor de 40,6 mg/ml. Os ciclos de quimioterapia provocavam efeitos colaterais como fadiga, fraqueza, sabor metálico na boca, tontura, perda de memória e danos aos nervos dos pés, que dificultavam seu caminhar (figura 7.2).

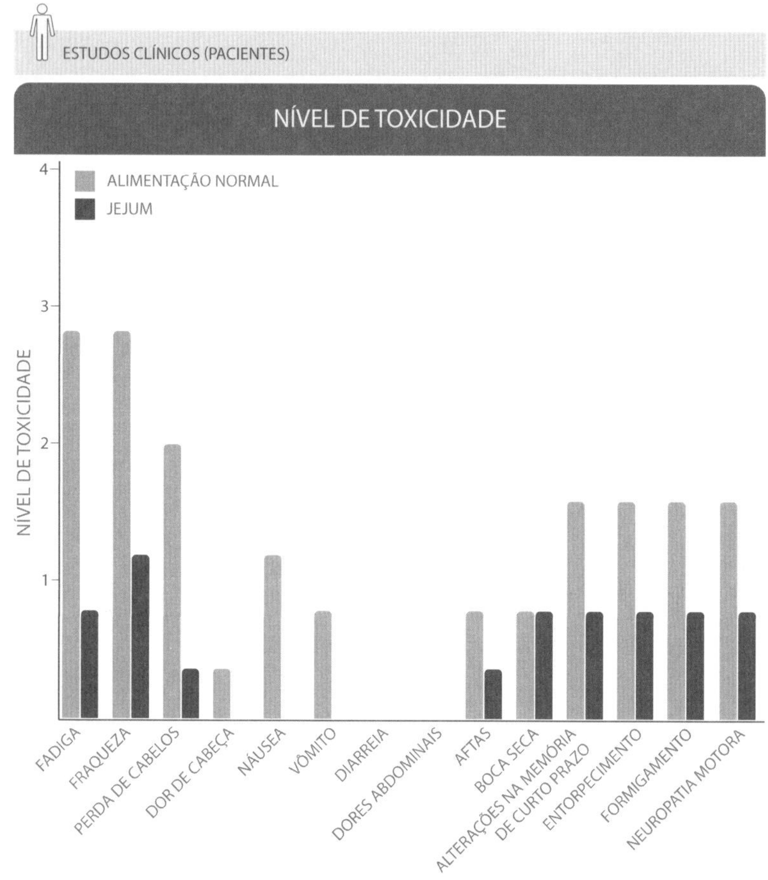

7.2. Os efeitos da quimioterapia em um homem de 74 anos com diagnóstico de adenocarcinoma na próstata em estágio II foram maiores durante os primeiros ciclos de quimioterapia em que ele não jejuou (indicados pelas barras cinza à esquerda) do que durante os ciclos posteriores, nos quais ele jejuou em combinação com a quimioterapia (barras mais escuras à direita). Em alguns casos, quando a quimioterapia foi associada à dieta que imita o jejum, os efeitos colaterais (como dor de cabeça, diarreia e dores abdominais) não se manifestaram. Os níveis de toxicidade vão de 0 a 4, ou seja, de nenhuma toxicidade a uma toxicidade muito alta (modificado por: Safdie *et al.*, *Aging*, 2009).

Após a suspensão da quimioterapia, o PSA aumentou rapidamente, indicando que o câncer estava progredindo. As quimioterapias foram retomadas, dessa vez em combinação com um fator estimulador de colônias de granulócitos (G-CSF), que induz o crescimento dos glóbulos brancos em pacientes com níveis baixos dessas células – e os glóbulos brancos são importantes porque atuam na proteção do corpo contra infecções. Também nesse caso, o paciente apresentou fortes efeitos colaterais e, em junho de 2008, a quimioterapia foi novamente suspensa, apesar da redução dos níveis de PSA. Em seguida, o paciente foi submetido a um teste clínico para a fase III, à base de acetato de abiraterona, medicamento hormonal que bloqueia a produção de testosterona. No entanto, o medicamento funcionou apenas por um breve período, e o tumor voltou a crescer, como indicavam os níveis de PSA, que chegaram a 20,9 ng/ml, o que recomendou a retomada das quimioterapias associadas ao G-CSF. Dessa vez, o paciente optou por se submeter a um jejum de 60 horas antes e 24 horas depois da administração da quimioterapia. Assim que o tratamento foi combinado com o jejum, o nível do PSA caiu e o paciente apresentou efeitos colaterais bem mais leves em comparação com os relatados nos ciclos anteriores, nos quais havia se alimentado normalmente (figura 7.2). Também após sete ciclos de quimioterapia associados ao jejum, os níveis de glóbulos brancos, incluindo neutrófilos e linfócitos, mantiveram-se normais, e o mesmo ocorreu com as plaquetas, a hemoglobina e os glóbulos vermelhos (figura 7.3). Ao longo dos últimos três ciclos, além do jejum e seguindo uma abordagem não convencional, o paciente usou testosterona (em creme a 1%) por cinco dias antes de se submeter à quimioterapia: isso provocou um crescimento importante da testosterona e do nível do PSA, que chegou a 34,2 ng/ml. Apesar disso, três ciclos de quimioterapia combinada com o jejum levaram a uma redução do PSA para 6,43 ng/ml (figura 7.4).

Se associadas aos resultados dos estudos com camundongos e dos estudos clínicos com outros tipos de tumor, essas observações clínicas são encorajadoras, pois sugerem que o jejum e a dieta que imita o jejum podem melhorar a tolerabilidade e, portanto, a eficácia da terapia hormonal ou da quimioterapia no tratamento do câncer de próstata. Como observamos no caso do uso de palbociclibe para o câncer de mama em combinação com a terapia hormonal, é provável que o uso de um medicamento complementar, combinado com outro que bloqueie a testosterona e com a dieta que imita o jejum possa induzir uma regressão do tumor.

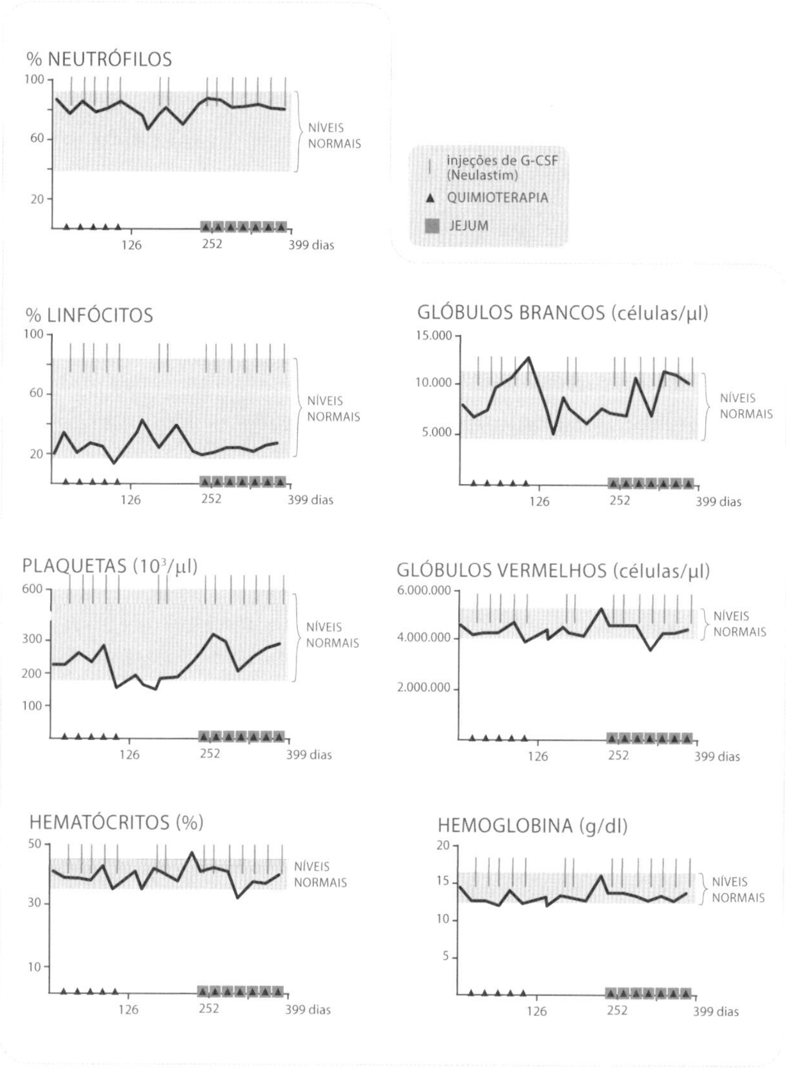

7.3. Mesmo depois de sete ciclos de quimioterapia combinados com o jejum, o paciente conseguiu manter níveis normais de: 1) glóbulos brancos, entres os quais os neutrófilos e os linfócitos (importantes para o sistema imunológico); 2) plaquetas (células do sangue que ajudam na coagulação); 3) glóbulos vermelhos (células presentes no sangue para transportar o oxigênio); 4) hemoglobina (proteína nos glóbulos vermelhos que transporta o oxigênio aos órgãos e tecidos do corpo); 5) hematócritos (volume porcentual de glóbulos vermelhos no sangue). A manutenção desses níveis é importante para que cada célula do sangue possa desempenhar suas funções e para evitar transfusões de sangue (modificado por: Safdie *et al.*, *Aging*, 2009).

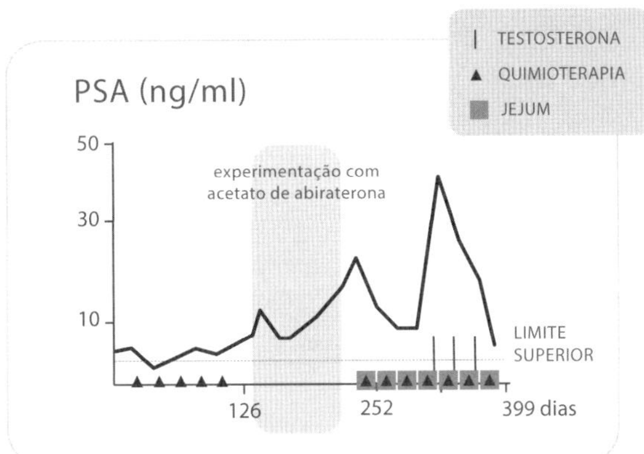

7.4. Os níveis de antígeno prostático específico (PSA, enzima produzida pela próstata, cujos níveis elevados estão ligados ao risco ou à presença de câncer) de um paciente de 74 anos com adenocarcinoma na próstata em estágio II (o câncer está circunscrito à próstata) aumentaram de maneira estável mesmo após a terapia antitumoral (acetato de abiraterona). Os níveis de PSA diminuíram apenas com o jejum associado à quimioterapia. Durante os três últimos ciclos de quimioterapia, além do jejum, o paciente aplicou uma pomada de testosterona para reduzir os efeitos colaterais graves, mas esta, por sua vez, causou um importante aumento dos níveis de testosterona e PSA. No entanto, mais três ciclos de quimioterapia combinados com o jejum reduziram o PSA para 6,43 ng/ml (modificado por: Safdie *et al.*, *Aging*, 2009).

Caso número 2. Câncer de próstata metastático.

Este caso refere-se a um paciente de 66 anos, de origem caucasiana, que em julho de 1998 foi diagnosticado com câncer de próstata. A princípio, ele sofria de uma patologia em estágio inicial, tratada exclusivamente com uma terapia hormonal para bloquear a atividade da testosterona. Em dezembro de 2000, o tumor havia progredido, e o paciente, além de uma segunda fase de terapia hormonal, foi submetido à radioterapia na próstata e na pelve. Em abril de 2008, uma ecografia evidenciou uma massa tumoral de 3 x 5 cm na pelve, para a qual foram prescritos oito ciclos de quimioterapia, associados a um fator de crescimento para estimular o aumento dos glóbulos brancos saudáveis. Durante esse período, o paciente jejuou por 60-66 horas antes e 8-24 horas depois da quimioterapia. Os efeitos colaterais se limitaram a tonturas muito leves e a uma queda da pressão. Embora se tratasse de efeitos de pouca relevância, esses resultados, à semelhança dos relativos a muitos outros pacientes, induziram-nos a abandonar o uso do jejum à base de água e a utilizar apenas a dieta que imita o jejum, que demonstramos estar associada a uma maior tolerabilidade e a um nível muito baixo de efeitos colaterais. Os efeitos colaterais apresentados pelo paciente que havia associado quimioterapia e jejum foram mínimos (figura 7.5).

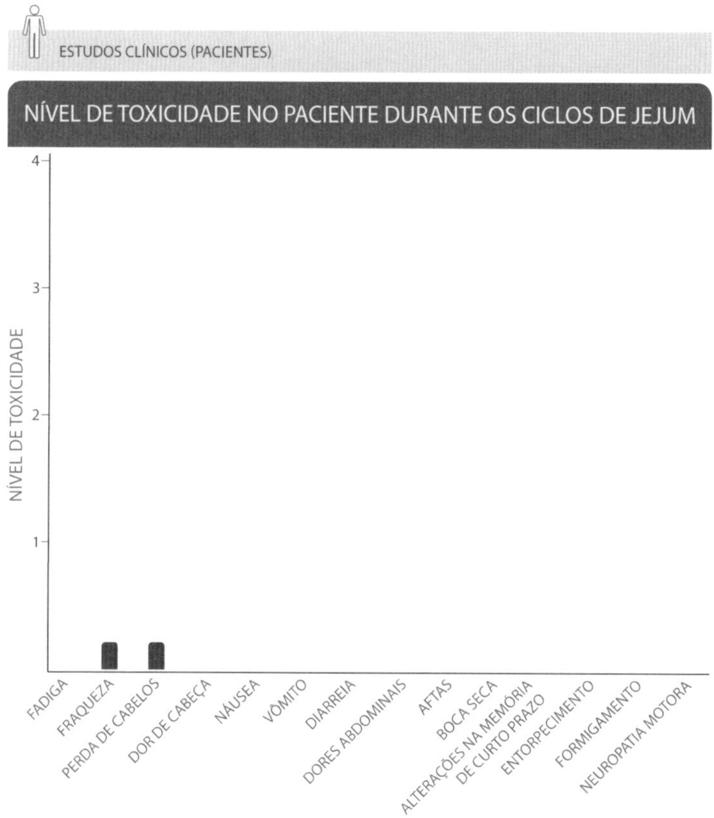

7.5. Os efeitos colaterais da quimioterapia em um homem de 66 anos com diagnóstico de câncer de próstata foram mínimos durante a quimioterapia em combinação com o jejum. Na maior parte dos casos, não houve efeitos colaterais. Os níveis de toxicidade variam de 0 a 4, ou seja, de nenhuma toxicidade a uma toxicidade muito alta (modificado por: Safdie *et al.*, *Aging*, 2009).

O paciente manteve níveis normais de glóbulos brancos, embora tenha desenvolvido anemia (figura 7.6). Os níveis de PSA se reduziram consideravelmente por todo o período do tratamento que associava jejum e quimioterapia, e o paciente pôde recomeçar a terapia hormonal de referência (figura 7.7).

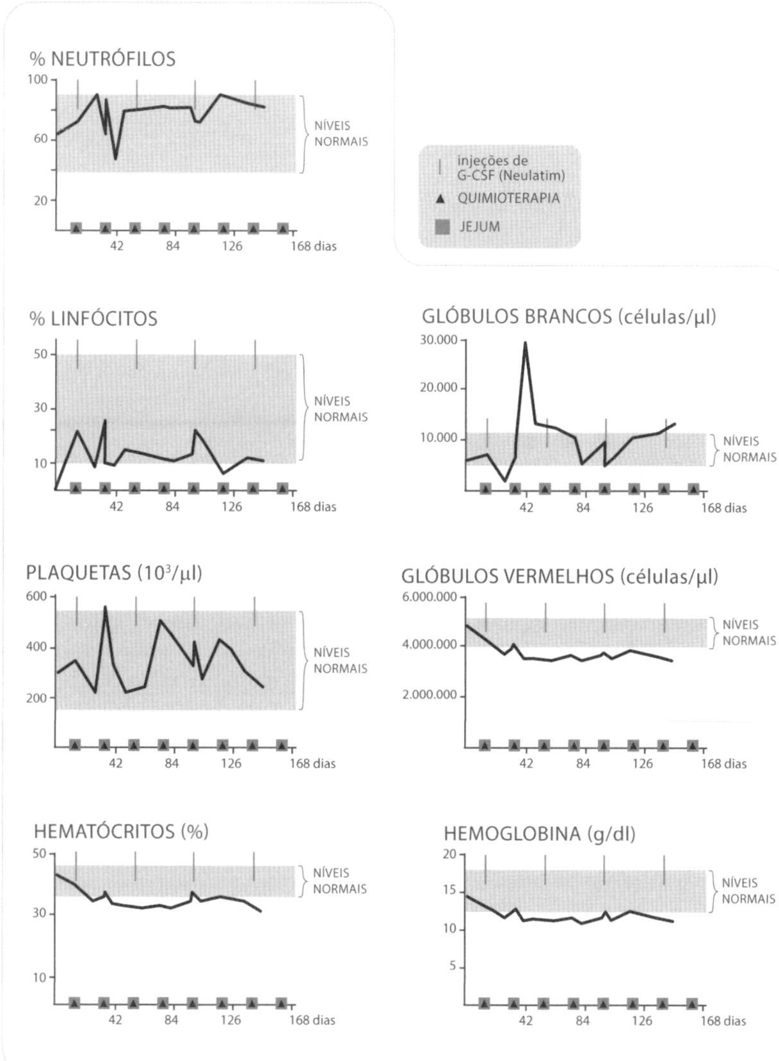

7.6. O paciente conseguiu manter níveis normais de: 1) glóbulos brancos, entres os quais os neutrófilos e os linfócitos (importantes para o sistema imunológico); 2) plaquetas (células do sangue que ajudam na coagulação); 3) glóbulos vermelhos (células do sangue que transportam o oxigênio); 4) hemoglobina (proteína nos glóbulos vermelhos que transporta o oxigênio aos órgãos e tecidos); 5) hematócritos (volume porcentual de glóbulos vermelhos no sangue). A manutenção desses níveis é importante para que cada célula do sangue possa desempenhar suas funções e para evitar transfusões de sangue (modificado por: Safdie *et al.*, *Aging*, 2009).

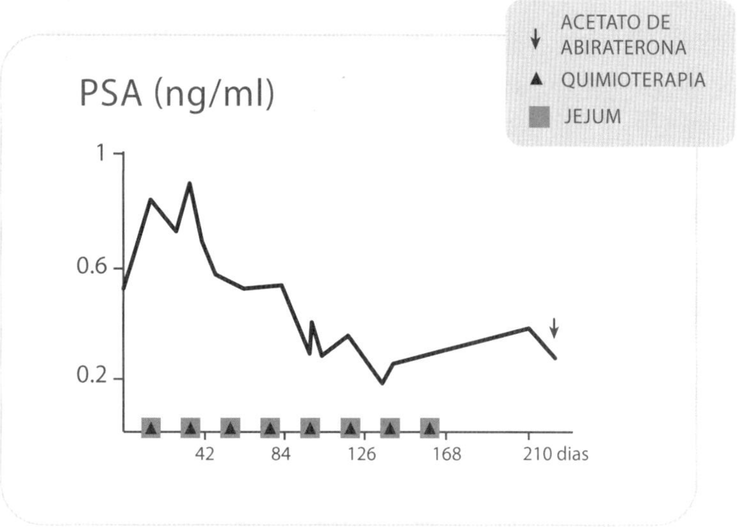

7.7. Os níveis do antígeno prostático específico (PSA, enzima produzida pela próstata, cujos níveis estão ligados ao risco ou à presença de câncer) diminuíram de maneira estável até a interrupção do jejum combinado com a quimioterapia. Desse modo, o paciente pôde ser tratado com a terapia hormonal (acetato de abiraterona) (modificado por: Safdie *et al.*, *Aging*, 2009).

Com os outros estudos descritos, esses dois casos indicam que o jejum pode ser combinado com as terapias contra o câncer de próstata, embora sejam necessários estudos clínicos randomizados para estabelecer se as dietas que imitam o jejum podem reduzir os efeitos colaterais e aumentar a eficácia das terapias-padrão no tratamento do câncer de próstata.

Outras terapias nutricionais no tratamento do câncer de próstata: restrição calórica das proteínas e dos carboidratos

Como se sabe, a obesidade é um fator de risco para diversos tipos de câncer, entre eles o de próstata, e está associada aos estágios avançados dessa patologia. Tal como se observou nos estudos com animais, uma restrição calórica igual a 500-800 calorias por dia não teve nenhum impacto em retardar o crescimento de tumores prostáticos em homens com sobrepeso e obesos à espera de serem submetidos à prostatectomia radical.[8]

Quando se estudaram as dietas com restrição de proteínas, os dados mostraram repercussões positivas em diversos distúrbios importantes ligados ao envelhecimento, em especial a melhora da resposta da insulina e da leptina em pacientes com câncer de próstata e a tendência à redução dos níveis de PSA, mas esses resultados devem ser confirmados por outros estudos.[9]

A diminuição dos carboidratos também parece influenciar positivamente a redução do PSA ao longo do tempo. Um estudo randomizado controlado, que incluía seis meses de restrição de carboidratos, analisou um grupo de pacientes com sobrepeso e câncer de próstata a fim de estabelecer se essa restrição tinha algum impacto sobre a recidiva do próprio tumor. De um total de 57 homens, a 31 deles foi administrada uma dieta com baixo teor de carboidratos (menos de 20 gramas por dia), e a 26, uma dieta normal. Ambos os grupos tinham uma ingestão semelhante de proteínas e gorduras. A dieta com baixo teor de carboidratos determinou uma redução do peso (cerca de 12 quilos em seis meses, diante de apenas meio quilo do grupo de controle), do HDL (o chamado "colesterol bom"), dos triglicérides e do HbA1c (hemoglobina glicada, um indicador da quantidade de açúcar no sangue). Além disso, o número de meses para que o PSA dobrasse aumentou consideravelmente nos pacientes que seguiam a dieta com baixo teor de carboidratos em comparação com o grupo de controle (28 meses em relação a 13), dando um primeiro indício do fato de que a restrição de carboidratos pode retardar o crescimento do tumor.[10]

Como uma dieta da longevidade é ideal para manter baixos os níveis de açúcar e de aminoácidos no sangue, ela poderia contribuir para dificultar a sobrevivência das células do câncer de próstata, minimizando, ao mesmo tempo, a perda muscular e o enfraquecimento do sistema imunológico do paciente.[11] Concluindo, jejum e dieta que imita o jejum são promissores para a terapia contra o câncer de próstata, sobretudo se combinados com as terapias-padrão. Apresentamos aqui apenas alguns casos clínicos que ilustram as vantagens e a viabilidade dessa abordagem no tratamento dos pacientes com câncer de próstata e que sofrem de distúrbios metabólicos em decorrência dos tratamentos hormonais.

Resumo da terapia do câncer de próstata

- Muitas vezes, o tratamento oncológico convencional comporta uma terapia hormonal, mas também pode recorrer a muitas outras modalidades (quimioterapia, radioterapia, cirurgia etc.).
- Falar com o próprio oncologista para associar o tratamento a uma dieta que imita o jejum.
- Entre um tratamento e outro, manter a dieta da longevidade (ver o capítulo sobre a prevenção).
- Jejuar por 13-14 horas por dia (por exemplo, comer das 8 às 18) durante a terapia, procurando manter a massa muscular em condições normais.
- Manter o peso corporal dentro do normal.
- Ser fisicamente ativo e praticar exercício físico, consultando o oncologista.
- Tentar manter o ângulo de fase (indicador da funcionalidade muscular) acima dos 5 graus com treinamento da força muscular, por exemplo seguindo os exercícios presentes no site da Fundação Valter Longo (www.fondazionevalterlongo.org, seção "Permanecer jovem e saudável/Exercício e longevidade"), todos os dias ou, pelo menos, de três a quatro vezes por semana por 30-40 minutos.

Atenção: Os dados descritos neste livro foram obtidos em animais ou em estudos clínicos ainda não conclusivos. Portanto, é aconselhável iniciar ciclos da dieta que imita o jejum APENAS após a avaliação e sob a supervisão do próprio médico especialista e, de preferência, do oncologista. Isso também permitirá prevenir a desnutrição, fator prognóstico negativo nas patologias agudas e crônicas.

A pesquisa sobre o câncer dá passos de gigante, mas as terapias destinadas aos pacientes que sofrem dessa doença avançam muito mais devagar. Por essa razão, creio que seja necessária uma nova abordagem das terapias oncológicas, nas quais o oncologista lidere uma equipe que inclua médicos especializados em medicina integrativa, biólogos moleculares, nutricionistas e, quando possível, psicólogos, a fim de fornecer terapias personalizadas aos pacientes, sobretudo aos que não respondem às terapias-padrão. O objetivo dessas "equipes oncológicas" deveria ser tratar o tumor ou bloquear sua progressão, mas também prevenir os efeitos colaterais e os danos às células, aos sistemas e aos órgãos saudáveis. A clínica Longevity and Healthspan, da Fundação Create Cures (www.createcures.org), nos Estados Unidos, e a Fundação Valter Longo (www.fondazionevalterlongo.org), na Itália, são especializadas na assistência a pacientes e oncologistas, com o objetivo de complementar a abordagem-padrão com intervenções inovadoras e integrativas, munidas de sólidas bases científicas e centradas na nutrição e na biologia molecular do tumor, mas também na capacidade natural do corpo humano de combater o câncer e outras patologias. A missão dessas fundações é oferecer a todos a possibilidade de viver com saúde e por mais tempo. Por essa razão, oferecem assistência gratuita a quem sofre de câncer e de outras patologias em estágio avançado, mas que, do contrário, não poderia permitir-se esses tratamentos integrativos.

Notas

1 Word Cancer research Fund/American Institute for Cancer Research. "Prostate Cancer Statistics", 2018, consultado em 29 abril de 2021. https://www.wcrf.org/dietandcancer/cancer-trends/prostate-cancer-statistics

2 L. Egevad, B. Delahunt, J. R. Srigley, H. Samaratunga. "International Society of Urological Pathology (ISUP) Grading of Prostate Cancer – An ISUP Consensus on Contemporary Grading." *APMIS*, 2016 Jun; 124(6):433-5. DOI: 10.1111/apm.12533. PMID: 27150257.

3 National Cancer Institute. "Prostate-Specific Antigen (PSA) Test." Atualizado em 24 de fevereiro de 2021. https://www.cancer.gov/types/prostate/psa-fact-sheet

4 D. L. McCormick, W. D. Johnson, T. M. Haryu, M. C. Bosland, R.A. Lubet, V. E. Steele. "Null Effect of Dietary Restriction on Prostate Carcinogenesis in the Wistar-Unilever Rat." *Nutrition and Cancer*, 2007. DOI: 10.1080/01635580701277494. PMID: 17571953.

5 M. J. Bonorden, O. P. Rogozina, C. M. Kluczny, M. E. Grossmann, P. L. Grambsch, J. P. Grande, S. Perkins, A. Lokshin, M. P. Cleary, "Intermittent Calorie Restriction Delays Prostate Tumor Detection and Increases Survival Time in TRAMP Mice." *Nutrition and Cancer*, 2009. DOI: 10.1080/01635580802419798. PMID: 19235043.

6 W. C. III Buschemeyer, J. C. Klink, J. C. Mavropoulos, S. H. Poulton, W. Demark-Wahnefried, S. D. Hursting, P. Cohen, D. Hwang, T. L. Johnson, S. J. Freedland. "Effect of Intermittent Fasting with or Without Caloric Restriction on Prostate Cancer Growth and Survival in SCID Mice." *Prostate*, 2010. DOI: 10.1002/pros.21136. PMID: 20166128.

7 D. S. Coffey. "Similarities of Prostate and Breast Cancer: Evolution, Diet, and Estrogens." *Urology*, 2001 Apr; 57(4 Suppl 1):31-8. DOI: 10.1016/s0090-4295(00)00938-9. PMID: 11295592.

8 S. M. Henning, C. Galet, K. Gollapudi *et al.* "Phase II Prospective Randomized Trial of Weight Loss Prior to Radical Prostatectomy."

Prostate Cancer and Prostatic Diseases, 2018. https://doi.org/10.1038/s41391- 017-0001-1.

9 E. Eitan, V. Tosti, C. N. Suire, E. Cava, S. Berkowitz, B. Bertozzi, S. M. Raefsky, N. Veronese, R. Spangler, F. Spelta, M. Mustapic, D. Kapogiannis, M. P. Mattson, L. Fontana. "In a Randomized Trial in Prostate Cancer Patients, Dietary Protein Restriction Modifies Markers of Leptin and Insulin Signaling in Plasma Extracellular Vesicles." *Aging Cell*, 2017. DOI: 10.1111/acel.12657. Epub 2017 Sep 17. PMID: 28921841; PMCID: PMC5676054.

10 S. J. Freedland, J. Allen, A. Jarman, T. Oyekunle, A. J. Armstrong, J. W. Moul, H. M. Sandler, E. Posadas, D. Levin, E. Wiggins, L. E. Howard, Y. Wu, P. H. Lin. "A Randomized Controlled Trial of a 6-Month Low-Carbohydrate Intervention on Disease Progression in Men with Recurrent Prostate Cancer: Carbohydrate and Prostate Study 2 (CAPS2)." *Clinical Cancer Research*, 2020. DOI: 10.1158/1078-0432.CCR-19-3873. Epub 2020 Feb 27. PMID: 32108029.

11 S. Moradi, A. Issah, H. Mohammadi, K. Mirzaei. "Associations between dietary inflammatory index and incidence of breast and prostate cancer: a systematic review and meta-analysis." *Nutrition*, 2018 DOI: 10.1016/j.nut.2018.04.018. Epub 2018 May 25. PMID: 30086486.

8

JEJUM, ALIMENTAÇÃO E CÂNCER COLORRETAL

Pela contribuição e pela revisão deste capítulo, agradeço a Heinz-Josef Lenz, professor de Medicina e de Medicina Preventiva; a J. Terrence Lanni, diretor-associado de Ciência Clínica, codiretor do Centro para o Desenvolvimento de Medicamentos para o Câncer, colíder do Programa de Ciência Translacional no Norris Comprehensive Cancer Center e na Faculdade de Medicina Keck, ambos na Universidade do Sul da Califórnia, em Los Angeles; a Filippo De Braud, professor de Oncologia Médica, diretor da Escola da Especialização em Oncologia Médica da Universidade de Milão e diretor do Departamento de Oncologia Médica e Hematologia no Instituto Nacional de Tumores, também em Milão; a Ana Luísa de Castro Baccarin, oncologista e fundadora do Instituto Ana Baccarin – Oncologia e Qualidade de Vida, em São Paulo, Brasil; e a Lizzia Raffaghello, pesquisadora e bióloga no Instituto Giannina Gaslini, em Gênova.

O câncer colorretal: o que é como é tratado

O câncer colorretal é o terceiro mais frequente e um dos mais letais no mundo, com 1,8 milhão de casos verificados em 2018. Ele se desenvolve no cólon ou no reto, que fazem parte do intestino grosso e constituem a porção final do sistema digestivo. O cólon é um tubo de cerca de 1,5 metro de comprimento. Na maior parte dos casos, os cânceres colorretais em fase inicial se apresentam como pólipos no interior do cólon ou do reto. Muitas vezes, trata-se de pólipos benignos (adenomas), mas que também podem se transformar em tumores.

As estratégias de tratamento compreendem a quimioterapia (fluoropirimidina, oxaliplatina, irinotecano, trifluridina/tipiracil) e medicamentos biológicos (anti-VEGF: bevacizumabe, aflibercept, ramucirumabe e regorafenibe), que melhoraram nitidamente a sobrevida.

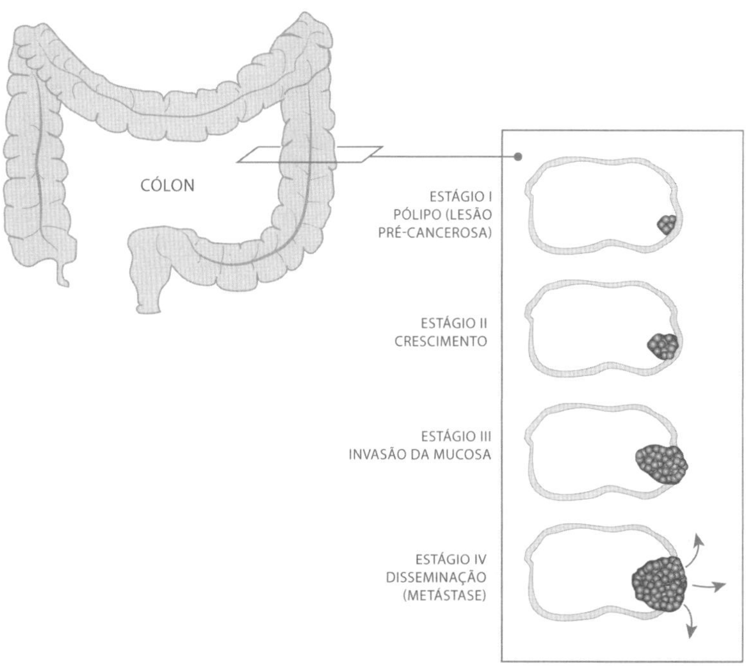

8.1. O câncer colorretal é causado pela transformação maligna dos pólipos, considerados formas pré-cancerosas, embora muitas vezes benignos. Nos vários estágios do tumor, o pólipo cresce (estágios II e III), espalhando-se para os linfonodos e, em seguida, também para outros órgãos, criando metástases sobretudo no fígado e nos pulmões (estágio IV).

Nos estágios iniciais, tanto os pólipos quanto os tumores podem ser removidos em cirurgia, enquanto no estágio II ou superior são tratados tanto cirurgicamente quanto mediante terapias que incluem a quimioterapia, em alguns casos em concomitância com a radioterapia. Nos casos de câncer colorretal em estágio IV, no qual o tumor alcança órgãos distantes, como os pulmões, os oncologistas costumam recomendar outros medicamentos, como o cetuximabe ou o panitumumabe, para bloquear alvos específicos muito ativos no tumor, como o fator de crescimento do endotélio vascular (VEGF, envolvido na formação dos vasos sanguíneos que alimentam o tumor) ou outros fatores de crescimento (por exemplo, o EGFR, receptor para o fator de crescimento epidérmico envolvido no crescimento de diversos tumores).

Em 1931, Otto Warburg, químico e médico berlinense, ganhou o Prêmio Nobel de Medicina graças à descoberta, entre outras coisas, do que mais tarde seria chamado de "efeito Warburg", que descreve a capacidade das células tumorais de depender menos da energia produzida pela mitocôndria, motor da combustão celular, e obter energia de outra maneira, diretamente dos açúcares. Pouco depois descobriu-se que os açúcares são usados rapidamente pelas células tumorais não apenas para produzir a energia com a qual alimentar toda a atividade celular, mas também para produzir componentes fundamentais da própria célula, como o DNA e outras moléculas necessárias para um rápido crescimento do tumor.

Pouco tempo atrás, um estudante de especialização da Universidade do Sul da Califórnia me disse que não estava seguro de querer estudar a relação entre alimentação e tumores porque lhe relataram que esse é um tema considerado "pseudocientífico", no qual os estudos não podem ser submetidos a uma experimentação baseada em dados estatísticos. Embora a situação esteja mudando com rapidez, é fato que a alimentação seja considerada por inúmeros cientistas e oncologistas um elemento marginal da intervenção terapêutica, um fator ligado mais ao estilo de vida, que, no máximo, poderia ajudar a "medicina de verdade", aquela feita de quimioterapia, terapia hormonal e imunoterapia.

Esse comportamento se explica pelo fato de que o objetivo dos estudos clínicos oncológicos é a sobrevida total e a sobrevida na ausência da progressão do tumor. Além disso, é muito difícil realizar estudos randomizados que testem o impacto das intervenções nutricionais usando padrões que satisfaçam as agências estatais, como o FDA (Food and Drug Administration norte-americano), aos quais as intervenções farmacológicas respondem melhor. Por isso, com os oncologistas que me ajudaram na redação deste livro, experimentei dietas que imitam o jejum que, como os medicamentos, são fornecidas em uma única confecção, em vez de se apresentarem em forma de estratégias alimentares baseadas em instruções dadas aos pacientes e, portanto, difíceis de serem controladas e avaliadas. De fato, em colaboração com alguns dos mais eminentes centros de tratamento de tumores no mundo, atualmente estamos começando a experimentar o efeito de nossas dietas que imitam o jejum sobre a sobrevida total e a sobrevida na ausência da progressão do tumor.

O jejum e a dieta que imita o jejum no tratamento do câncer colorretal

Recentes descobertas sugerem que o jejum poderia ter um impacto significativo no desenvolvimento, na progressão e na remissão do câncer colorretal. Portanto, parece surpreendente que, a quase cem anos de distância da descoberta de Warburg sobre a importância do açúcar para as células tumorais, apenas há pouco tempo se tenha começado a observar algum interesse no modo como o jejum e outras formas de restrição alimentar podem influenciar o surgimento e o tratamento dos tumores.

Em 2010, quando o doutorando Changhan Lee, do meu laboratório em Los Angeles, combinou o jejum e o medicamento quimioterápico doxorrubicina contra o câncer colorretal, não vimos nenhuma diferença na capacidade do medicamento de suprimir as células tumorais do cólon. Contudo, sabíamos que, por si só, o jejum poderia ser tão eficaz quanto um medicamento quimioterápico e potencializar o efeito da própria quimioterapia contra muitos tipos de tumor. Apenas alguns anos mais tarde demonstramos que o jejum funcionava muito bem no tratamento do câncer colorretal se associado a oxaliplatina e a outros quimioterápicos (ver mais adiante neste capítulo). Portanto, cabe esclarecer que a dieta que imita o jejum deve ser adotada com base na compreensão das características moleculares e metabólicas das células tumorais, para que se combinem com os medicamentos mais eficazes, igualmente escolhidos com base em suas características moleculares. É muito importante conhecer o mecanismo de ação de cada medicamento, pois alguns podem ter resultados melhores do que outros em associação com as condições criadas pelo jejum. Nos últimos dez anos, fizemos importantes avanços na identificação dos biomarcadores que permitem prever o grau de eficácia de medicamentos-alvo e esquemas de quimioterapias. A oncologia está caminhando na direção de estratégias de tratamento cada vez mais personalizadas graças à habilidade de determinar a sequência do DNA do tumor ou do número de células do câncer em circulação. Entender as características moleculares do metabolismo do câncer colorretal é fundamental para identificar as intervenções mais eficazes.

Uma das razões pelas quais muitas vezes os estudos sobre a alimentação nos pacientes com câncer eram abandonados residia no fato de que as mudanças na alimentação ou o jejum não se mostravam muito eficazes se usados sozinhos ou em combinação com os medicamentos errados. Já nos camundongos, a dieta que imita o jejum aumenta a eficácia dos medicamentos e, às vezes, determina até mesmo a cura dos animais. Não é de surpreender que os primeiros ensaios clínicos com pacientes humanos, sobretudo aqueles sobre o jejum, a dieta que imita o jejum e o câncer de mama, indiquem que essas estratégias alimentares podem aumentar a eficácia da quimioterapia.

O "efeito anti-Warburg"

Em nossos primeiros experimentos, quando privávamos as células tumorais de alimento e, ao mesmo tempo, as atacávamos com a quimioterapia, observávamos um considerável aumento dos chamados "radicais livres", moléculas tóxicas que podem danificar o DNA e muitos outros componentes das células. Em uma colaboração com Giovanna Bianchi e Lizzia Raffaghello no Hospital Pediátrico Gaslini, em Gênova (Itália), partimos do pressuposto de que o jejum mediante a redução de açúcares no sangue obrigaria as células tumorais a buscar desesperadamente inverter o "efeito Warburg" para encontrar outra fonte de energia. Com efeito, o jejum provocava o que, ao final, chamamos de "efeito anti-Warburg": as células eram obrigadas a buscar mais uma vez energia nas mitocôndrias, que são seu motor a combustão. O problema, porém, era que em muitas formas de tumor essa parte da célula é gravemente danificada e deixa de ser capaz de produzir energia sem efeitos colaterais. De fato, notamos que, se de um lado as células tumorais submetidas ao jejum produziam ainda menos energia, de outro, liberavam grandes quantidades de toxinas em forma de radicais livres, que em pouco tempo as matavam. Resumindo: em sua desesperada tentativa de sobreviver, as células tumorais acabavam matando a si mesmas (figura 8.2).

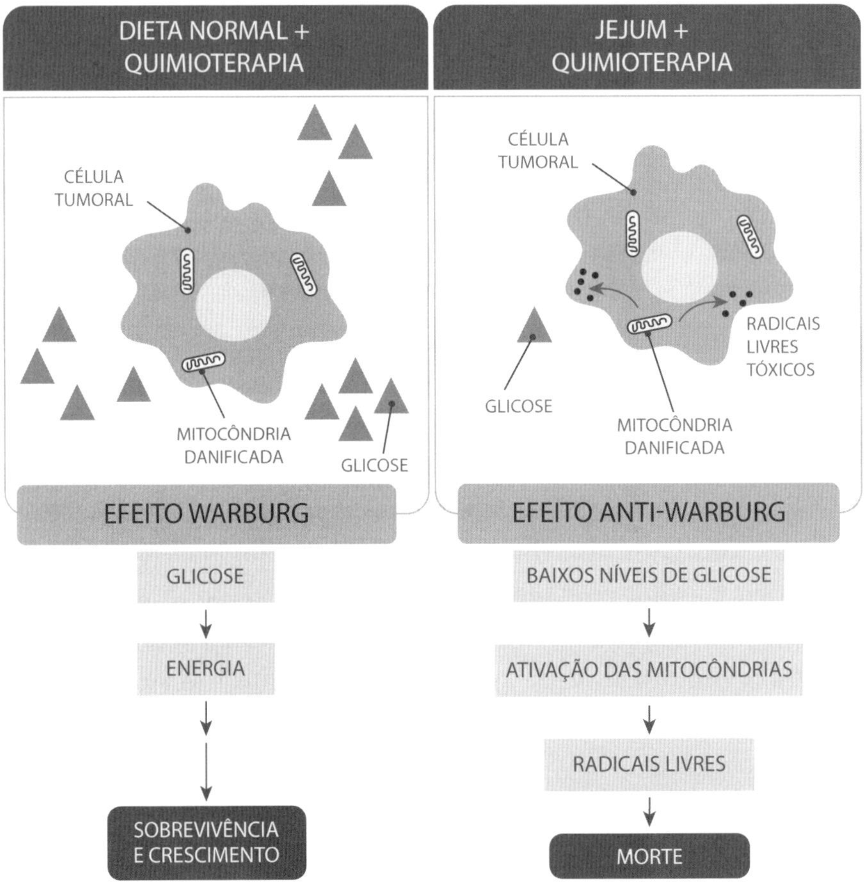

8.2. O motor de combustão das células, formado pelas mitocôndrias, é gravemente danificado nas células tumorais. O "efeito Warburg" leva as células tumorais, que não podem contar com esse mecanismo, a produzir energia a partir dos nutrientes, sobretudo a partir do açúcar por meio da glicólise. Durante o jejum, a célula tumoral não tem açúcar suficiente para produzir energia; por isso, tenta reativar as mitocôndrias, mas produz altos níveis de toxinas em forma de radicais livres, que induzem a célula tumoral a matar a si mesmas rapidamente (modificado por: Bianchi *et al.*, *Oncotarget*, 2015).

O jejum, a dieta que imita o jejum e as terapias inovadoras contra o câncer colorretal

A quimioterapia pode matar as células tumorais, mas também muitas células saudáveis, em especial as que crescem com rapidez, como as que produzem os cabelos ou aquelas no interior do intestino. A pesquisa está fazendo grandes esforços para desenvolver medicamentos mais *smart*, ou seja, mais inteligentes, que atinjam receptores específicos ou vias metabólicas das quais dependam especificamente os tumores. Esse tipo de medicamento, como os anticorpos, não tem efeitos colaterais comparáveis aos dos quimioterápicos. Além desses anticorpos, também se estudam pequenas moléculas chamadas "inibidores de quinase", que têm como alvo certos processos do crescimento, ativados em determinados tipos de tumor. A maior parte das células tumorais tem uma "quinase constitutivamente ativa", ou seja, o sinal/a ordem de crescimento está sempre na modalidade "ligada", muitas vezes em virtude de mutações no DNA. Imaginemos estradas nas quais viajam veículos que levam informações a outros veículos a quilômetros de distância, e estes, por sua vez, as passam a outros, e assim por diante, como em uma corrida de revezamento. Nas células humanas normais, as quinases desenvolvem uma função semelhante. Por exemplo, depois da ingestão de carboidratos, o nível de açúcar no sangue se eleva, e isso provoca a liberação da insulina por parte do pâncreas. A insulina viaja por todo o corpo e transmite diversos sinais a diversos tipos de células. Por exemplo, às células dos músculos, ela dá o sinal para que deixem o açúcar entrar. À diferença das células saudáveis que absorvem o açúcar com muito mais rapidez na presença da insulina, as células tumorais, em virtude do DNA mutado, sempre mantêm "ligadas" diversas quinases, independentemente do fato de a insulina ou outros fatores de crescimento estarem presentes ou não. A função dos inibidores de quinase consiste em bloquear essas estradas tumorais muito movimentadas, detendo o crescimento das células tumorais e matando-as.

Em colaboração com a Universidade de Gênova e o Hospital Pediátrico Gaslini, meu laboratório demonstrou que diversos ciclos de jejum tornam os inibidores de quinase mais eficazes contra as células tumorais do cólon, indicando que o jejum e a dieta que imita o jejum podem ser eficazes junto com muitos outros medicamentos antitumorais diferentes da quimioterapia e que podem ser combinados de maneira eficaz com diversos medicamentos antitumorais usados para tratar o tumor, como explico nos capítulos anteriores e nos seguintes (figura 8.3).[1]

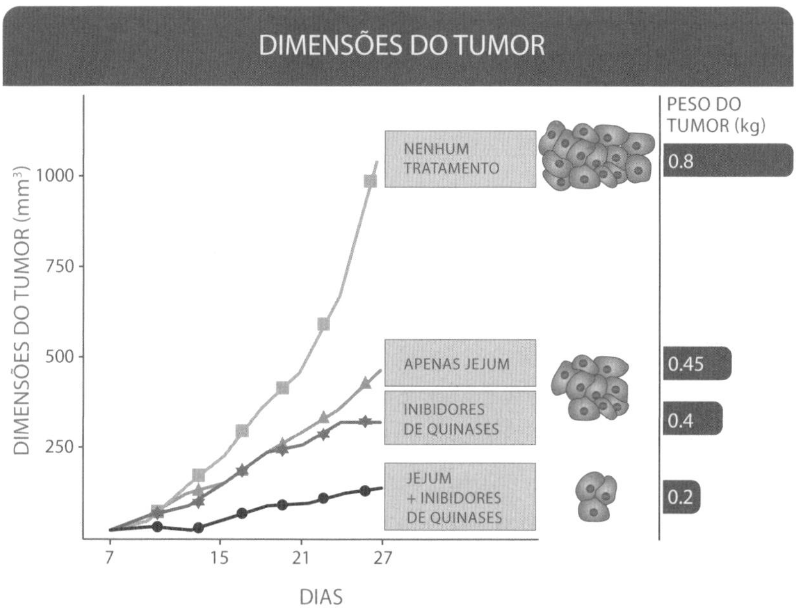

8.3. Em camundongos com câncer colorretal, o jejum potencializa a atividade do inibidor de quinase, que tem como objetivo os genes do crescimento ativados. As quinases são enzimas que modificam outras proteínas (modificado por: Caffa *et al.*, *Oncotarget*, 2015.

Um antibiótico contra o tumor? Medidas antienvelhecimento para combater o câncer

Em um dia de setembro de 1928, ao estudar o estafilococo, bactéria que provoca dor de garganta e outras infecções, o médico e microbiologista escocês Alexander Fleming notou que as bactérias que ele havia colocado para crescer em uma placa de Petri estavam presentes em toda parte, menos onde se formara mofo. Assim, demonstrou que o mofo continha a penicilina, que podia matar muitos tipos de bactérias. Esse é um grande exemplo dos três bilhões de anos de "pesquisa e desenvolvimento" que a evolução conduziu por nós. O mofo compete com as bactérias por alimento e, portanto, teve de aprender a fabricar um antibiótico, a penicilina, para matar os rivais, sobreviver e crescer. É importante ressaltar que a penicilina tinha de matar as bactérias, mas não o mofo que a fabricara e que é mais semelhante ao homem em comparação com as bactérias. De fato, não é de surpreender que a penicilina seja tóxica para as bactérias, mas não para o homem, tanto que se tornou o antibiótico mais usado em todo o mundo. Seria possível encontrar medicamentos que, como a penicilina, controlem ou até mesmo tratem os tumores sem provocar efeitos colaterais no paciente? Existiria uma penicilina para o câncer?

O meu grupo de pesquisa e outros grupos publicaram dois artigos centrados em medicamentos antitumorais que lembram o uso dos antibióticos contra as bactérias. Maira Di Tano, pesquisadora do meu laboratório no IFOM, é autora de um artigo que mostra como é possível combinar duas estratégias alimentares, conhecidas por protegerem as células saudáveis contra o envelhecimento, com o objetivo de matar as células tumorais colorretais: a vitamina C e a dieta que imita o jejum. Inúmeros estudos com camundongos e seres humanos já demonstraram que essas duas estratégias, em especial a segunda, têm efeitos de proteção e antienvelhecimento. No ser humano, ciclos de dieta que imita o jejum reduzem o colesterol, os triglicérides, a pressão sanguínea, a glicemia e outros fatores de risco (ver o capítulo sobre a prevenção do câncer). E se eles fossem administrados com outro nutriente antienvelhecimento, como a vitamina C, em vez de medicamentos tóxicos?

Quem tornou essa vitamina famosa por suas propriedades antienvelhecimento foi o químico e vencedor de dois Prêmios Nobel (um de Química e outro da Paz) Linus Pauling, professor na

Universidade Caltech, em Pasadena, a alguns quilômetros da minha universidade em Los Angeles. Ele próprio tomava alguns gramas de vitamina C todos os dias e viveu 93 anos. Também esteve entre os primeiros a propor que a vitamina C fosse usada contra o câncer. Sendo químico, ele sabia que a vitamina C pode aumentar a produção dos radicais livres tóxicos de que falei anteriormente. No entanto, a escassez de resultados nos estudos clínicos em que eram injetadas grandes quantidades de vitamina C nos pacientes reduziu o interesse da pesquisa sobre o tema até 2015, quando o laboratório de Lewis Cantley publicou na revista *Science* um estudo com camundongos.[2] Esse estudo demonstrava a eficácia da vitamina C na terapia apenas contra tipos específicos de células tumorais do cólon e do reto, com mutações que ativam a via metabólica da proteína chamada Ras, umas das "estradas de informações entre as células" que mencionei antes.

Interessava-nos saber se o jejum e a dieta que imita o jejum poderiam melhorar a ação antitumoral da vitamina C. Maira Di Tano os experimentou não apenas com tumores colorretais, mas também em outros tipos de câncer caracterizados por uma mutação KRAS, que aparece em quase 30% dos tumores.[3] O resultado foi que, para três tipos diferentes de células humanas ou de células tumorais do cólon e do reto, bem como para muitos outros tipos de câncer caracterizados por mutações do KRAS, conseguimos confirmar que, sozinha, a vitamina C tem um efeito de baixo a moderado na supressão das células tumorais; porém, combinada com condições de jejum ou de dieta que imita o jejum, sua atividade antitumoral aumenta dez vezes (figura 8.4).[4]

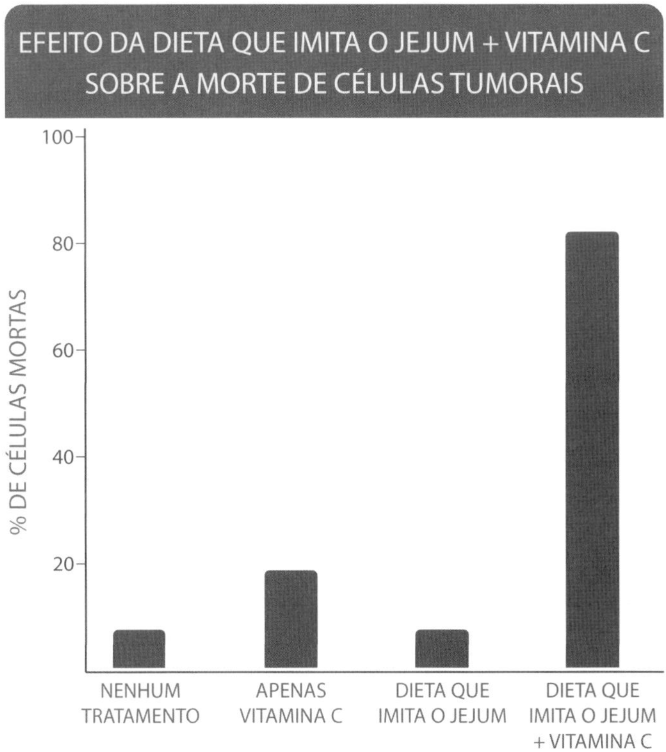

8.4. Em diversos tipos de células tumorais do cólon e do reto, a vitamina C sozinha tem um efeito limitado ou moderado na eliminação dessas células. Contudo, em combinação com o jejum ou com a dieta que imita o jejum, essa vitamina apresenta uma capacidade até dez vezes maior de matar as células tumorais (modificado por: Di Tano *et al.*, *Nature Communications*, 2020).

Por que o jejum era tão determinante para aumentar a capacidade da vitamina C de matar as células tumorais? Porque, como vimos nos capítulos anteriores, as células tumorais são capazes de "reprogramar" suas vias metabólicas com o objetivo de encontrar um modo para sobreviver e se reproduzir. Di Tano descobriu que as células tumorais submetidas a tratamento com vitamina C aumentavam o nível de ferritina, fator que age como uma esponja para o ferro, impedindo-o de reagir com a vitamina C. Quando a vitamina C e o ferro se encontram, podem gerar níveis tóxicos de radicais livres que matam a célula (figura 8.5).

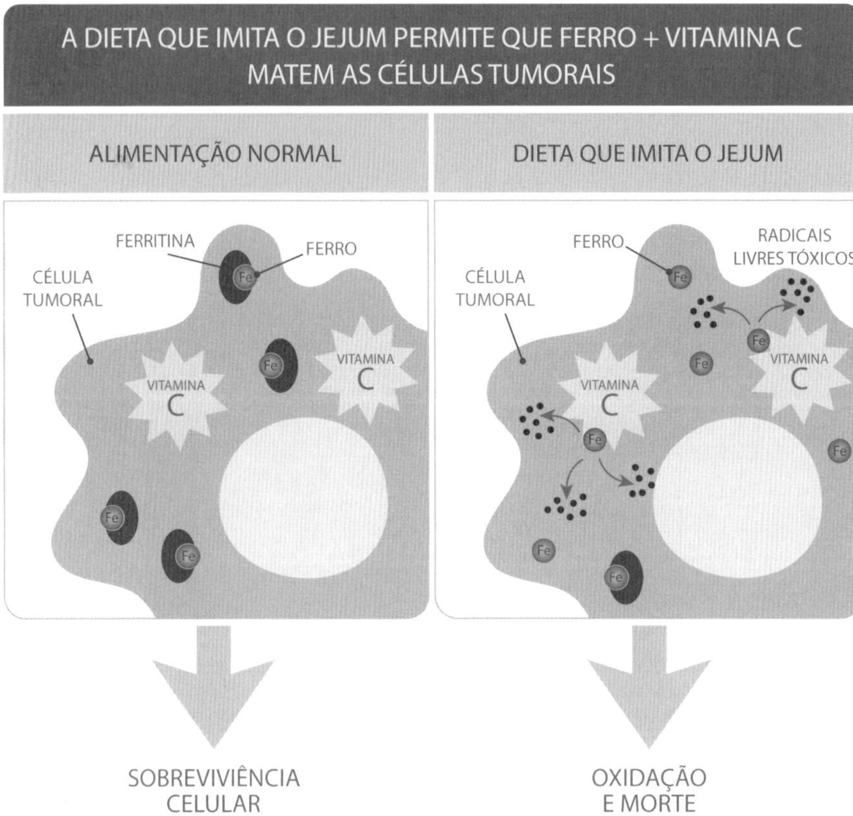

8.5. Em condições de alimentação normal, a ferritina se liga ao ferro e impede que a vitamina C reaja com ele. Durante o jejum, a ferritina diminui, e os níveis de ferro aumentam, o que permite ao ferro reagir com a vitamina C e gerar níveis tóxicos de radicais livres, que matam a célula tumoral (modificado por: *Di Tano et al.*, *Nature Communications*, 2020).

No entanto, a associação de vitamina C e ciclos de jejum não bastou para curar os camundongos, e apenas quando Di Tano acrescentou a quimioterapia é que começou a ver um efeito mais potente sobre o câncer (figura 8.6).

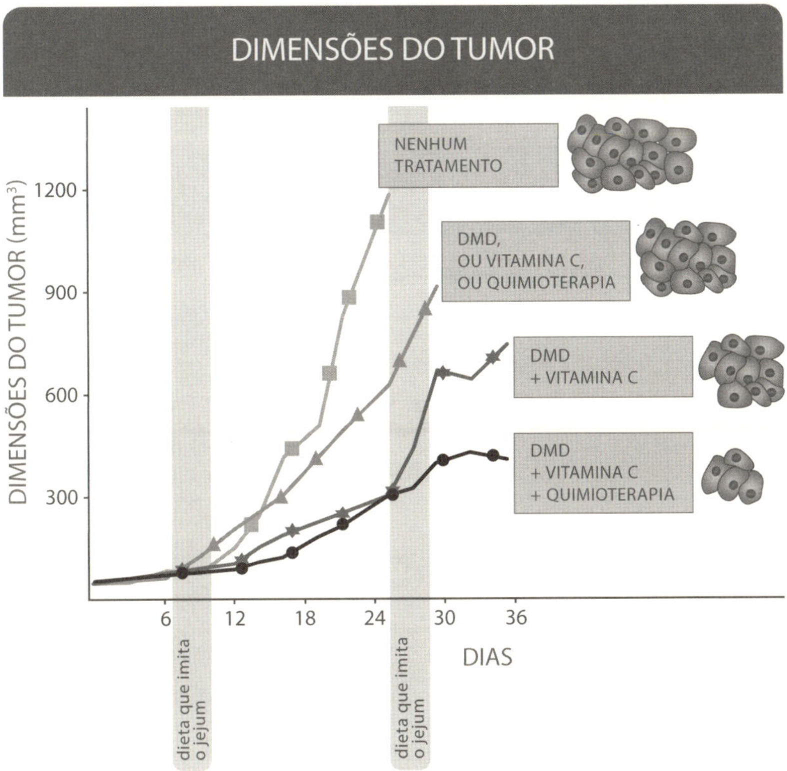

8.6. Combinada com ciclos de jejum, a vitamina C não é suficiente para bloquear o crescimento dos tumores em camundongos. Esse crescimento só é bloqueado quando se acrescenta a quimioterapia (modificado por: *Di Tano et al.*, *Nature Communications*, 2020).

Atualmente, os laboratórios que dirijo estão trabalhando a todo vapor para identificar as rotas de fuga metabólicas do câncer colorretal – como as já descobertas com sucesso para o câncer de mama e outros tipos de câncer – e, assim, permitir o uso de uma combinação de medicamentos não tóxicos.

Em 2020, outro laboratório confirmou que, combinando o jejum e a dieta que imita o jejum com um inibidor de quinase chamado rapamicina, é possível alcançar a sobrevida em longo prazo nos camundongos com câncer colorretal (figura 8.7). De fato, a rapamicina é uma das substâncias mais eficientes para prolongar a vida dos camundongos, uma vez que inibe a via metabólica de sinalização, conhecida como S6K-mTOR, cujo papel central no envelhecimento foi descoberto justamente por meu laboratório, há vinte anos.[5]

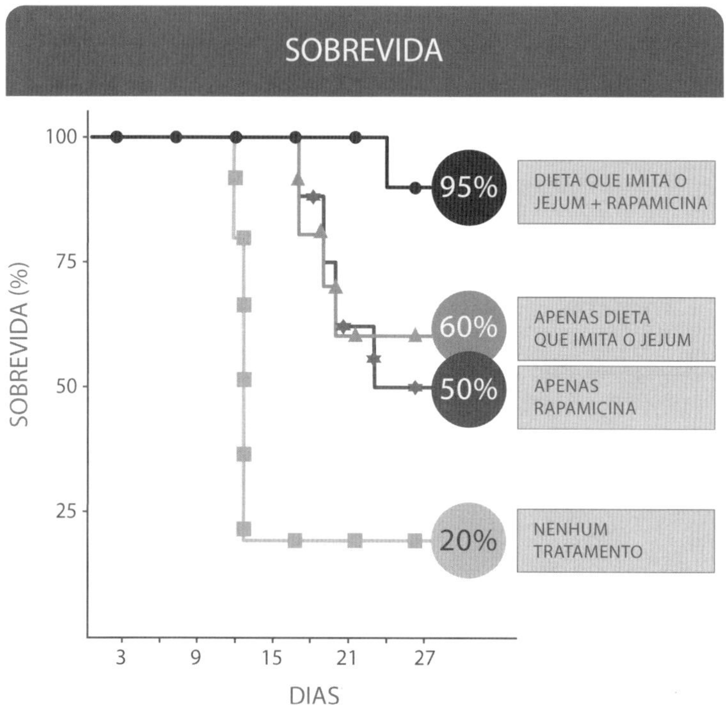

8.7. Porcentual de sobrevida total dos camundongos com câncer de cólon durante a dieta normal e o jejum, com ou sem rapamicina. Esse é um dos principais medicamentos capazes de prolongar a duração da vida dos camundongos, inibindo um gene pró-envelhecimento chamado S6K-mTOR (modificado por: *Wenget et al.*, *Nature Communications*, 2020).

Tanto nos camundongos quanto no ser humano, a rapamicina provoca um aumento da glicemia, que pode promover o crescimento do tumor. Portanto, a combinação de jejum, dieta que imita o jejum e rapamicina pode, por um lado, aumentar a proteção das células saudáveis submetidas à quimioterapia e, por outro, desacelerar o crescimento dos tumores, promovido seja pela atividade do S6K-mTOR, seja por altos níveis de açúcar.

Assim como a rapamicina, a dexametasona, muito utilizada para reduzir os efeitos colaterais em pacientes oncológicos, eleva os níveis de glicose. Desse modo, vale a pena discutir com o próprio oncologista sobre o uso das dietas que imitam o jejum em combinação com esses medicamentos, a fim de reduzir a glicose e, potencialmente, os efeitos colaterais, bem como retardar o crescimento do tumor.[6]

O jejum, a dieta que imita o jejum e o câncer colorretal: estudos clínicos

Por muitos anos, meus laboratórios realizaram pesquisas aprofundadas sobre o jejum e as dietas que imitam jejum em camundongos com câncer colorretal, conforme já descrito. No entanto, além dos estudos experimentais, acompanhamos certo número de pacientes com esse tipo de câncer, seja no âmbito de estudos clínicos, seja por intermédio de alguns oncologistas, independentemente de estudos clínicos. Infelizmente, os estudos clínicos randomizados sobre o jejum e a dieta que imita o jejum ainda não foram concluídos, mas seus poderosos efeitos observados nos estudos com camundongos e os primeiros e promissores dados clínicos indicam que o jejum e a dieta que imita o jejum têm potencial para melhorar de maneira considerável as terapias oncológicas convencionais.

Nos estudos em curso, não encontramos nenhum efeito colateral significativo provocado pela dieta que imita o jejum. Portanto, até o momento, seu uso por parte de pacientes com câncer colorretal demonstrou-se seguro e bem tolerado. De todo modo, vale dizer que os pacientes com câncer colorretal que pensam em incluir a dieta que imita o jejum na terapia deveriam, se possível, esperar pelos resultados dos ensaios clínicos.

No momento em que escrevo este livro, estão sendo desenvolvidos dois estudos clínicos cujo tema é o efeito do jejum sobre o tumor colorretal. Um deles se iniciou em 2020, na China, e envolve pacientes para um estudo randomizado, no qual o jejum é combinado com a intervenção cirúrgica.[7] O outro é desenvolvido em Madri com cem pacientes que seguem um período de jejum de curto prazo, por 44-48 horas, a ser iniciado 24 horas antes de se submeterem ao tratamento quimioterápico.[8]

Em conclusão, os resultados de laboratórios referentes ao uso do jejum e da dieta que imita o jejum combinados com diversas terapias – quer se trate de quimioterapia, quer de inibidores de quinase ou de injeções de vitamina C para combater o câncer colorretal – são muito convincentes e foram confirmados por diversos laboratórios. Alguns pacientes receberam essa combinação e dela se beneficiaram, mas os estudos clínicos com amostras mais amplas ainda estão em curso e serão completados nos próximos anos.

Como mencionado anteriormente em referência aos estudos com animais, a combinação de vitamina C e dieta que imita o jejum funciona bem apenas nas células tumorais do cólon e do reto com mutação no gene KRAS; portanto, é necessário recorrer a uma equipe qualificada antes de levá-la em consideração.

Pacientes com câncer colorretal metastático são de alto risco do ponto de vista nutricional e às vezes sofrem de maneira significativa da chamada "resistência anabólica", uma condição que faz com que estratégias de restrição calórica possam provocar um processo conhecido como "catabólico", que piora o prognóstico da doença. Por isso, nos períodos em que não seguem os ciclos de dieta que imita o jejum, os pacientes devem ser atentamente monitorados para que tenham um aporte adequado de calorias e proteínas. Além disso, precisam praticar exercício físico de resistência com regularidade. Para tanto, podem ser levados em consideração alguns métodos para medir e monitorar a massa e a força musculares. A quimioterapia também provoca diversos efeitos colaterais em nível gastrointestinal (náusea, vômito, perda de muco, diarreia, anorexia), que poderiam agravar o risco de desnutrição no paciente.

Outras terapias nutricionais no tratamento do câncer colorretal: o impacto da microbiota intestinal

A influência exercida por certos alimentos, bem como pela exposição química e pelo consumo de antibióticos e medicamentos sobre a microbiota intestinal e sobre o risco de contrair câncer colorretal é conhecida. A microbiota intestinal também desempenha um papel importante no desenvolvimento e na progressão desse tipo de câncer.

Por exemplo, em geral, os pacientes com tumor colorretal apresentam um desequilíbrio das bactérias intestinais, com uma carência de populações de bactérias benéficas e um excesso de populações de bactérias nocivas (patógenos pró-inflamatórios).

Esse desequilíbrio pode criar um estado inflamatório crônico subclínico (ou seja, imperceptível), que aumenta as mutações do DNA e, portanto, promove o câncer colorretal.[9]

Uma alimentação personalizada, que module a configuração da microbiota intestinal, como aquela rica em fibras, e uma suplementação com ácidos graxos poli-insaturados, polifenóis e probióticos, como uma dieta à base de vegetais e com o acréscimo de peixe, podem representar uma abordagem promissora para aumentar a eficácia das terapias antitumorais, como mostrado em uma análise publicada na revista *Cancers*, de maio de 2020.[10]

Por exemplo, um estudo clínico conduzido com 40 pacientes e publicado na revista *Nature Communications*, em 2015, concluiu que uma alimentação rica em fibras promove a diversificação da flora intestinal e reduz os biomarcadores, ou seja, os sinais da proliferação e da inflamação celular.[11]

Em um estudo conduzido com 992 pacientes com câncer colorretal em estágio III (no qual o tumor de cólon havia se difundido para um ou mais linfonodos locais), os que seguiram as diretrizes para os chamados *cancer survivors*, fornecidas pela Sociedade Americana de Câncer (manutenção de um peso corporal saudável, atividade física, alimentação rica em verduras, frutas e cereais integrais), mostraram uma redução igual a 42% do risco de morte durante o período do estudo e um aumento do porcentual de sobrevida acima de cinco anos.[12]

Outra análise da literatura sobre o tema corrobora os efeitos positivos de uma alimentação rica em fibras nos pacientes com câncer colorretal e nos submetidos à imunoterapia, lançando as bases para uma futura pesquisa sobre o papel das estratégias alimentares na melhora dos resultados da luta contra o câncer.[13] A isso se acrescenta um novo e promissor campo de pesquisa, o da análise metagenômica das fezes por meio do rRNA 16S (por análise metagenômica se entende o estudo de uma comunidade microbiana diretamente em seu ambiente), que no futuro permitirá a elaboração de terapias personalizadas para intervir na microbiota dos pacientes.[14]

A conclusão é que parece necessário prosseguir de modo maciço nas pesquisas e nos estudos sobre o papel do jejum, da dieta que imita o jejum e de outras estratégias alimentares no câncer colorretal, mas os resultados que já temos à disposição certamente são promissores. Como em qualquer batalha ou situação crítica, é importante conhecer o inimigo, imaginar ou examinar sua estratégia e planejar os contra-ataques mais adequados para proteger a si mesmo e o próprio exército enquanto o adversário é debelado.

Após ter apresentado as indicações terapêuticas para enfrentar o câncer colorretal, eu gostaria de compartilhar com os leitores as histórias de alguns pacientes, a fim de mostrar a importância do trabalho de equipe e de combinar as abordagens terapêuticas integrativas (nutricionais e no estilo de vida) com as tradicionais. O primeiro caso que apresento foi acompanhado pela doutora Ana Luísa Baccarin. Em seguida apresento as histórias e experiências de outros pacientes.

Histórias e experiências de pacientes

Caso clínico de câncer retal metastático com mutação KRAS

"Como oncologista, enfrento diariamente a condição da finitude inexorável da vida. Quando não somos capazes de garantir ao paciente um prolongamento da vida, tentamos ao menos melhorar sua qualidade, pois acrescentar vida a nossos dias é tão importante quanto (senão mais importante que) acrescentar dias a nossa vida.

"Quando eu buscava novas respostas para minhas perguntas, deparei-me com as pesquisas do professor Valter Longo e de seus colegas. Como oncologista, sempre pensei de modo multidimensional. Em minha profissão, proponho aos pacientes uma linha de tratamento centrada na integração dos tratamentos convencionais com a alimentação e uma atenção ao aspecto do metabolismo. Por isso, descobri os princípios da dieta que imita o jejum e me surpreendi com uma recente publicação do grupo do professor Longo, na qual se mostrava em via pré-clínica a atividade antitumoral da associação de altas doses de ascorbato (vitamina C) e dieta que imita o jejum no tratamento dos tumores do cólon com mutação KRAS.

"Em 2020, enfrentei o momento tão temido por todos os oncologistas: para uma de minhas queridas pacientes com esse tipo de câncer já não se viam perspectivas de tratamento, e a doença continuava a avançar. Por outro lado, a paciente estava clinicamente bem e em condições de receber terapias. O que fazer em casos como esse, quando as diretrizes dizem que a melhor escolha são os tratamentos de suporte para um paciente em plenas condições de continuar a ser tratado? Minha paciente tinha 48 anos, e o diagnóstico de câncer retal metastático, que se estendera para a tireoide e o fígado, tinha sido feito em 2017. Ela havia iniciado a primeira série de quimioterapia com Folfirinox, a segunda com Folfox e a terceira com Folfiri e bevacizumabe. Em setembro de 2020, a doença se espalhara no fígado e nos pulmões.

"Na falta de novos objetivos terapêuticos e com base no artigo publicado por Longo e colegas, propus um novo esquema de tratamento: dieta que imita o jejum do primeiro ao quinto dia; oxaliplatina 130 mg/m^2 + bevacizumabe 7,5 mg/kg no quarto dia; ascorbato 60 g/dia, do primeiro ao terceiro dia. Os ciclos se repetiam a cada três semanas.

Não associei a fluoropirimidina. Os níveis do marcador específico do câncer colorretal (CEA), que em setembro eram de 2.436, em novembro caíram para 1.798. Outro marcador, o CA 19-9, permaneceu estável. O valor da lactato desidrogenase (LDH), caiu de 1.322 para 841. Vale a pena notar que era a primeira vez em 2020 que os marcadores tumorais haviam caído, e a isso se acrescentava uma melhora nos marcadores da funcionalidade hepática. O esquema terapêutico era relativamente bem tolerado. O efeito colateral mais relevante constituía-se pela fadiga ao final do ciclo de cinco dias, efeito esse que, de resto, era previsto em razão do estresse oxidativo provocado por esse tipo de protocolo. A massa muscular da paciente, medida por meio da bioimpedanciometria, permaneceu estável durante todos os ciclos. No período de suspensão dos ciclos, a paciente foi encorajada a praticar treinos de resistência e adotar uma dieta mais rica em proteínas, de origem mais vegetal do que animal. Para controlar melhor o apetite durante os cinco dias de dieta que imita o jejum, foi acrescentado 0,6 mg de liraglutida, o que não pareceu comprometer a eficácia do protocolo.

"Infelizmente, em janeiro de 2021, os marcadores tumorais e as enzimas hepáticas voltaram a subir, e o diagnóstico por imagens revelou uma progressão do câncer no fígado e nos pulmões. Em dezembro de 2020, a combinação trifluridina + cloridrato de tipiracila foi aprovada no Brasil, e a paciente foi submetida a ela. Consideradas a progressão dos marcadores tumorais e a piora das condições da paciente, em abril de 2021 foi proposto um aperfeiçoamento dos tratamentos de suporte. No período em que escrevo, os sintomas da paciente estão sob controle e foram elaboradas outras medidas de suporte no caso de uma nova piora de suas condições clínicas. De todo modo, a paciente conseguiu usufruir de cerca de quatro meses sem manifestar distúrbios, um resultado impossível de ser alcançado de acordo com as diretrizes oncológicas. Nenhum medicamento teria obtido esse resultado em suas condições. A paciente pôde passar mais um Natal com sua família, e seu caso certamente servirá de inspiração para outros médicos e outros pacientes em todo o mundo.

"A complexidade do câncer mostra que o futuro da oncologia está na adoção de uma abordagem igualmente complexa, na qual as vias de ativação de diversos tumores devem ser geridas ao mesmo tempo. O apoio metabólico às quimioterapias é um instrumento terapêutico fascinante, e sinto-me grata por ter a possibilidade de me beneficiar das pesquisas do professor Longo."

Gabriele

Aos 58 anos, Gabriele, suíço, começa a sentir muito cansaço, que parece se dever a uma forte carência de ferro. Prescrevem-lhe, então, uma injeção de ferro, uma endoscopia e uma colonoscopia. Alguns dias depois, recebe um telefonema de sua médica, que lhe dá uma notícia inesperada: câncer no cólon. Após outros exames (scanner, ressonância magnética, PET), também se descobrem três metástases no fígado. Mesmo em choque, pois sempre teve uma vida muito regrada e saudável (peso normal, não fumante, consumo de álcool apenas em raras ocasiões, prática de esporte), não perde a lucidez e sabe que está pronto para enfrentar a doença.

Gabriele e sua companheira se lembram de ter visto na TV da Suíça francesa um programa sobre o jejum (RTS – 36.9°, de 27 de fevereiro de 2019, "Tendance jeûne")[15], no qual o professor Longo era entrevistado, e um documentário do CHUV (Centre Hospitalier Universitaire Vaudois) de Lausanne, intitulado "Y a-t-il des effets bénéfiques à faire un jeûne?" [Há algum efeito benéfico em praticar o jejum?].[16] Prosseguindo em suas pesquisas, Gabriele descobre muitos depoimentos de pessoas que haviam jejuado durante a quimioterapia e opta por um intervalo de 36 horas antes e 36 horas depois da infusão de oxaliplatina, em todo caso após obter a aprovação de seu oncologista. Adota mudanças também em sua alimentação diária, eliminando alguns componentes, como os laticínios e os alimentos que contêm açúcar.

A partir de meados de fevereiro de 2020, quando inicia a quimioterapia e sofre duas intervenções cirúrgicas, até outubro do mesmo ano, segue esse esquema alimentar (jejum e dieta diária) com alguns efeitos colaterais clássicos (dor de cabeça, gosto metálico na boca, cansaço, diarreia etc.) apenas no primeiro ciclo de quimioterapia. No restante do tempo, não tem outros efeitos negativos ligados aos medicamentos e continua a praticar suas caminhadas. No final dos tratamentos, começa a ganhar peso e, após vinte sessões de fisioterapia, também volta a esquiar (na Suíça, isso era permitido, apesar da epidemia de Covid-19). A partir de abril de 2021, retoma parcialmente sua atividade como profissional de informática.

"Atualmente, ainda sinto formigamento nas mãos e nos pés, leves vertigens quando me levanto e, às vezes, cansaço repentino, mas sempre vejo a vida de maneira positiva, apesar do que vivenciei."

Massimiliano Longo

Massimiliano é um importante diretor de criação, que aos 43 anos foi diagnosticado com tumor no cólon em estágio IV, ou seja, já espalhado com metástases em outros órgãos.

Após uma complexa cirurgia em que foram removidos 33 cm do cólon, parte do peritônio (membrana que recobre a cavidade abdominal) e 65 linfonodos, ele se dirigiu à Fundação Valter Longo, em Milão, onde a doutora Romina Cervigni lhe deu indicações sobre a alimentação cotidiana e o colocou em contato com os responsáveis por um estudo clínico que estava sendo desenvolvido no Hospital Policlínico San Martino, em Gênova, no qual a terapia-padrão era combinada com a dieta que imita o jejum.

O fato interessante é que, em poucos meses, Massimiliano pôs em prática uma estratégia em várias frentes para lutar contra seu câncer: os tratamentos-padrão (a cirurgia e 12 ciclos de quimioterapia), a dieta que imita o jejum, diversos suplementos para combater os efeitos neurotóxicos do tratamento, análises genéticas e terapia da dor com *cannabis* medicinal. Entre um ciclo e outro de quimioterapia, ele também seguiu um regime alimentar baseado na dieta da longevidade.

Massimiliano é apaixonado por motociclismo: pouco antes de seu último ciclo de quimioterapia, atravessou de moto o deserto do Saara para gravar um curta-metragem, cujo tema é o motociclismo como terapia, levando consigo todo o necessário para continuar os tratamentos. Sua história foi retomada tanto pelo jornal italiano *Il Fatto Quotidiano*[17] quanto pela revista *RoadBook*[18], que relata as extraordinárias aventuras de motociclistas que viajam pelo mundo pilotando suas motos.

Apesar de alguns episódios de náusea, Massimiliano enfrentou a travessia do deserto em ótima forma, suportando as dificuldades da viagem, entre as quais temperaturas que, em alguns casos, chegaram a 55°C.

Para retomar uma frase sua, publicada no artigo do jornal *Il Fatto Quotidiano*: "Bem, não sabemos quanto tempo temos de vida e, mesmo que as estatísticas de sobrevida digam cinco anos, é melhor aproveitar a vida da melhor maneira, alimentando os afetos e as paixões, estudando para transcender o horizonte dos acontecimentos e dos atuais limites tecnológicos, além dos quais existem novas possibilidades para redefinir a própria existência e aumentar radicalmente a expectativa de vida: o tempo é relativo quando se olha para o futuro".

Atualmente, Massimiliano tem de refazer alguns ciclos de quimioterapia e está enfrentando esse momento de maneira muito ativa, como já demonstrou que sabe fazer.

Resumo da terapia do câncer colorretal

- Tratamento oncológico-padrão (quimioterapia, inibidores de quinases etc.).
- Falar com o próprio oncologista para combinar o tratamento com uma dieta que imita o jejum.

- Falar com o próprio oncologista sobre a possibilidade de realizar uma terapia experimental com vitamina C, injetada em altas doses (em caso de tumor com mutação KRAS).
- Entre um tratamento e outro, manter a dieta da longevidade (ver o capítulo sobre a prevenção).
- Jejuar por 13-14 horas por dia (por exemplo, comer das 8 às 18) durante o tratamento, buscando manter a massa muscular em condições normais.
- Manter o peso corporal dentro do normal.
- Ser fisicamente ativo e praticar exercício físico, consultando o oncologista.
- Tentar manter o ângulo de fase (indicador da funcionalidade muscular) acima dos 5 graus com treinamento da força muscular, por exemplo seguindo os exercícios presentes no site da Fundação Valter Longo (www.fondazionevalterlongo.org, seção "Permanecer jovem e saudável/Exercício e longevidade"), todos os dias ou, pelo menos, de três a quatro vezes por semana por 30-40 minutos.

Atenção: Os dados descritos neste livro foram obtidos em animais ou em estudos clínicos ainda não conclusivos. Portanto, é aconselhável iniciar ciclos da dieta que imita o jejum APENAS após a avaliação e sob a supervisão do próprio médico especialista e, de preferência, do oncologista. Isso também permitirá prevenir a desnutrição, fator prognóstico negativo nas patologias agudas e crônicas.

A pesquisa sobre o câncer dá passos de gigante, mas as terapias destinadas aos pacientes que sofrem dessa doença avançam muito mais devagar. Por essa razão, creio que seja necessária uma nova abordagem das terapias oncológicas, nas quais o oncologista lidere uma equipe que inclua médicos especializados em medicina integrativa, biólogos moleculares, nutricionistas e, quando possível, psicólogos, a fim de fornecer terapias personalizadas aos pacientes, sobretudo aos que não respondem às terapias-padrão. O objetivo dessas "equipes oncológicas" deveria ser tratar o tumor ou bloquear sua progressão, mas também prevenir os efeitos colaterais e os danos às células, aos sistemas e aos órgãos saudáveis. A clínica Longevity and Healthspan, da Fundação Create Cures (www.createcures.org), nos Estados Unidos, e a Fundação Valter Longo (www.fondazionevalterlongo.org), na Itália, são especializadas na assistência a pacientes e oncologistas, com o objetivo de complementar a abordagem-padrão com intervenções inovadoras e integrativas, munidas de sólidas bases científicas e centradas na nutrição e na biologia molecular do tumor, mas também na capacidade natural do corpo humano de combater o câncer e outras patologias. A missão dessas fundações é oferecer a todos a possibilidade de viver com saúde e por mais tempo. Por essa razão, oferecem assistência gratuita a quem sofre de câncer e de outras patologias em estágio avançado, mas que, do contrário, não poderia permitir-se esses tratamentos integrativos.

Notas

1 I. Caffa, V. D'Agostino, P. Damonte, D. Soncini, M. Cea, F. Monacelli, P. Odetti, A. Ballestrero, A. Provenzani, V. D. Longo, A. Nencioni. "Fasting potentiates the anticancer activity of tyrosine kinase inhibitors by strengthening MAPK signaling inhibition." *Oncotarget*, 2015. DOI: 10.18632/ oncotarget.3689. PMID: 25909220; PMCID: PMC4494907.

2 J. Yun, E. Mullarky, C. Lu, K. N. Bosch, A. Kavalier, K. Rivera, J. Roper, I. I. Chio, E. G. Giannopoulou, C. Rago, A. Muley, J. M. Asara, J. Paik, O. Elemento, Z. Chen, D. J. Pappin, L. E. Dow, N. Papadopoulos, S. S. Gross, L. C. Cantley. "Vitamin C selectively kills KRAS and BRAF mutant colorectal cancer cells by targeting GAPDH." *Science*, 2015 DOI: 10.1126/science.aaa5004. Epub 2015 Nov 5. PMID: 26541605; PMCID: PMC4778961.

3 National Cancer Institute. "Researchers Discover Potential Way to Hit Elusive Target in Pancreatic Cancer", 4 de abril de 2019. https://www.cancer.gov/news-events/cancer-currents-blog/2019/ pancreaticcancer-targeting-kras-indirectly

4 M. Di Tano, F. Raucci, C. Vernieri, I. Caffa, R. Buono, M. Fanti, S. Brandhorst, G. Curigliano, A. Nencioni, F. De Braud, V. D. Longo. "Synergistic effect of fasting-mimicking diet and vitamin C against KRAS mutated cancers." *Nature Communications*, 2020. DOI: 10.1038/ s41467-020-16243-3. PMID: 32393788; PMCID: PMC7214421.

5 P. Fabrizio, F. Pozza, S. D. Pletcher, C. M. Gendron, V. D. Longo. "Regulation of longevity and stress resistance by Sch9 in yeast." *Science*, 2001. DOI: 10.1126/science.1059497. Epub 2001 Apr 5. PMID: 11292860.

6 S. Di Biase, H. S. Shim, K. H. Kim, M. Vinciguerra, F. Rappa, M. Wei, S. Brandhorst, F. Cappello, H. Mirzaei, C. Lee, V. D. Longo. "Fasting regulates EGR1 and protects from glucose- and dexamethasone-dependent sensitization to chemotherapy." *PLoS Biology*, 2017. DOI: 10.1371/journal.pbio.2001951. Errata em: *PLoS Biology*. 2017 May 1;15(5):e1002603. PMID: 28358805; PMCID: PMC5373519.

7 US National Library of Medicine. "Effects of Fasting Strategies on Postoperative Recovery and Long-term Prognosis in Patients With Colorectal Cancer", consultado em 3 de maio de 2021. https://www.clinicaltrials.gov/ct2/show/NCT04345978?term=fasting+diet&cond=Colorectal+Cancer&draw=2&rank=4.

8 US National Library of Medicine. "Short-term Fasting as an Enhancer of Chemotherapy: Pilot Clinical Study on Colorectal Carcinoma Patients (CHEMOFAST)", consultado em 3 de maio de 2021. https://www.clinicaltrials.gov/ct2/show/NCT04247464?term=fasting+diet&cond=Colorectal+Cancer&draw=2&rank=6.

9 M. Borges-Canha, J. P. Portela-Cidade, M. Dinis-Ribeiro, A. F. Leite-Moreira, P. Pimentel-Nunes. "Role of Colonic Microbiota in Colorectal Carcinogenesis: A Systematic Review." *Revista Española de Enfermedades Digestivas*, 2015 Nov;107(11):659-71. DOI: 10.17235/reed.2015.3830/2015. PMID: 26541655.

10 L. Sánchez-Alcoholado, B. Ramos-Molina, A. Otero, A. Laborda-Illanes, R. Ordóñez, J. A. Medina, J. Gómez-Millán, M. I. Queipo-Ortuño. "The Role of the Gut Microbiome in Colorectal Cancer Development and Therapy Response." *Cancers* (Basel), 2020 May 29;12(6):1406. DOI: 10.3390/cancers12061406. PMID: 32486066; PMCID: PMC7352899.

11 S. O'Keefe, J. Li, L. Lahti et al. "Fat, Fibre and Cancer Risk in African Americans and Rural Africans." *Nature Communications*, 2015. https:// doi.org/10.1038/ncomms7342.

12 E. L. Van Blarigan, C. S. Fuchs, D. Niedzwiecki *et al.* "Association of Survival With Adherence to the American Cancer Society Nutrition and Physical Activity Guidelines for Cancer Survivors After Colon Cancer Diagnosis: The CALGB 89803/Alliance Trial." *JAMA Oncology*. 2018. DOI:10.1001/jamaoncol.2018.0126.

13 S. Mann DO, M. Sidhu DO, K. Gowin DO. "Understanding the Mechanisms of Diet and Outcomes in Colon, Prostate, and Breast Cancer; Malignant Gliomas; and Cancer Patients on Immunotherapy."

Nutrients, 2020. DOI: 10.3390/nu12082226. PMID: 32722632; PMCID: PMC7468768.

14 M. A. Osman, H. M. Neoh, N. S. Ab Mutalib *et al.* "16S rRNA Gene Sequencing for Deciphering the Colorectal Cancer Gut Microbiome: Current Protocols and Workflows." *Frontiers in Microbiology*, 2018 DOI: 10.3389/fmicb.2018.00767.

15 RTS. "Tendance jeûne." 27 Février, 2019. https://pages.rts.ch/emissions/36-9/10137569-tendance-jeune.html.

16 C. Mottet, S. Sierro. "Y a-t-il des effets bénéfiques à faire un jeûne?" Février 2016. https://www.chuv.ch/fileadmin/sites/glg/documents/glg_symposium_gastro-enterologiemici_fev2016_mottet.pdf.

17 E. Verga. "Massimiliano usa le sue passioni come terapia. E secondo me funziona." *Il Fatto Quotidiano*, 09.03.2019. https://www.ilfattoquotidiano.it/2019/03/09/massimiliano-usa-le-sue-passioni-come-terapia-e-secondo-me-funziona/5021662/.

18 Daniele Donin. "Sognatori e viaggiatori: Dal deserto all'alba." *Roadbook* n. 14 outubro/novembro de 2019.

9

JEJUM, ALIMENTAÇÃO E CÂNCER DE PULMÃO

Pela contribuição e pela revisão deste capítulo, agradeço a Filippo De Braud, professor de Oncologia Médica e diretor da Escola de Especialização em Oncologia Médica da Universidade de Milão e diretor do Departamento de Oncologia Médica e Hematologia no Instituto Nacional de Tumores, em Milão. Agradeço também a Shadia Jalal, professora-associada de Medicina no Melvin and Bren Simon Cancer Center da Escola de Medicina da Universidade de Indiana, nos Estados Unidos; a Alessandro Laviano, professor-associado de Medicina Interna no Departamento de Medicina Translacional e de Precisão na Universidade La Sapienza, em Roma.

O câncer de pulmão: o que é e como é tratado

O câncer de pulmão é a primeira causa de morte por tumor nos países industrializados. Nos Estados Unidos, é a primeira causa de morte nos homens e superou o câncer de mama nas mulheres, liderando a classificação da mortalidade por câncer segundo a Sociedade Americana de Câncer. Sua incidência aumenta com a idade: no momento do diagnóstico, a idade média dos pacientes é de 60 a 70 anos.[1]

Quais são as causas e os fatores de risco de contrair esse tipo de câncer?

1) O tabagismo. Todo mundo sabe que o tabagismo é uma das principais causas do surgimento de câncer de pulmão. Segundo os dados dos Centros de Controle e Prevenção de Doenças (CDC), fumar mesmo que poucos cigarros por dia pode aumentar de 15 a 30 vezes a probabilidade de contrair a doença.[2] O risco começa a cair do quinto ano em que se parou de fumar, mas continua três vezes maior em relação ao de quem nunca mais fumou por 25 anos desde que parou, de acordo com um recente estudo publicado pelo *Journal of the National Cancer Institute* e realizado com mais de nove mil pessoas. Os não fumantes correm um risco maior se submetidos ao fumo passivo.[3]

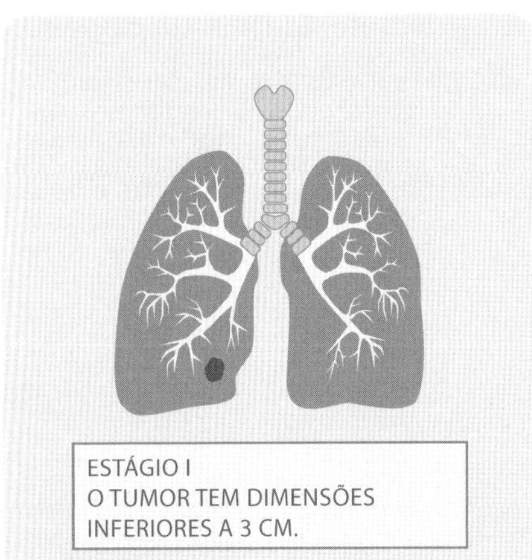

ESTÁGIO I
O TUMOR TEM DIMENSÕES INFERIORES A 3 CM.

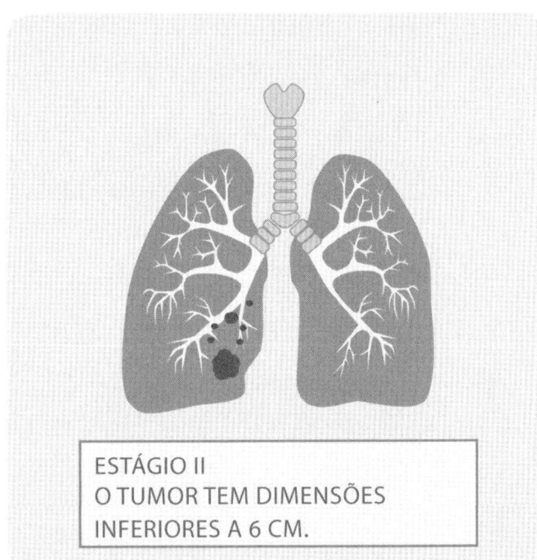

ESTÁGIO II
O TUMOR TEM DIMENSÕES INFERIORES A 6 CM.

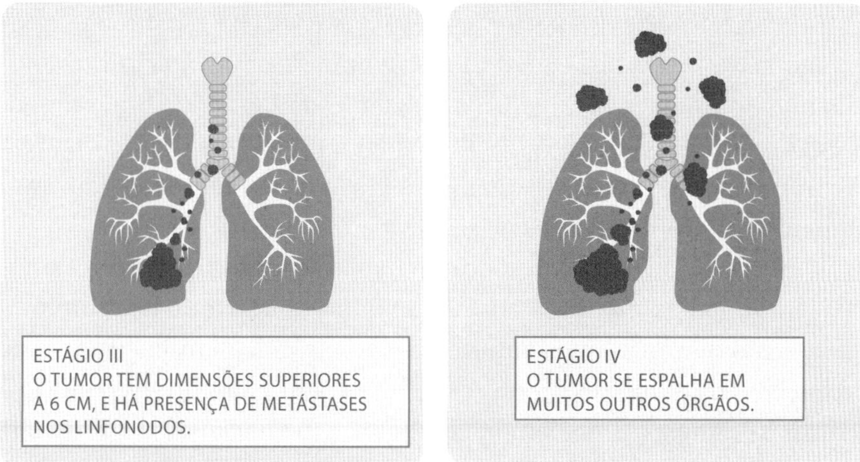

9.1. O câncer de pulmão pode se desenvolver em qualquer ponto dos dois órgãos, dando origem a uma massa que obstrui o fluxo adequado do ar. Nos estágios I e II, os tumores pulmonares são pequenos e costumam ser tratados com uma intervenção cirúrgica minimamente invasiva. O estágio III normalmente apresenta metástases nos linfonodos do tórax, enquanto o estágio IV se espalha em ambos os pulmões, ao redor deles e em órgãos distantes.

2) A exposição ao radônio. A IARC, International Agency for Research on Cancer [Agência Internacional de Pesquisa em Câncer], classificou o radônio, substância química radioativa que contamina o ar dos ambientes internos de todo o mundo, como um importante fator de risco que pode aumentar a incidência de câncer em fumantes. O radônio se encontra sobretudo no solo, de onde sai e se espalha no ambiente, acumulando-se nos espaços fechados, onde se torna perigoso.
3) A poluição atmosférica e a exposição a agentes tóxicos de origem industrial.[4]

Como relatam os Centros de Controle e Prevenção de Doenças, os tumores malignos no pulmão se dividem em dois grupos principais:

1) **Carcinoma pulmonar de células pequenas** (**CPCP**), correspondente a cerca de 15-20% dos casos.
2) **Carcinoma pulmonar de células não pequenas** (**CPCNP**), correspondente a cerca de 70% dos casos.

A maior parte dos pacientes cujo câncer não se espalhou para os linfonodos (estágios I e II) é submetida a uma intervenção cirúrgica minimamente invasiva. Em geral, os pacientes em estágio II que preenchem os requisitos para serem submetidos a tratamento após a cirurgia são tratados com quimioterapias à base de platina, que demonstraram aumentar as probabilidades de sobrevida.[5]

No estágio IIIA, a presença de metástases nos linfonodos do tórax geralmente comporta a adoção de quimioterapia ou de quimioterapia e radioterapia antes da intervenção cirúrgica em pacientes que preenchem os requisitos. O objetivo desse tratamento pré-operatório é reduzir as dimensões do tumor, combater a formação de micrometástases e potencializar os resultados da intervenção cirúrgica. O estágio IIIA do carcinoma pulmonar de células não pequenas varia, e as decisões sobre como tratá-lo deveriam envolver oncologia médica, cirurgia torácica e radioterapia.

Na maior parte dos casos, os estágios IIIB e IV são considerados inoperáveis. Os pacientes em estágio IIIB podem ser avaliados para um tratamento quimioterápico com radiações, seguido por uma eventual imunoterapia. Em geral, aos pacientes em estágio IV é prescrita uma terapia sistêmica, ou seja, que alcança todas as partes do corpo, mas a radioterapia também pode ser usada para controlar os sintomas e reduzir o sofrimento provocado no paciente pelo tumor primário ou pelas metástases (por exemplo, no caso de metástases ósseas), melhorando, assim, a qualidade de vida.[6]

Alguns anos depois da publicação de nossos primeiros trabalhos sobre o jejum e o câncer, recebi um telefonema do amigo de um famoso pesquisador de câncer que trabalhava em um hospital onde também se faz pesquisa e que havia sido diagnosticado com um câncer de pulmão. Ele não estava respondendo bem aos tratamentos e lhe restava pouco tempo de vida. Dei as informações necessárias para combinar o jejum com a quimioterapia, e, um ano depois, chegou a notícia de que o pesquisador as havia seguido, estava bem e tinha conseguido voltar a trabalhar. Após seis ou sete anos, interessei-me novamente por essa pessoa e me disseram que ainda estava vivo e bem. Infelizmente, ele morreu ao longo do oitavo ano do diagnóstico, mas talvez a combinação de jejum e imunoterapia que lhe havia sido administrada tenha feito uma grande diferença, se levarmos em conta que a sobrevida de cinco anos ao câncer de pulmão é de cerca de 10% dos casos e que sua expectativa de vida provavelmente seria muito inferior, uma vez que, no início, ele não respondia bem aos ciclos de quimioterapia. Uma sobrevida de oito anos após o diagnóstico de um câncer tão agressivo certamente é rara.

Outro importante ponto a favor da combinação da dieta que imita o jejum com outras terapias antitumorais é seu potencial para reduzir os efeitos colaterais e/ou fortalecer o paciente, fornecendo-lhe um instrumento para combater o tumor também com as próprias energias. Esses efeitos colaterais poderiam ser muito graves para alguns pacientes e até comprometer a vida de uma pequena parte deles. Um de meus colaboradores mais antigos morreu há alguns anos por causa dos efeitos colaterais de uma imunoterapia à qual se submetera para combater um tumor. Vale dizer que ainda não sabemos se a dieta que imita o jejum reduz os efeitos colaterais de uma terapia em especial, mas até o presente momento associamos em diversos estudos clínicos dietas que imitam o jejum à quimioterapia, à radioterapia, aos inibidores de quinase, à terapia hormonal e à imunoterapia. Na maioria dos casos, os oncologistas ou os estudos clínicos relataram uma melhora dos efeitos dos tratamentos e/ou uma redução dos efeitos colaterais após a combinação de terapia antitumoral e jejum/dieta que imita o jejum, mas enquanto não forem concluídos outros estudos clínicos não teremos condições de conhecer as consequências dessa combinação. Há onze anos, no caso do pesquisador com câncer de pulmão, ficou claro para todos, inclusive para o oncologista que trabalhava no mesmo hospital que ele, que não podíamos esperar novos estudos clínicos e que a indicação aprovada pelo oncologista foi de incluir o jejum e a dieta que imita o jejum na terapia. Portanto, diante da natureza agressiva dessa patologia, a dieta que imita o jejum deveria ser levada em consideração pelos pacientes e pelos oncologistas para o tratamento do câncer de pulmão, em combinação com os tratamentos convencionais.

O jejum, a dieta que imita o jejum e o câncer de pulmão: estudos de laboratório

Em nossas primeiras publicações, nas quais demonstrávamos que o jejum era capaz de aumentar significativamente a eficácia da quimioterapia usada para tratar diversos tipos de câncer em camundongos, ainda não nos havíamos ocupado do câncer de pulmão. Alguns anos depois, um grupo de pesquisadores suíços publicou um artigo sobre o uso do jejum combinado com a quimioterapia no tratamento de camundongos com dois tipos de câncer que afetam o pulmão: 1) o mesotelioma humano (ou seja, um tumor maligno no mesotélio, que costuma aparecer na cavidade torácica) e 2) o câncer de pulmão.[7] Uma das figuras publicadas no artigo mostrava efeitos realmente consideráveis, em consonância com os mostrados por nós nos casos do melanoma e do câncer de mama. Preocupando-se menos com o crescimento do tumor e buscando saber se os camundongos se curavam ou não do câncer, o artigo apresentava os seguintes resultados:

1) no caso do mesotelioma: a) nenhum dos camundongos que haviam sido submetidos à quimioterapia ou apenas ao jejum tinha se curado, enquanto b) quase 60% dos camundongos submetidos à quimioterapia com jejum tinha se curado (figura 9.2);
2) no caso dos camundongos com células tumorais extraídas de um paciente com câncer de pulmão: a) nenhum dos que haviam sido submetidos apenas à quimioterapia ou apenas ao jejum tinha se curado, enquanto b) quase 40% dos submetidos à quimioterapia com jejum tinha se curado (figura 9.2).

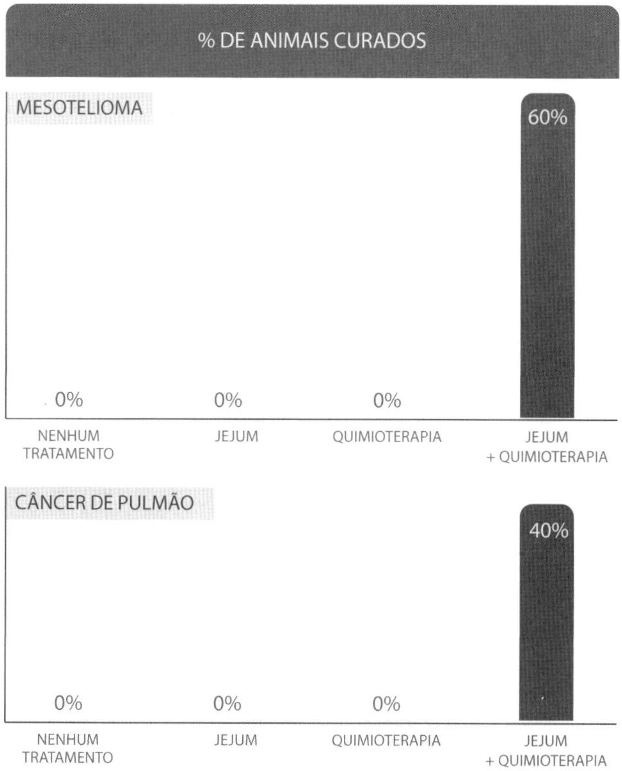

9.2. A regressão completa do tumor nos camundongos só é observada com o tratamento combinado (quimioterapia e jejum): em 60% dos animais com mesotelioma pleural; 2) em 40% dos animais com células de adenocarcinoma pulmonar (modificado por: Y. Shi *et al. BMC Cancer*, 2012).

Mais uma vez, o que funcionou do melhor modo não foi a antiga ideia alternativa de que se pode fazer o tumor "passar fome" apenas com o jejum nem os tratamentos-padrão sozinhos, mas a combinação das duas coisas, acompanhada pela compreensão do ponto de vista molecular de como se completam reciprocamente.

O jejum, a dieta que imita o jejum e inibidores de quinase

Alguns anos mais tarde, em colaboração com a Universidade de Gênova, demonstramos que o jejum também podia aumentar a eficácia do inibidor de quinase chamado crizotinibe contra as células do câncer de pulmão. O crizotinibe bloqueia sobretudo as proteínas produzidas pelos genes ALK e ROS1 (envolvidos na sinalização para as células e no crescimento delas) e, portanto, poderia bloquear o crescimento das células tumorais. Como os inibidores de quinase fazem parte de uma "terapia-alvo" e, por conseguinte, de um tipo de tratamento que tem como objetivo uma função muito específica da célula tumoral, esse estudo confirmava que o jejum e a dieta que imita o jejum podem ser usados em combinação com vários tipos de estratégias terapêuticas, e não apenas com a quimioterapia (figura 9.3).[8]

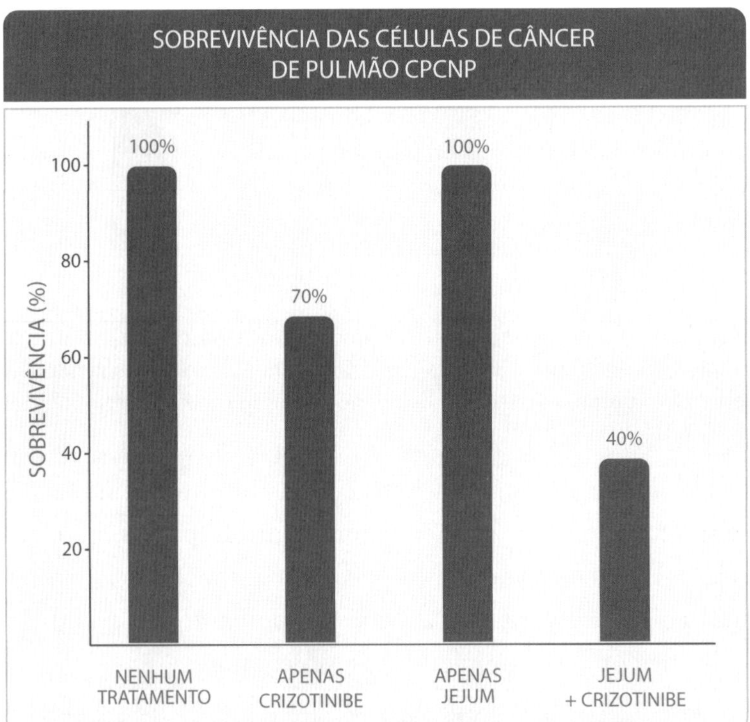

9.3. Combinado ao jejum, o medicamento crizotinibe, inibidor de quinases, diminui as células tumorais do câncer de pulmão de células não pequenas (CPCNP) de maneira mais eficaz em relação à ausência de tratamento e ao tratamento apenas com crizotinibe ou jejum (modificado por: Caffa *et al.*, *Oncotarget*, 2015).

O jejum, a dieta que imita o jejum, a vitamina C e o câncer de pulmão

Os inibidores de quinase descritos antes são menos tóxicos do que a quimioterapia ou do que a radioterapia, mas também podem provocar efeitos colaterais. Além disso, eles não induzem necessariamente a morte das células tumorais, mas podem bloquear seu crescimento. Como expliquei nos capítulos anteriores, aproveitando nossos conhecimentos sobre a diferença entre células saudáveis e células tumorais, poderíamos usar medicamentos que não apenas não são tóxicos, mas que teriam até mesmo um efeito de proteção para os pacientes. Como descrevi no capítulo dedicado ao câncer colorretal, em meu laboratório no IFOM, Maira Di Tano combinou o uso da vitamina C com a dieta que imita o jejum, ambas conhecidas por sua capacidade de proteger contra o envelhecimento e o dano celular, no tratamento de câncer de pulmão. Maira mostrou que o jejum e a dieta que imita o jejum mais a vitamina C eram muito eficazes na supressão de diversos tipos de células do câncer de pulmão (figura 9.4). Como demonstrei antes a respeito do uso apenas da quimioterapia ou apenas do jejum/da dieta que imita o jejum, também no caso da vitamina C e do jejum/da dieta que imita o jejum, a adoção de uma das duas estratégias provoca um ligeiro aumento da supressão das células do câncer de pulmão; porém, se aplicadas juntas, elas se revelam muito eficazes, pois matam as células tumorais sem danificar as saudáveis. Cabe dizer que isso se verificou apenas quando as células tumorais pertenciam a um tipo específico, mas muito difundido: as com mutação no gene KRAS.[9]

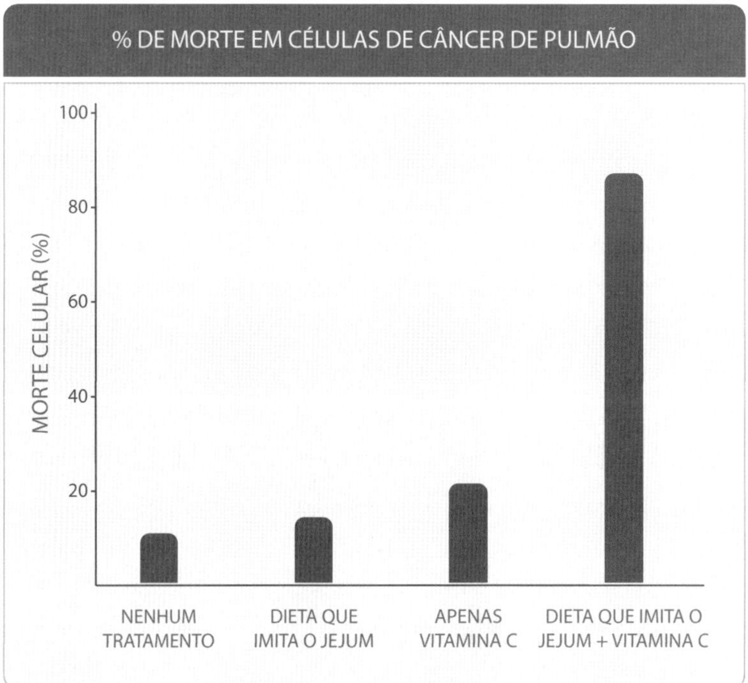

9.4. A combinação de jejum e vitamina C aumenta a morte das células de câncer de pulmão com mutação no gene KRAS (modificado por: Di Tano *et al.*, *Nature Communications*, 2020).

O jejum, a dieta que imita o jejum, a imunoterapia e o câncer de pulmão

Como já visto neste livro, atualmente a imunoterapia e, portanto, o uso de medicamentos para estimular o ataque do sistema imunológico às células tumorais é um dos tratamentos mais promissores. Contudo, a maior parte dos pacientes não responde a ela, e grande parte dos que respondem não se cura. Sem dúvida, muitos laboratórios estão trabalhando para tornar a imunoterapia mais eficaz contra o câncer e aplicável a um número maior de pacientes, e muitas estratégias começam a se mostrar promissoras. Não é de surpreender que, como visto nos capítulos anteriores, entre elas estejam o jejum e a dieta que imita o jejum, que, combinadas à quimioterapia já em 2016 se mostraram eficazes para orientar o sistema imunológico a combater o câncer de mama e o melanoma em camundongos.[10]

Uma das imunoterapias mais eficazes é aquela em que se usam medicamentos que bloqueiam a proteína PD-1, encontrada em um tipo de células imunológicas chamadas "células T". Normalmente, a PD-1 impede que as células imunológicas ataquem outras células do mesmo indivíduo. A imunoterapia retira essa proteção das células do câncer. Na prática, os medicamentos estimulam o sistema imunológico a atacar as células tumorais, embora pertençam à mesma pessoa. Essa estratégia é limitada pelo fato de que os medicamentos imunoterápicos não são específicos contra as células tumorais; portanto, as células imunológicas podem atacar tanto as células tumorais quanto as saudáveis. A teoria e os estudos de laboratório e clínicos nos levam a sustentar que o jejum e a dieta que imita o jejum são tóxicos apenas em relação às células tumorais, e não às saudáveis, mas, para podermos demonstrar isso de maneira definitiva, precisamos de estudos clínicos com amostras mais amplas, pois é possível que, em alguns casos, o jejum e a dieta que imita o jejum levem as células imunológicas a atacar também as células saudáveis.

Isso nos leva à pergunta que, entre muitas outras, fizemos a nós mesmos: o que acontece quando se combina o jejum ou a dieta que imita o jejum com a imunoterapia? Será que o jejum/a dieta que imita o jejum pode tornar a imunoterapia mais tóxica em relação às células tumorais e menos tóxica para as normais? A primeira demonstração dessa hipótese foi fornecida pelo laboratório de Rubén Pío, na Universidade de Navarra, na Espanha, onde o jejum foi combinado com um medicamento anti-PD-1. De acordo com o que sabemos, o medicamento anti-PD-1 sozinho não funcionou contra o câncer de pulmão em camundongos.[11] Os tumores cresciam com a mesma rapidez, usando-se ou não a imunoterapia. No entanto, quando os camundongos foram submetidos ao jejum por vários dias, em combinação com a imunoterapia, não apenas o tumor parou de crescer, mas também 50% deles pareciam ter se curado do câncer, uma vez que sobreviveram por vários meses, enquanto a expectativa era de que as células tumorais que haviam sobrevivido crescessem, provocando a morte dos animais (figura 9.5).

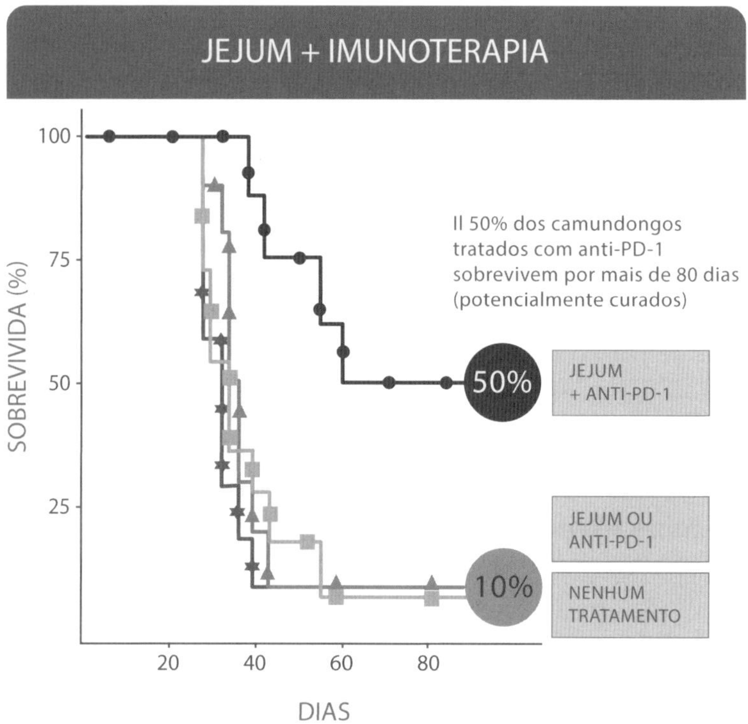

9.5. Em combinação com a imunoterapia (medicamento anti-PD-1), o jejum permite a sobrevida de 50% dos camundongos com câncer de pulmão, sem sinais de câncer por, pelo menos, 80 dias e, portanto, potencialmente curados (modificado por: Ajona *et al.*, *Nature Cancer*, 2020).

Nós também não tardaremos em publicar nossas pesquisas sobre a eficácia da dieta que imita o jejum, combinada com diversos medicamentos imunoterápicos na luta contra diferentes tipos de câncer, mas já posso antecipar aqui que funcionou muito bem, embora não seja um método tão simples como se poderia pensar. É extremamente importante determinar corretamente os prazos de administração da dieta que imita o jejum em relação aos medicamentos da imunoterapia, assim como combinar diversos medicamentos imunoterápicos com a dieta que imita o jejum para se conseguir os melhores resultados. Trata-se de uma combinação muito promissora, e creio que, se os estudos clínicos o confirmarem, tenha potencial para se tornar um tratamento associado ao padrão para muitos tipos de câncer. Como eu já disse, será muito importante verificar se, além da contribuição para suprimir as células tumorais, a dieta que imita o jejum também ajuda a reduzir o ataque do sistema imunológico às células e aos órgãos saudáveis, atenuando, assim, os efeitos colaterais, sobretudo os que põem em risco a vida dos pacientes.

O jejum, a dieta que imita o jejum e o câncer de pulmão: estudos clínicos

Entre os dez pacientes do nosso primeiro trabalho clínico sobre jejum e tumores, havia uma única paciente com câncer de pulmão, precisamente um carcinoma pulmonar de células não pequenas, pouco diferenciado em estágio IV[12] e que se havia estendido para os ossos, o fígado, o baço e o pâncreas.

1) A paciente recebeu os quimioterápicos docetaxel (75 mg/m2) e carboplatina (540 mg/m2) a cada 21 dias. Durante os cinco primeiros ciclos de quimioterapia, ela se alimentou normalmente e perdeu cerca de 1,8 quilo após cada ciclo, para voltar ao peso normal apenas cerca de três semanas após cada ciclo. Os outros efeitos colaterais compreendiam fortes espasmos musculares, fadiga, torpor, facilidade para apresentar hematomas e problemas intestinais.
2) Durante o sexto ciclo, a paciente jejuou 48 horas antes e 24 horas depois da quimioterapia. Perdeu cerca de 2,7 quilos, mas, dessa vez, recuperou o peso normal em dez dias. À diferença do que ocorrera após os ciclos anteriores, manifestou apenas um ligeiro cansaço e fraqueza.

Os efeitos colaterais relatados pela paciente foram consideravelmente reduzidos quando a quimioterapia foi administrada junto a um jejum de 72 horas (figura 9.6). No ciclo em que jejuou, a paciente relatou ter recuperado as forças com mais rapidez em comparação com os ciclos anteriores e, apenas três dias depois de ter recebido a quimioterapia, fez um passeio de quase cinco quilômetros. A última ecografia, realizada seis meses após o fim dos ciclos de quimioterapia, mostrou que a massa principal do câncer de pulmão havia permanecido estável, enquanto a atividade da patologia no baço e no fígado havia caído em relação ao período anterior à administração das quimioterapias.

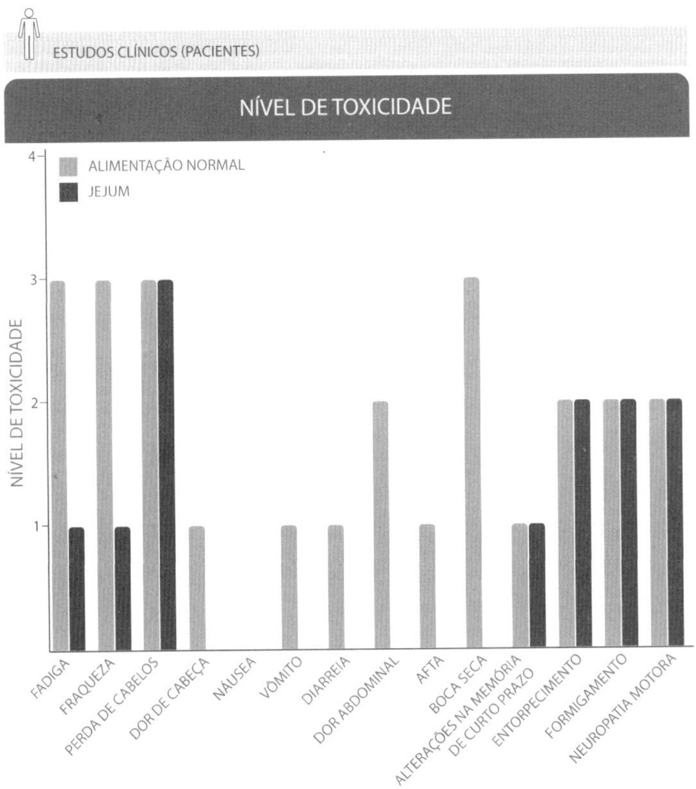

9.6. Os efeitos colaterais da quimioterapia em uma paciente com câncer de pulmão em estágio IV (estágio avançado) parecem mais fortes durante os primeiros ciclos de quimioterapia, quando a paciente não jejuou (barras cinza à esquerda) do que durante os ciclos posteriores, quando jejuou em combinação com a quimioterapia (barras mais escuras à direita). Em alguns casos, não houve efeitos colaterais (por exemplo, náusea). Os níveis de toxicidade variam de 0 a 4, ou seja, de nenhuma toxicidade a uma toxicidade muito alta (modificado por: Safdie *et al.*, *Aging*, 2009).

Esse e outros casos de pacientes com câncer de pulmão, submetidos a uma combinação de dieta que imita o jejum e tratamentos de diversos tipos, que são objeto de estudos clínicos em curso, indicam que essa abordagem que associa ciclos de dieta que imita o jejum e terapias-padrão geralmente é segura e promissora.

A isso se acrescenta o fato de que diversos estudos clínicos abordaram o papel do jejum e da dieta que imita o jejum, ou dos níveis de glicose no sangue, em combinação com as terapias-padrão do câncer de pulmão. Por exemplo, Luo e seus colegas analisaram 342 pacientes com carcinoma pulmonar de células não pequenas e notaram que aqueles com níveis de glicemia (glicose, ou seja, açúcares no sangue) superiores a 126 mg/dl em jejum tinham um risco 69% maior de morte em comparação com os que apresentavam um índice glicêmico normal (inferior a 99 mg/dl).[13] Embora esse caso não trate de um estudo sobre os efeitos do jejum e da dieta que imita o jejum sobre a progressão do câncer de pulmão, sabemos que: 1) em camundongos, o jejum e a dieta que imita o jejum podem ter fortes efeitos antitumorais e levar até mesmo à cura e à sobrevida; 2) como foi constatado em diversos estudos clínicos em seres humanos, ciclos de dieta que imita o jejum podem reduzir a glicemia em jejum e, em muitos pacientes, baixá-la até níveis normais. Por conseguinte, os ciclos de jejum poderiam ter efeito sobre a mortalidade dos pacientes com câncer de pulmão, em parte reduzindo os níveis de glicemia. Naturalmente, é necessário demonstrar isso mediante amplos estudos clínicos randomizados.

De todo modo, há que se ter em mente que o impacto da glicose no sangue de pacientes com câncer de pulmão é controverso. Porém, Jin-Rong Yang e seus colaboradores demonstraram há pouco tempo que, em pacientes com câncer de células não pequenas, os níveis de glicose inferiores a 91 mg/dl estavam associados a um risco maior de morte em comparação com pacientes com níveis de glicose mais altos.[14] Estamos diante de outro exemplo de como os tratamentos oncológicos, mas também as condições de saúde dos pacientes, independentemente do câncer, são problemas complexos e, para serem administrados da melhor maneira, deveriam envolver uma equipe de especialistas. Nossa colaboradora Shadia Jalal, oncologista que contribuiu para a redação deste capítulo, está conduzindo na Universidade de Indiana um estudo clínico no qual se combinam quimioterapia, imunoterapia e dieta que imita jejum no tratamento do carcinoma pulmonar de células não pequenas (https://clinicaltrials. gov/ct2/show/NCT03700437). Estamos ansiosos para testar essa combinação tão promissora, que deu resultados realmente importantes nos estudos com camundongos.

Outras terapias nutricionais e o câncer de pulmão: a dieta cetogênica

As dietas cetogênicas são ricas em gorduras e pobres em carboidratos. Não faz muito tempo, elas foram objeto de estudo em combinação com os tratamentos-padrão, tanto em modelos animais quanto em seres humanos, sobretudo no que se refere aos tumores no cérebro. Ao examinarmos o estudo clínico que estou para apresentar, veremos, porém, que para os pacientes com carcinoma pulmonar de células não pequenas em fase local avançada é difícil seguir esse tipo de dieta enquanto são submetidos à radioterapia e à quimioterapia. Como consequência, a tolerância é baixa.

Um grupo de pesquisadores da Universidade de Iowa iniciou a primeira fase de um estudo clínico para estabelecer a tolerabilidade de uma dieta cetogênica combinada com radioterapia e quimioterapia por cerca de seis semanas em pacientes com carcinoma pulmonar de células não pequenas, localmente avançado, em pacientes inoperáveis em estágio III (o câncer se espalhara para os linfonodos ou para órgãos ou tecidos próximos) e em pacientes em estágio IV (câncer de pulmão com um número limitado de lesões e metástases).[15]

Nessa dieta cetogênica, 90% das calorias eram provenientes de gorduras, 8% de proteínas e 2% de carboidratos. Todas as refeições eram fornecidas pela Metabolic Kitchen da universidade. Sete pacientes foram submetidos ao estudo: 1) dois o completaram; 2) quatro não conseguiram continuar a dieta cetogênica durante o tratamento por dificuldade em respeitá-la, prisão de ventre, fadiga, inchaço e náusea; 3) um apresentou um efeito adverso importante (níveis anormais de ácido úrico no sangue) e foi afastado do estudo.

Esse exemplo indica que as dietas cetogênicas com teores muito elevados de gorduras e muito baixos de carboidratos podem ser difíceis de seguir e até provocar graves efeitos colaterais. Isso não exclui a possibilidade de se levar em consideração versões menos extremas desse tipo de dieta, a serem seguidas cotidianamente de maneira alternada. Como já afirmei antes, penso que, quando o paciente responde mal ou quando se prevê que responderá mal às terapias-padrão, oncologistas e nutricionistas deveriam considerar alternar a dieta da longevidade, uma versão menos extrema da dieta cetogênica, e a dieta que imita o jejum, minimizando a perda de massa muscular e a fragilidade nos pacientes em tratamento para tumores muito agressivos, como o de pulmão.

Em 2014, realizou-se no México um estudo randomizado, centrado nos parâmetros nutricionais, clínicos e inflamatórios, bem como na qualidade de vida de pacientes com carcinoma pulmonar de células não pequenas, submetidos a quimioterapia. Os pesquisadores compararam duas estratégias alimentares semelhantes, mas que diferiam pela presença, em uma das duas, de um suplemento por via oral de EPA, tipo de ácido graxo ômega 3.

Foram submetidos ao estudo 92 pacientes entre 18 e 80 anos, todos com carcinoma pulmonar de células não pequenas em diversos estágios: 1) estágio IIIB, em que o câncer havia se espalhado para os linfonodos acima da clavícula ou do lado oposto do tórax; 2) estágio IV, em que o câncer tinha se espalhado pelo outro pulmão ou por outras áreas do corpo. Os pacientes foram subdivididos em dois grupos. Em relação ao grupo que não recebia o EPA, os pacientes aos quais era administrado o suplemento relataram melhoras significativas na composição corporal, menos fadiga, menos perda de apetite e menos neuropatia, entendida como uma disfunção de um ou mais nervos, que provoca dores, fraqueza muscular, entorpecimento ou formigamento na área afetada.

O resultado final do estudo foi que a administração do EPA podia melhorar a qualidade de vida.[16] De todo modo, vale lembrar que, do ponto de vista da resposta aos tratamentos e à sobrevida à doença, não foi detectada nenhuma diferença entre os dois grupos.

A presença de níveis mais elevados de 25-hidroxivitamina D (25(OH)D) no soro está associada à maior sobrevida ao carcinoma pulmonar de células não pequenas, mas esse dado é fruto de estudos observacionais e, portanto, não é possível determinar se níveis mais baixos dessa vitamina são realmente determinantes para a recidiva e a progressão do tumor.

Em um estudo duplo-cego randomizado, realizado em 2018 no Japão, 155 pacientes com carcinoma pulmonar de células não pequenas receberam, por um ano inteiro, vitamina D (1.200 UI/dia) ou um placebo, mais para efeito psicológico do que fisiológico, depois de terem sido submetidos a cirurgia. Em seguida, essas pessoas foram acompanhadas por cerca de três anos. Os pesquisadores queriam entender se esse suplemento poderia aumentar as probabilidades de sobrevida dos pacientes com câncer de pulmão.[17] Quando restringiram a análise ao subgrupo com adenocarcinoma em estágio inicial (o tumor que se origina nas células secretoras das glândulas) com baixos níveis de 25(OH)D, também conhecido como calcidiol, o grupo que recebeu a vitamina D mostrou uma sobrevida melhor, de cinco anos sem recidivas, ou seja, sem que o tumor voltasse a aparecer (86% contra 50%), e uma sobrevida global melhor (91% contra 48%) em relação ao grupo que havia ingerido placebo.

No restante deste capítulo, incluímos a história de uma paciente com câncer de pulmão.

História de uma paciente e de sua experiência

Maggie Jones

"Eu me chamo Maggie Jones e, uma semana antes de completar 40 anos, mudei-me de Los Angeles para Hong Kong para iniciar um novo trabalho. Exatamente um mês depois, em outubro de 2018, fui diagnosticada com um carcinoma pulmonar de células não pequenas em estágio IVB, com metástases no cérebro e em um olho, bem como em diversos linfonodos no tórax e no pescoço, seguidas por outras metástases no cérebro, no fígado e no abdômen. Naquela época, a expectativa média de vida após os tratamentos era de seis a oito meses, e a taxa de cinco anos de sobrevida era inferior a 1%. Praticamente zero.

"Entrei em desespero. Por alguns dias. Depois, comecei a olhar ao meu redor e decidi que uma catástrofe como aquela não poderia acontecer logo comigo. As pessoas sobrevivem. Mil é pouco mais de 0% de um milhão. Pensei que deveria apenas assumir o controle do que eu podia controlar.

"No fim de semana seguinte ao diagnóstico, jejuei por 24 horas e, quando voltei a me alimentar, adotei uma dieta cetogênica à base de vegetais, centrada em verduras orgânicas cruas e azeite.

"Deparei-me com algumas pesquisas conduzidas pelo professor Valter Longo sobre o jejum e comecei a praticar uma vez por mês um jejum à base de água por 80 horas.

"Em novembro de 2018, após a primeira radiocirurgia no cérebro para a remoção de dois tumores, por três semanas tive fraqueza, tremores, sudorese e vômitos. Em abril de 2019, após a segunda radiocirurgia para a remoção de mais dois tumores, em poucos dias voltei a trabalhar: eu havia praticado o jejum à base de água por três dias antes da operação.

"Passaram-se dois anos e meio daquele diagnóstico e um ano desde que recebi a notícia que dizia: 'Não há sinais de doença'. Fico muito feliz por ainda estar *cancer free*, ou seja, livre do câncer, mas depois dos tratamentos apresentei danos cerebrais. Para mim, o jejum é um instrumento vital para combater os efeitos adversos dos muitos tratamentos que enfrentei e de meu cérebro inchado e necrótico.

"Fundei a empresa cancerV.me, cuja missão é difundir o conhecimento sobre essas terapias que salvam vidas e se baseiam no metabolismo, e sobre o modo de implementá-las. Meu próximo documentário se intitula *CANCEREVOLUTION* e promove a pesquisa do professor Longo sobre alimentação e tumores, justamente porque entre os princípios defendidos por ele estão os que salvaram minha vida."

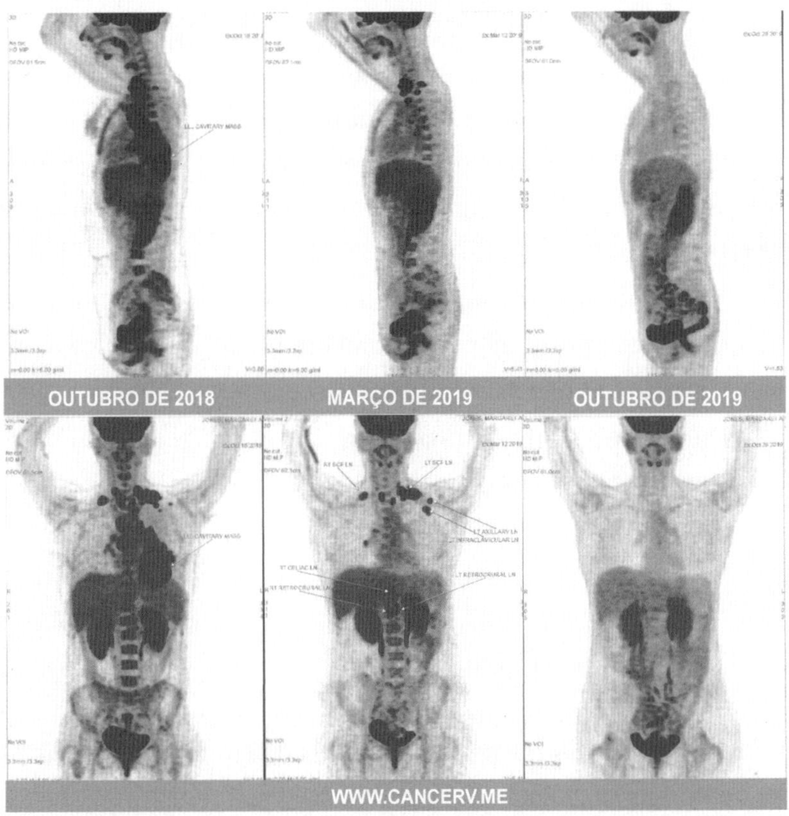

9.7. Digitalização da tomografia computadorizada de Maggie, de outubro de 2018 a outubro de 2019.

Resumo da terapia do câncer de pulmão

- Tratamento oncológico-padrão (quimioterapia, radioterapia, imunoterapia, terapia-alvo etc.).
- Falar com o próprio oncologista para combiná-lo com uma dieta que imita o jejum.
- Entre um tratamento e outro, manter a dieta da longevidade (ver o capítulo sobre a prevenção).
- Se não for suficiente, falar com o próprio oncologista e o dietista para associar a dieta que imita o jejum e a dieta da longevidade a uma dieta cetogênica de baixo teor proteico, baseada em vegetais e peixes, assegurando-se de que ela não influa negativamente sobre a massa muscular nem sobre a função imunológica.
- Em caso de desnutrição, falar com o próprio oncologista para considerar a adoção de um suplemento de vitamina D e ácidos graxos ômega 3. Ver também o Apêndice 1.
- Jejuar por 13-14 horas por dia (por exemplo, comer das 8 às 18) durante o tratamento, buscando manter a massa muscular em condições normais.
- Manter o peso corporal dentro do normal.
- Ser fisicamente ativo e praticar exercício físico, consultando o oncologista.
- Tentar manter o ângulo de fase (indicador da funcionalidade muscular) acima dos 5 graus com treinamento da força muscular, por exemplo seguindo os exercícios presentes no site da Fundação Valter Longo (www.fondazionevalterlongo.org, seção "Permanecer jovem e saudável/Exercício e longevidade"), todos os dias ou, pelo menos, de três a quatro vezes por semana por 30-40 minutos.

Atenção: Os dados descritos neste livro foram obtidos em animais ou em estudos clínicos ainda não conclusivos. Portanto, é aconselhável iniciar ciclos da dieta que imita o jejum APENAS após a avaliação e sob a supervisão do próprio médico especialista e, de preferência, do oncologista. Isso também permitirá prevenir a desnutrição, fator prognóstico negativo nas patologias agudas e crônicas.

A pesquisa sobre o câncer dá passos de gigante, mas as terapias destinadas aos pacientes que sofrem dessa doença avançam muito mais devagar. Por essa razão, creio que seja necessária uma nova abordagem das terapias oncológicas, nas quais o oncologista lidere uma equipe que inclua médicos especializados em medicina integrativa, biólogos moleculares, nutricionistas e, quando possível, psicólogos, a fim de fornecer terapias personalizadas aos pacientes, sobretudo aos que não respondem às terapias-padrão. O objetivo dessas "equipes oncológicas" deveria ser tratar o tumor ou bloquear sua progressão, mas também prevenir os efeitos colaterais e os danos às células, aos sistemas e aos órgãos saudáveis. A clínica Longevity and Healthspan, da Fundação Create Cures (www.createcures.org), nos Estados Unidos, e a Fundação Valter Longo (www.fondazionevalterlongo.org), na Itália, são especializadas na assistência a pacientes e oncologistas, com o objetivo de complementar a abordagem-padrão com intervenções inovadoras e integrativas, munidas de sólidas bases científicas e centradas na nutrição e na biologia molecular do tumor, mas também na capacidade natural do corpo humano de combater o câncer e outras patologias. A missão dessas fundações é oferecer a todos a possibilidade de viver com saúde e por mais tempo. Por essa razão, oferecem assistência gratuita a quem sofre de câncer e de outras patologias em estágio avançado, mas que, do contrário, não poderia permitir-se esses tratamentos integrativos.

Notas

1 American Cancer Society. "Key Statistics for Lung Cancer." Última revisão: 12 de janeiro de 2021. https://www.cancer.org/cancer/lung-cancer/about/key-statistics.html.

2 Centers for Disease and Control Prevention. "What are the Risk Factors for Lung Cancer." Última revisão: 22 de setembro de 2020. https://www.cdc.gov/cancer/lung/basic_info/risk_factors.htm.

3 P. Jha, "The Hazards of Smoking and the Benefits of Cessation: A Critical Summation of the Epidemiological Evidence in High-Income Countries." *eLife*. 2020. DOI:10.7554/eLife.49979.

4 American Cancer Society. "Lung Cancer Risk Factors". Última revisão: 2 de outubro de 2019. https://www.cancer.org/cancer/lung-cancer/causes-risks-prevention/risk-factors.html.

5 Ref. Pirker R. "Adjuvant Chemotherapy in Patients with Completely Resected Non-Small Cell Lung Cancer." *Translational Lung Cancer Research*, 2014;3(5):305-310. DOI:10.3978/j.issn.2218-6751.2014.09.13.

6 Centers for Disease and Control Prevention. "What are the Risk Factors for Lung Cancer." *Ibid.*

7 Y. Shi, E. Felley-Bosco, T. M. Marti, K. Orlowski, M. Pruschy, R. A. Stahel. "Starvation-Induced Activation of ATM/Chk2/P53 Signaling Sensitizes Cancer Cells to Cisplatin." *BMC Cancer*, 2012. DOI: 10.1186/1471-2407-12-571. PMID: 23211021; PMCID: PMC3527202.

8 I. Caffa, V. D'Agostino, P. Damonte, D. Soncini, M. Cea, F. Monacelli, P. Odetti, A. Ballestrero, A. Provenzani, V. D. Longo, A. Nencioni. "Fasting Potentiates the Anticancer Activity of Tyrosine Kinase Inhibitors by Strengthening MAPK Signaling Inhibition." *Oncotarget*, 2015. DOI: 10.18632/oncotarget.3689. PMID: 25909220; PMCID: PMC4494907.

9 M. Di Tano, F. Raucci, C. Vernieri, I. Caffa, R. Buono, M. Fanti, S. Brandhorst, G. Curigliano, A. Nencioni, F. De Braud, V. D. Longo. "Synergistic Effect of Fasting-Mimicking Diet and Vitamin C Against

KRAS Mutated Cancers." *Nature Communications*, 2020. DOI: 10.1038/s41467-020-16243-3. PMID: 32393788; PMCID: PMC7214421.

10 S. Di Biase, C. Lee, S. Brandhorst, B. Manes, R. Buono, C. W. Cheng, M. Cacciottolo, A. Martin-Montalvo, R. de Cabo, M. Wei, T. E. Morgan, V. D. Longo. "Fasting-Mimicking Diet Reduces HO-1 to Promote T Cell-Mediated Tumor Cytotoxicity." *Cancer Cell*, 2016. DOI: 10.1016/j.ccell.2016.06.005. PMID: 27411588; PMCID: PMC5388544.

11 D. Ajona, S. Ortiz-Espinosa, T. Lozano *et al.* "Short-Term Starvation Reduces IGF-1 Levels to Sensitize Lung Tumors to PD-1 Immune Checkpoint Blockade." *Nature Cancer*, 2020. https://doi.org/10.1038/s43018-019-0007-9.

12 F. M. Safdie, T. Dorff, D. Quinn, L. Fontana, M. Wei, C. Lee, P. Cohen, V. D. Longo. "Fasting and Cancer Treatment in Humans: A Case Series Report." *Aging*, 2009. DOI: 10.18632/aging.100114. PMID: 20157582; PMCID: PMC2815756.

13 J. Luo, Y. J. Chen, L. J. Chang. "Fasting Blood Glucose Level and Prognosis in Non-Small Cell Lung Cancer (NSCLC) Patients." *Lung Cancer*, 2012. DOI: 10.1016/j.lungcan.2011.10.019. Epub 2011 Nov 22. PMID: 22112292.

14 Yang, Jin-Rong *et al.* "Fasting blood glucose levels and prognosis in patients with non-small-cell lung cancer: a prospective cohort study in China." *OncoTargets and therapy* vol. 12 5947-5953. 23 Jul. 2019. DOI:10.2147/OTT.S210103.

15 A. Zahra, M. A. Fath, E. Opat, K. A. Mapuskar, S. K. Bhatia, D.C. Ma, S. N. Rodman III, T. P. Snyders, C. A. Chenard, J. M. Eichenberger-Gilmore, K. L. Bodeker, L. Ahmann, B. J. Smith, S. A. Vollstedt, H. A. Brown, T. A. Hejleh, G. H. Clamon, D. J. Berg, L. I. Szweda, D. R. Spitz, J. M. Buatti, B. G. Allen. "Consuming a Ketogenic Diet while Receiving Radiation and Chemotherapy for Locally Advanced Lung Cancer and Pancreatic Cancer: The University of Iowa Experience of Two Phase 1 Clinical Trials." *Radiation Research*, 2017. DOI: 10.1667/RR14668.1. Epub 2017 Apr 24. PMID: 28437190; PMCID: PMC5510645.

16 K. Sánchez-Lara, J. G. Turcott, E. Juárez-Hernández, C. Nuñez-Valencia, G. Villanueva, P. Guevara, M. De la Torre-Vallejo, A. Mohar, O. Arrieta. "Effects of an Oral Nutritional Supplement Containing Eicosapentaenoic Acid on Nutritional and Clinical Outcomes in Patients with Advanced Non-Small Cell Lung Cancer: Randomised Trial." *Clinical Nutrition*, 2014. DOI: 10.1016/j.clnu.2014.03.006. Epub 2014 Apr 4. PMID: 24746976.

17 *Ibid.*

10

JEJUM, ALIMENTAÇÃO E TUMORES DO SANGUE

Pela leitura e pelos conselhos relativos a este capítulo, agradeço a Alessandro Laviano, professor-associado de Medicina Interna no Departamento de Medicina Translacional e de Precisão da Universidade La Sapienza, em Roma.

Os tumores do sangue: o que são e como são tratados

Os tumores do sangue têm origem em células sanguíneas e, em geral, são o resultado de erros durante a produção das próprias células. Em todo o mundo, contam-se mais de um milhão de novos casos por ano, que podem afetar tanto adultos quanto crianças.[1] As formas mais difundidas desse tipo de câncer são:

1) **leucemia**: células sanguíneas anômalas partem do tecido que produz o sangue, como a medula óssea, e entram no sistema circulatório;

2) **linfoma**: tumor que parte dos linfócitos do sistema imunológico;
3) **mieloma**: tumor que parte dos glóbulos brancos que produzem os anticorpos. Como os anticorpos são proteínas produzidas pelo sistema imunológico para proteger o corpo contra substâncias e organismos estranhos (os chamados "antígenos"), esse tipo de câncer pode alterar o funcionamento normal do sistema imunológico.

Além desses, a categoria dos tumores do sangue compreende mais de 60 tipos diferentes de patologias, cada qual dotado de características clínicas, percursos terapêuticos e evoluções.

A escolha do tratamento primário a ser utilizado para combater um câncer de sangue depende de muitos fatores, como as características específicas do tumor, a idade, a saúde geral do paciente etc.

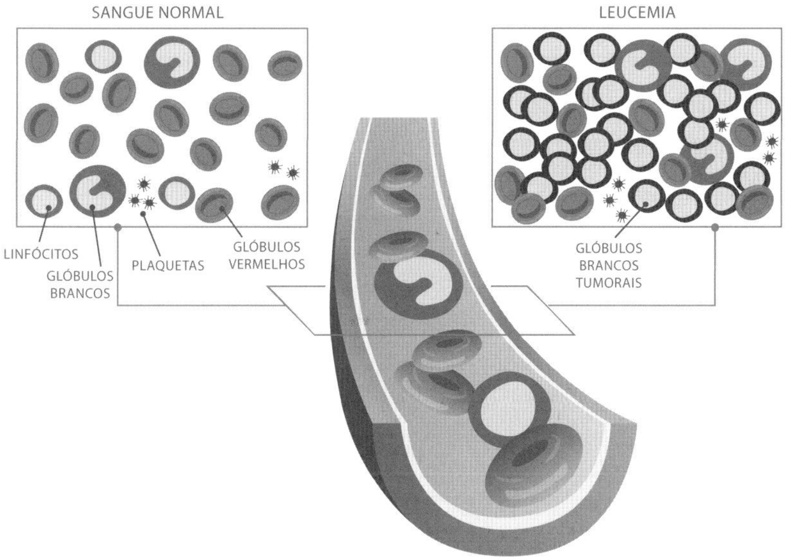

10.1. Os tumores do sangue surgem na medula óssea, onde se formam as células sanguíneas (glóbulos vermelhos, plaquetas e glóbulos brancos, incluídos os monócitos, os linfócitos e os neutrófilos) para combater as infecções e gerar novas células do sangue. Se estas acumularem danos no DNA, poderão crescer sem controle e causar um câncer de sangue, interrompendo, assim, suas funções normais.

A quimioterapia ainda é o tratamento primário e, muitas vezes, assim como a radioterapia, é administrada antes de um transplante de medula óssea, pois tanto a quimioterapia quanto a radioterapia danificam a medula óssea, da qual derivam as células da leucemia, e o transplante permite dar ao paciente células-tronco saudáveis, provenientes de um doador compatível, ou utilizando as próprias. Entre os tratamentos de tumores do sangue também está a imunoterapia, que utiliza o sistema imunológico para combater o câncer. Por fim, existem algumas terapias-alvo farmacológicas que se concentram em anomalias específicas, presentes no interior das células tumorais, e as bloqueiam.[2]

Em 2012, recebi certo dia um e-mail de Woody Wright, que trabalhava no prestigioso Southwestern Medical Center da Universidade do Texas. Eu conhecia Woody havia tempos, mas tínhamos nos falado poucas vezes. Ele se tornara famoso no campo do envelhecimento em virtude de seus estudos pioneiros sobre o papel dos telômeros, a parte final dos cromossomos, e sobre o que é chamado de "limite de Hayflick", ou seja, o limite da capacidade das células humanas de gerar outras células idênticas a elas. Com seus colegas do Southwestern Medical Center, ele havia postulado que esse limite teria um papel crucial no processo de envelhecimento. Em outras palavras, ele sustentava que deixamos de produzir novas células também porque os telômeros se reduzem e, quando se tornam muito curtos, enviam à célula a mensagem para que interrompa sua divisão e a produção de novas células. Lembrei-me de que, em um congresso, Woody me fizera muitas perguntas sobre nosso trabalho centrado no jejum, na dieta que imita o jejum e nos tumores. Como ele também era um pesquisador respeitável na área oncológica, não dei àquelas perguntas um significado particular, até receber o e-mail no qual ele me revelava que, alguns dias antes, havia sido diagnosticado com um mieloma múltiplo.

Ele soubera da doença seis anos antes, quando uma de suas vértebras cervicais se havia rompido. Tratara-se com radioterapia e, posteriormente, com lenalidomida (Revlimid), medicamento que reduz o fluxo sanguíneo para as células tumorais, promovendo sua morte. Por três anos, as terapias funcionaram, mas, a certa altura, suas células tumorais se tornaram resistentes ao tratamento. O oncologista lhe prescrevera um coquetel de medicamentos, que funcionou por alguns meses, mas as células tumorais desenvolveram uma resistência também a eles. Entre os fármacos que lhe haviam sido prescritos estava a dexametasona. Alguns anos depois, com base em estudos que realizamos com camundongos, postulamos que esse medicamento promoveria efeitos colaterais devidos a um aumento da glicemia (como já explicado, o nível de glicose, ou seja, de açúcares, no sangue), que, entre outras coisas, pode contribuir para o crescimento das células tumorais. Não era de surpreender que a dexametasona provocasse efeitos colaterais persistentes em Woody. Desse modo, ele, seu oncologista do Hospital Oncológico de Harvard e eu redigimos um relatório sobre seu caso (que nunca publicamos), no qual defendíamos que o uso de "monoterapias", ou seja, de um único medicamento, mas também de uma mistura deles no tratamento de qualquer tumor, na maioria das vezes resulta no "desenvolvimento de uma resistência". Em janeiro de 2012, o oncologista prescreveu um coquetel de três medicamentos, e as células tumorais responderam maciçamente com uma queda dos marcadores tumorais de 170 para menos de 10, mas o câncer desenvolveu uma resistência também a esse tratamento, e em maio de 2012 os marcadores voltaram a subir.

Woody começou, então, a submeter-se a ciclos de dieta que imita o jejum – o primeiro, com cinco dias de duração, e os finais, com dez dias –, combinando-os com diversos medicamentos. Usados isoladamente, os fármacos não eram mais eficazes, mas quando a dieta que imita o jejum de dez dias foi associada a dois deles, pôde-se observar uma resposta bastante significativa, o que indicava que as células tumorais eram sensíveis à combinação de dieta que imita o jejum + dois medicamentos (figura 10.2).

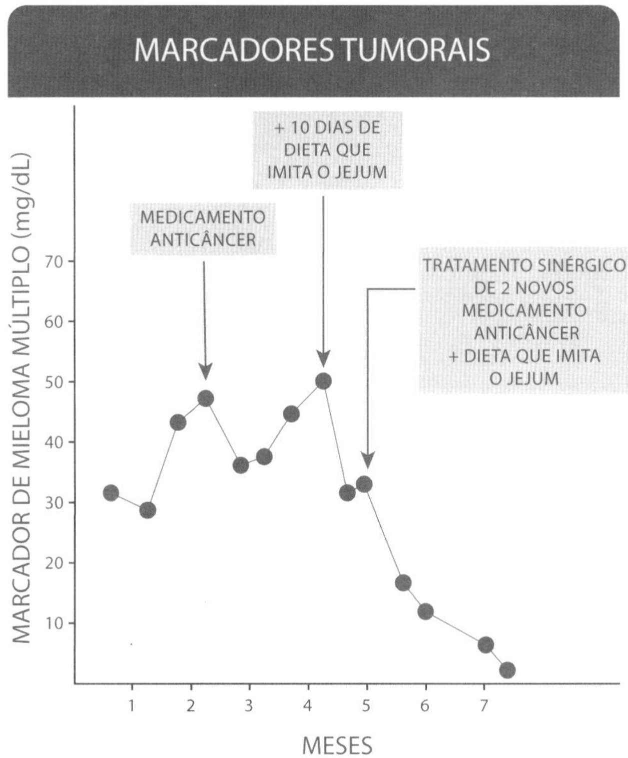

10.2. Evolução dos níveis dos marcadores tumorais, que permite acompanhar a progressão do câncer em um paciente com mieloma múltiplo. Após o coquetel de medicamentos, as células tumorais do paciente responderam maciçamente. Apesar disso, o câncer se tornou resistente aos medicamentos, e os marcadores voltaram a crescer. No entanto, quando se acrescentou uma dieta que imita o jejum de dez dias, verificou-se uma resposta considerável, o que indicava que as células tumorais eram sensíveis à combinação dos medicamentos com a dieta que imita o jejum (modificado de um relatório ainda não publicado).

O jejum, a dieta que imita o jejum e os tumores do sangue: estudos de laboratório

Partindo do câncer de que padecia Woody Wright, em 2015 publicamos um estudo que compreendia dados reunidos em estudos com camundongos e provenientes de pacientes, cujo tema eram os efeitos de ciclos de dieta que imita o jejum sobre a longevidade, as doenças e/ou os fatores de risco para as próprias doenças. Submetemos os camundongos, inicialmente de meia-idade, a dois ciclos mensais de uma dieta que imita o jejum de quatro dias até eles alcançarem uma idade muito avançada. Além de prolongar a vida dos animais, os ciclos de dieta que imita o jejum reduziram quase pela metade o surgimento de tumores e, o que é importante no contexto deste capítulo, reduziram a incidência de um dos tumores do sangue mais difundidos: o linfoma. Essa patologia é bastante comum em camundongos usados em laboratório e, em nosso caso, quase 70% dos camundongos alimentados normalmente contraiu um linfoma durante a vida, enquanto o porcentual se reduziu para menos de 40% naqueles de meia-idade submetidos a dois ciclos mensais de dieta que imita o jejum, de quatro dias de duração (figura 10.3).

Portanto, os ciclos de dieta que imita o jejum eram suficientes para provocar efeitos importantes, mas não estava claro por quê, ou seja, não sabíamos se eles preveniam contra o linfoma, se matavam as células do linfoma depois que elas se formavam ou, o que é mais provável, ambas as coisas.

Já havíamos constatado em estudos anteriores com camundongos que o jejum e ciclos de dieta que imita o jejum eram suficientes para matar muitos tipos diferentes de células tumorais, mas não sabíamos se seriam igualmente eficazes no tratamento dos tumores do sangue. Talvez não tenha sido uma surpresa o fato de justamente os laboratórios do Southwestern Medical Center Hospital da Universidade do Texas, onde Woody fazia suas pesquisas, terem publicado em 2017 um estudo sobre os efeitos do jejum e os tumores do sangue, nesse caso as leucemias (precisamente, as leucemias linfoides agudas de linfócitos B e T). O estudo demonstrava que, quando praticados isoladamente, os ciclos de jejum revertiam a progressão das leucemias linfoides agudas, seja de linfócitos B, seja de linfócitos T (figura 10.4).[3] Essa constatação se mostrava em consonância com nossos resultados sobre os linfomas.

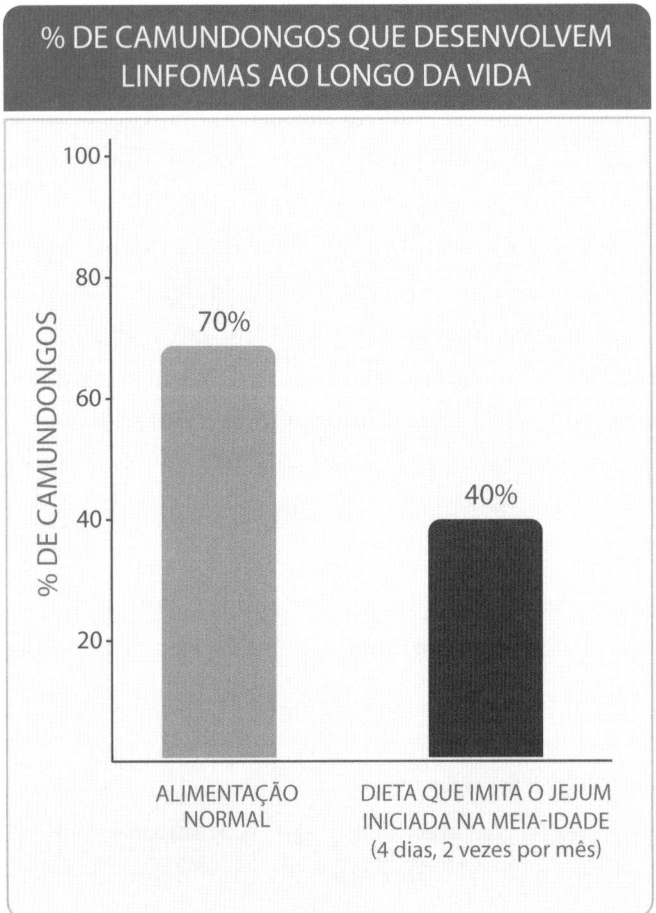

10.3. Incidência do linfoma: os linfomas afetaram quase 70% dos camundongos com alimentação normal e apenas 40% dos camundongos submetidos a ciclos de dieta que imita o jejum (modificado por: Brandhorst *et al.*, *Cell Metabolism*, 2015).

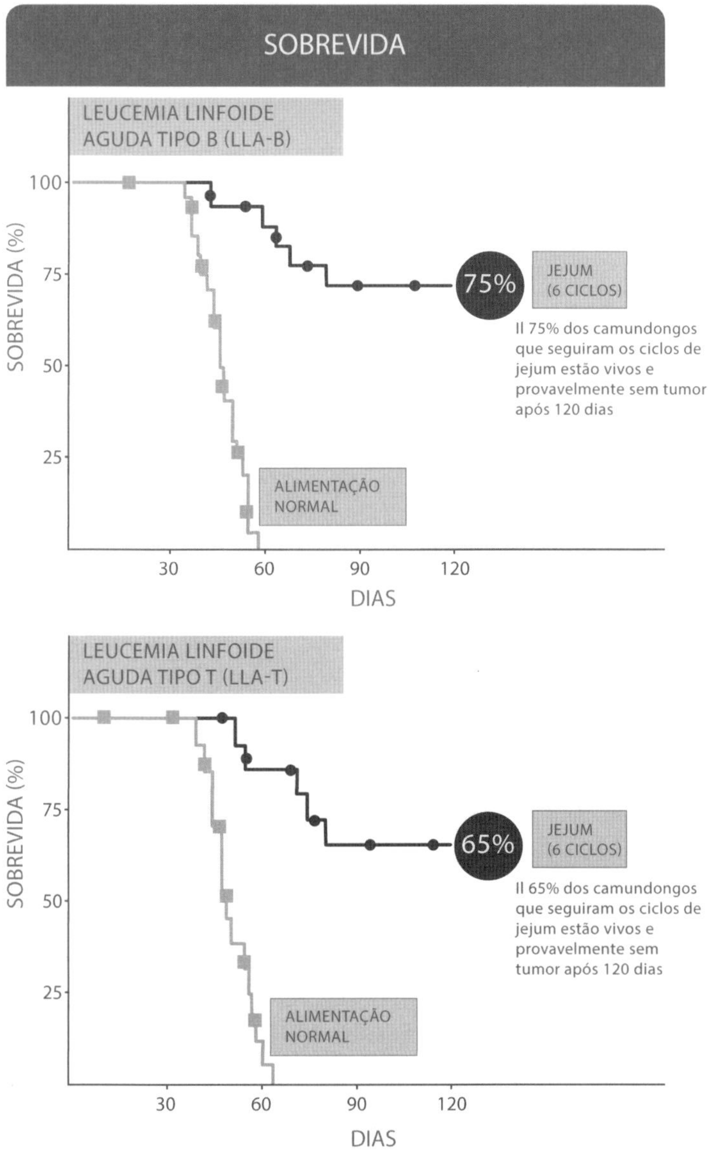

10.4. Os camundongos com leucemia linfoide aguda, que afeta as células B (glóbulos brancos que normalmente combatem as infecções, LLA-B) ou os linfócitos T (glóbulos brancos responsáveis pela resposta imune adaptativa, LLA-T), sobrevivem por mais tempo quando estão em jejum (modificado por: Lu *et al.*, *Nature Medicine*, 2017).

No entanto, quando praticados isoladamente, os ciclos de jejum não funcionaram contra outro tipo de leucemia, a leucemia mieloide aguda (LMA) (figura 10.5).[4]

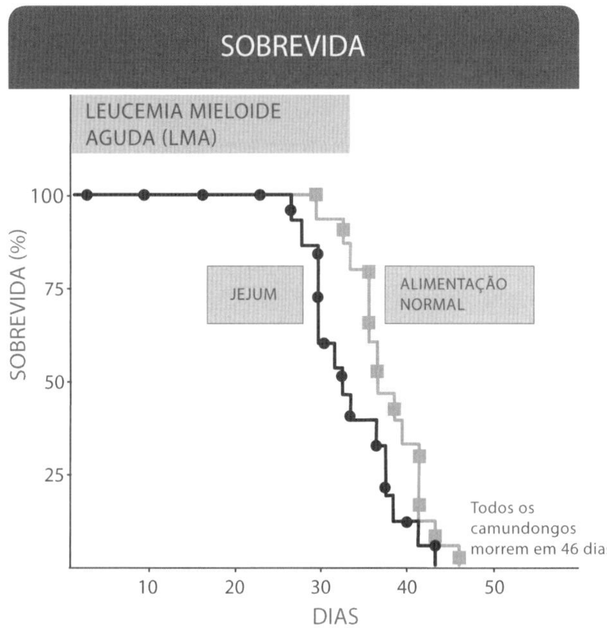

10.5. O jejum não tem efeito sobre a sobrevida dos camundongos com leucemia mieloide aguda (LMA) (modificado por: Lu *et al.*, *Nature Medicine*, 2017).

Como o uso dos ciclos de jejum também funcionou para as leucemias linfoides agudas de linfócitos B e T, mas não impediu que mais de um quarto dos camundongos morresse, e dada sua ineficácia contra a leucemia mieloide aguda, os resultados desse estudo são consistentes com nossa proposta de associar, na maior parte dos casos, a dieta que imita o jejum às terapias-padrão, tornando-as mais eficazes e impedindo que as células tumorais desenvolvam resistência. Para alguns pacientes, porém, não se exclui que apenas o jejum/a dieta que imita o jejum também possa ser útil, em especial nos estágios iniciais da doença, quando a quimioterapia ou outras terapias ainda não são necessárias, como observamos em vários pacientes que participaram de nossos estudos clínicos.

O jejum, a dieta que imita o jejum e e os tumores do sangue: estudos clínicos

Se, na maior parte dos estudos com animais, os ciclos de jejum/dieta que imita o jejum produziram notáveis efeitos terapêuticos em vários tipos de câncer apenas quando associados às terapias-padrão, os estudos com camundongos que descrevi neste capítulo indicam que o jejum, por si só, pode se revelar muito eficaz para combater alguns tipos de tumores do sangue, embora nem todos. Além do caso clínico apresentado no início do capítulo, sobre a adoção do jejum/da dieta que imita o jejum em um caso de mieloma múltiplo, reunimos muitos outros outros estudos clínicos.

Por exemplo, um estudo acompanhou durante três anos uma mulher que, aos 42 anos, foi diagnosticada com um linfoma folicular de grau 1 (em estágio IIIA, avançado). Trata-se de um tumor do sistema linfático, de crescimento lento, que surge quando o corpo fabrica linfócitos B anômalos nos linfonodos ou em outros órgãos.[5] A paciente praticou um jejum à base de água por 21 dias e, em seguida, adotou uma alimentação à base de vegetais, sem acréscimo de sal, azeite, açúcares e carboidratos refinados, e não foi submetida às terapias oncológicas-padrão. Examinada pelo médico após três meses e após seis meses, a paciente estava sem sintomas. Nos anos seguintes, os exames de tomografia axial computadorizada (TAC) e tomografia por emissão de pósitrons (PET) não mostraram sinais do tumor. Os autores relatam que a primeira regressão do tumor coincidiu com o primeiro jejum à base de água e sugerem que, como indicado por outros estudos com modelos animais, o jejum sozinho poderia ter sido suficiente para curar esse tipo de linfoma.[6]

No entanto, os pacientes não devem pensar, a partir desse resultado, que o jejum praticado isoladamente é capaz de curar os tumores. Mas podem discutir com o oncologista os dados apresentados neste livro. Como já foi dito, é bom desconfiar de oncologistas que não querem nem mesmo ler as publicações descritas aqui e já decidiram que a nutrição não serve para nada como terapia contra o câncer. Eu me lembro da grande preocupação que senti após ter assistido a um documentário intitulado *The Food Cure* [O tratamento alimentar], no qual eu também fui entrevistado, pois pelo menos um, mas talvez vários dos pacientes retratados morreram ou pioraram após terem recusado os tratamentos oncológicos-padrão e tentado se curar do câncer apenas com a alimentação. Embora, como vimos, em alguns casos o jejum ou formas extremas de nutrição possam, sozinhos, tratar o câncer ou ser eficazes contra os tumores, não devemos nos esquecer dos casos em que o resultado é obtido graças às terapias-padrão. Temos de nos conscientizar do fato de que recusá-las para tentar se tratar exclusivamente com a alimentação pode ser fatal. Uma das mulheres cuja história foi apresentada pelo documentário tinha um câncer de mama em estágio inicial (estágio I-II). Prescreveram-lhe mastectomia total (a retirada cirúrgica da mama inteira), quimioterapia e radioterapia. Ela teria uma grande probabilidade de cura, mas recusou a cirurgia e decidiu tratar o tumor apenas com dietas muito restritas e automedicação com óleo de *cannabis*. Após anos de batalha, morreu em decorrência do câncer.

Também acompanhamos diversos pacientes que adotaram a dieta da longevidade, dietas periódicas que imitam o jejum, ou ambas, como terapia contra leucemias em fases de observação anteriores aos tratamentos; portanto, quando ainda não haviam recebido a prescrição de medicamentos. Esses pacientes, portanto, nos procuraram antes de precisarem de terapias antitumorais. Após anos de tratamentos constituídos apenas por estratégias de jejum e dieta que imita o jejum, estavam bem e ainda não precisavam submeter-se a quimioterapias ou outros medicamentos. São resultados muito promissores, mas ainda distantes de se mostrarem conclusivos. Em breve, tanto nós quanto outros grupos de pesquisadores iniciaremos ensaios clínicos que, conforme esperamos, confirmarão que as dietas que imitam o jejum adotadas por si sós são capazes de agir contra o surgimento e, provavelmente, a progressão de alguns tipos de tumor do sangue – entre os quais os linfomas, as leucemias e os mielomas –, como já demonstrado em camundongos. Também submeteremos a provas experimentais a hipótese de que, para os pacientes nos quais o tumor não pode ser controlado apenas com a dieta que imita o jejum, uma combinação dela com as terapias-padrão pode se revelar mais eficaz para a cura ou para manter o tumor sob controle.

Como veremos na próxima seção, além do jejum, também foram realizados experimentos com outras terapias nutricionais para combater os tumores do sangue.

Outras terapias nutricionais no tratamento dos tumores do sangue

A ingestão de antioxidantes a partir de alimentos como verduras, frutas, oleaginosas e sementes, associada a um estilo de vida saudável (sem tabagismo nem agentes poluidores e consumo limitado de álcool), pode reduzir o risco de infecções e complicações em pacientes que sofrem de leucemia linfocítica crônica (LLC, câncer do sangue e da medula óssea que progride lentamente e, por isso, é definido como "crônico"), melhorando sua qualidade de vida, como mostra um estudo realizado com 84 pacientes.[7]

Os pacientes foram divididos em dois grupos, um submetido a tratamentos para a leucemia e outro ao qual, além dos tratamentos, eram administrados antioxidantes. No segundo grupo, as complicações de tipo infeccioso eram menos frequentes, provavelmente por causa da estimulação do sistema imunológico.

Outro estudo, realizado com 568 mulheres com linfoma não Hodgkin (LNH, tumor que se origina nos linfócitos, glóbulos brancos), postulou que consumir mais verduras, em especial as de folhas verdes, e frutas cítricas poderia ser útil para melhorar o prognóstico e as chances de sobrevivência nesses pacientes, embora seu efeito sobre o curso da doença e da sobrevida varia de acordo com os subtipos de tumor.[8]

Alguns estudos sugerem que os hábitos alimentares poderiam influenciar o surgimento ou a progressão dos tumores do sangue. Por exemplo, a maior parte das crianças com leucemia linfoide aguda (LLA), no momento do diagnóstico, parecem comer em excesso.[9]

Os próximos parágrafos apresentam algumas histórias de pacientes que, em concordância com seus oncologistas, decidiram associar o jejum/a dieta que imita o jejum às terapias-padrão.

Histórias e experiências de pacientes

Chris

Em dezembro de 2009, Chris foi diagnosticado com uma leucemia linfocítica crônica (LLC), que se caracteriza por um crescimento lento, mas constante, dos glóbulos brancos e do número absoluto de linfonodos, os dois indicadores mais importantes desse tipo de câncer.

Após ter lido um artigo sobre as pesquisas do professor Longo, publicado no jornal canadense *National Post*, Chris decidiu experimentar um jejum à base de água por quatro dias. Seus marcadores tumorais começaram a cair, algo que nunca havia acontecido. No ano seguinte, submeteu-se a mais quatro jejuns à base de água, antes de descobrir a dieta que imita o jejum. Começou a praticá-la em 2017 e atualmente a segue com regularidade, submetendo-se a cerca de cinco ciclos por ano. Notou que o número de glóbulos brancos e o absoluto de linfonodos caiu para os níveis de 2011, sem a necessidade de recorrer a outras terapias, mas adotando a estratégia da observação e da espera, que se costuma usar nesses casos.

"Moral da história", diz Chris, "hoje, os resultados dos meus exames são quase os mesmos de 2011 e, quando perguntei à enfermeira de meu hematologista o que ela achava disso, ela me respondeu que não havia visto outros pacientes com remissões como a minha entre os que não haviam jejuado."

Pseudônimo C.

Em outubro de 2012, após uma peregrinação de 18 meses, na qual consultara 15 especialistas, essa paciente foi diagnosticada com uma policitemia vera, tumor raro do sangue provocado por uma alteração das células da medula óssea, que conduz a uma produção descontrolada das células sanguíneas. Em seu caso, também havia uma mutação do gene JAK2, comum nesses tumores.

Em setembro de 2017, tornou-se necessário iniciar uma quimioterapia com comprimidos de oncocarbide (hidroxiureia), inicialmente um por dia, durante cinco dias, depois dois por seis dias por semana. Essa medicação lhe causava distúrbios gastrointestinais, muita fadiga e mal-estar generalizado, com repetidas ânsias de vômito e diarreia, além de exaustão, que a fazia dormir por dois dias seguidos. Essa situação se agravou a ponto de ela desmaiar na rua e perder muitos quilos.

"Eu descrevia essas crises como dois dias de blecaute total, como se tivesse sido atropelada por um carro... Era uma sensação de dor espalhada por todo o corpo, que durava 48 horas."

Nessa época, uma amiga dela estava lendo o primeiro livro do professor Longo, *A Dieta da Longevidade*, e lhe enviou por Whatsapp uma página na qual o professor falava do uso da dieta que imita o jejum contra o câncer. Após ter experimentado sozinha essa dieta, decidiu procurar a Fundação Valter Longo, em Milão, onde a doutora Romina Cervigni a pôs em contato com os médicos que estavam acompanhando um estudo clínico no Hospital Policlínico San Martino, em Gênova.

"A quimioterapia havia submetido meu corpo a uma dura prova, e eu temia não estar apta para fazer parte do estudo", ela relembra. Contudo, em novembro de 2018, foi admitida. Assim que iniciou a dieta que imita o jejum durante as quimioterapias, as crises desapareceram de imediato, e a paciente também conseguiu conter outros distúrbios relacionados aos tratamentos, como a menopausa precoce, para sua grande satisfação e a de seu ginecologista.

"Os problemas ligados à menopausa, associados à minha condição, poderiam transformar minha vida em um inferno se eu não tivesse tido essa nova possibilidade de renascer durante a semana da dieta que imita o jejum."

Pseudônimo (A. P.)

Em 2014, A. P. tinha 46 anos, estava em forma e saudável, trabalhava, era casada e mãe de três filhos. De repente, começou a sentir cansaço e tonturas, em alguns casos tão fortes que era obrigada a se deitar e a desistir de ir para o trabalho. Relatou o fato a seus médicos, que inicialmente atribuíram os distúrbios a uma carência de ferro, mas após o surgimento de sintomas, como inchaço abdominal, e a realização dos exames adequados, ela foi diagnosticada com um linfoma folicular não Hodgkin em estágio IV.

Alguns dias depois, iniciou a quimioterapia (na qual recebeu R-CVP, uma combinação de medicamentos antitumorais que inclui rituximabe, ciclofosfamida, vincristina e o corticosteroide prednisona) por seis ciclos, com intervalos de três semanas, uma quimioterapia "de manutenção" e um ciclo de radioterapia. Como a primeira quimioterapia não conseguira reduzir as dimensões do tumor, os médicos decidiram submetê-la a outro ciclo de quimioterapia, mais agressivo (R-CHOP, composto por rituximabe, ciclofosfamida, doxorrubicina, vincristina e prednisona), a um autotransplante de células-tronco e, por fim, à radioterapia.

A essa altura, seu marido se deparou com um artigo sobre a pesquisa do professor Longo, publicado em um jornal britânico. Ele e a paciente leram diversos textos e descobriram o programa *Horizon* sobre o jejum, realizado por Michael Mosley para a BBC Two.

Em julho de 2015, A. P. escreveu para o professor Longo, que lhe respondeu com as indicações para o oncologista. Ela as transmitiu ao médico que a acompanhava em seu tratamento. Bastante jovem, ele se assustou e se recusou a apoiar o jejum. A. P. decidiu, então, mudar de hospital e de oncologista. Mais velho e com mais experiência, o outro médico lhe disse que a ajudaria de bom grado se ela quisesse seguir o jejum e se sentisse capaz de administrá-lo.

Desse modo, A. P. começou a jejuar por três dias antes dos tratamentos e por um dia após. Teve o cuidado de se nutrir com alimentos muito simples no dia seguinte ao jejum, e isso lhe permitiu voltar sempre a seu peso normal. Embora sua terapia R-CHOP, associada ao jejum, fosse muito agressiva e lhe causasse os clássicos efeitos adversos da quimioterapia (perda de cabelos, fraqueza, náusea etc.), ela tolerou muito bem os tratamentos e não se sentiu muito pior em comparação com o primeiro ciclo de quimioterapia, menos agressivo.

"Do ponto de vista psicológico, o jejum realmente foi útil para mim. A 'história' dos tratamentos aos quais me submeti parece bem linear do modo como a narrei, mas quando você a vive na pele tem a impressão de seguir aos tropeços, em todas as direções, e encontrar obstáculos, correções de rota e tratamentos que, inesperadamente, são lançados contra você, sem falar da espera angustiante pelos resultados", relembra. "O jejum me dava a sensação de poder minimamente controlar algo em meus tratamentos."

Quando chegou o momento do transplante de células-tronco, A. P. jejuou como havia feito para a quimioterapia, e no verão de 2016 finalmente concluiu os tratamentos com uma redução de 80% do tumor e uma regressão ao estágio III.

Quando a paciente entrou novamente em contato com o professor Longo, no fim dos tratamentos, ele lhe recomendou consultar o oncologista para experimentar uma dieta que imita o jejum a cada dois meses e considerar a possibilidade de combiná-la com altas doses de vitamina C, o que ela fez com sucesso (a última atualização é de março de 2021). Segundo suas próprias palavras, "Minha intenção é jejuar a cada oito semanas, tentar alcançar o peso ideal para uma pessoa magra e seguir os conselhos do professor Longo. Estou disposta a chegar aos 120 anos!".

No período em que escrevemos este livro (2021), ela tenta evitar alimentos processados e seguir uma dieta em geral pescetariana, consumindo peixe duas vezes por semana e raramente carne branca e vermelha.

"Submeto-me a exames com regularidade, e minha última tomografia computadorizada mostrou que o tecido cicatricial de meu antigo tumor não cresceu; ao contrário, reduziu-se ligeiramente. Não estou fazendo nenhum tratamento, e os médicos que me acompanham parecem um tanto surpresos (quando me perguntam, durante os exames, que outros tratamentos estou seguindo e eu respondo 'nenhum', sempre repetem a pergunta!).

"Serei eternamente grata ao professor Longo por suas pesquisas e pela generosidade com a qual as compartilha com pessoas comuns. Creio que a imprensa não especializada também seja importante para que pessoas como eu as descubram."

Stefano Quintarelli

Stefano é empresário e ex-docente de sistemas de informação, serviços de rede e de segurança. Fundador do I.NET, primeiro provedor de internet italiano, foi membro do Parlamento europeu durante a XVII legislatura e do grupo de especialistas de alto nível sobre inteligência artificial da Comissão Europeia. No período em que escrevemos este livro, é presidente do comitê diretivo da Agência pela Itália Digital, membro do comitê diretivo da Rede de Soluções para o Desenvolvimento Sustentável (UNSDSN), presidente do grupo consultivo sobre as tecnologias avançadas para o comércio e os transportes do Centro das Nações Unidas para a Facilitação de Comércio e Negócios Eletrônicos e membro do conselho executivo da Associazione Copernicani.

Eis a sua história:

"Em uma sexta-feira de janeiro de 2018, fiz um *check-up* porque queria contratar outro plano de saúde. Ao final dos exames, conversei com o hematologista. Ele me disse que queria repetir um exame e entraria em contato comigo. Naquela noite, recebi seu telefonema: 'O senhor está com leucemia, mas não se preocupe, na próxima terça-feira lhe explicarei tudo'.

"Associada à palavra 'leucemia', a expressão 'não se preocupe' realmente era um paradoxo.

"Alguns meses antes, durante um jantar, o professor Valter Longo havia contado que estava realizando experimentos aparentemente promissores em modelos animais, relativos aos efeitos do jejum e da dieta que imita o jejum sobre diversos tipos de leucemia. Desse modo, na mesma noite em que recebi meu diagnóstico, liguei para ele em Los Angeles, e ele me disse que alguns hospitais italianos haviam acabado de iniciar um estudo sobre o tema.

"Nas semanas seguintes, devorei tudo o que consegui ler a respeito em fontes médicas na internet; estudei tudo o que podia estudar. Fiz exames de controle e ouvi uma segunda, uma terceira e uma quarta opinião em todos os centros de tratamento de câncer que eu conhecia.

"Por fim, decidi ir ao Instituto Nacional de Tumores, em Milão, onde passei a fazer parte de um protocolo experimental que incluía o uso de uma dieta que imita o jejum para pacientes com doenças oncológicas do sangue, acompanhado pelo doutor Claudio Vernieri.

"Por diversos meses, submeti-me a um ciclo de jejum frequente, sob a rigorosa supervisão do doutor Vernieri. O efeito sobre meus linfócitos foi visível: a tendência era semelhante à de um perfil serrilhado, com uma redução do número de linfócitos no fim da dieta que imita o jejum.

"Cabe dizer que o protocolo experimental do Instituto Nacional de Tumores é particularmente desafiador para o paciente e que não é aconselhável iniciá-lo sem supervisão médica. Hoje sigo uma dieta pescetariana muito restrita, com uma ingestão limitada de carboidratos. Continuo a jejuar, sempre sob supervisão médica, mas com menos frequência, regulando-me com base nos resultados dos exames de sangue.

"O resultado é que, após mais de três anos do diagnóstico, minha condição permaneceu quase estável.

"Por certo, não tenho a contraprova de que minha patologia foi estabilizada justamente pela dieta que imita o jejum; portanto, tomado de maneira isolada, meu caso não pode ser considerado significativo do ponto de vista estatístico nem transponível para outros pacientes. Mas tampouco é possível afirmar com certeza como minha patologia teria evoluído se eu não tivesse seguido os ciclos da dieta que imita o jejum.

"Dito isso, junto aos resultados provenientes dos estudos de laboratório, meu caso fornece dados encorajadores, que sugerem a oportunidade de efetuar estudos clínicos para avaliar os efetivos benefícios clínicos da dieta que imita o jejum em pacientes portadores de doenças como a minha. Ao mesmo tempo, o percurso experimental que segui me permitiu evitar até o momento os tratamentos imunossupressores ou mielossupressores, como a quimioterapia. E, para mim, isso já foi muito positivo."

Resumo da terapia dos tumores do sangue

- Tratamento oncológico-padrão (quimioterapia etc.).
- Falar com o próprio oncologista para combiná-lo com uma dieta que imita o jejum ou, caso não seja necessário nenhum tratamento, para adotar apenas a dieta que imita o jejum.
- Entre um tratamento e outro, manter a dieta da longevidade (ver o capítulo sobre a prevenção).
- Jejuar por 13-14 horas por dia (por exemplo, comer das 8 às 18) durante o tratamento, buscando manter a massa muscular em condições normais.
- Manter o peso corporal dentro do normal.
- Ser fisicamente ativo e praticar exercício físico, consultando o oncologista.
- Tentar manter o ângulo de fase (indicador da funcionalidade muscular) acima dos 5 graus com treinamento da força muscular, por exemplo seguindo os exercícios presentes no site da Fundação Valter Longo (www.fondazionevalterlongo.org, seção "Permanecer jovem e saudável/Exercício e longevidade"), todos os dias ou, pelo menos, de três a quatro vezes por semana por 30-40 minutos.

Atenção: Os dados descritos neste livro foram obtidos em animais ou em estudos clínicos ainda não conclusivos. Portanto, é aconselhável iniciar ciclos da dieta que imita o jejum APENAS após a avaliação e sob a supervisão do próprio médico especialista e, de preferência, do oncologista. Isso também permitirá prevenir a desnutrição, fator prognóstico negativo nas patologias agudas e crônicas.

A pesquisa sobre o câncer dá passos de gigante, mas as terapias destinadas aos pacientes que sofrem dessa doença avançam muito mais devagar. Por essa razão, creio que seja necessária uma nova abordagem das terapias oncológicas, nas quais o oncologista lidere uma equipe que inclua médicos especializados em medicina integrativa, biólogos moleculares, nutricionistas e, quando possível, psicólogos, a fim de fornecer terapias personalizadas aos pacientes, sobretudo aos que não respondem às terapias-padrão. O objetivo dessas "equipes oncológicas" deveria ser tratar o tumor ou bloquear sua progressão, mas também prevenir os efeitos colaterais e os danos às células, aos sistemas e aos órgãos saudáveis. A clínica Longevity and Healthspan, da Fundação Create Cures (www.createcures.org), nos Estados Unidos, e a Fundação Valter Longo (www.fondazionevalterlongo.org), na Itália, são especializadas na assistência a pacientes e oncologistas, com o objetivo de complementar a abordagem-padrão com intervenções inovadoras e integrativas, munidas de sólidas bases científicas e centradas na nutrição e na biologia molecular do tumor, mas também na capacidade natural do corpo humano de combater o câncer e outras patologias. A missão dessas fundações é oferecer a todos a possibilidade de viver com saúde e por mais tempo. Por essa razão, oferecem assistência gratuita a quem sofre de câncer e de outras patologias em estágio avançado, mas que, do contrário, não poderia permitir-se esses tratamentos integrativos.

Notas

1 National Cancer Institute. "Hematologic Cancer." Consultado em 17 de maio de 2021. https://www.cancer.gov/publications/dictionaries/cancer-terms/def/hematologic-cancer.

2 Mayo Clinic. "Leukemia." Consultado em 9 de julho de 2021. https://www.mayoclinic.org/diseases-conditions/leukemia/diagnosis-treatment/drc-20374378; 2) Cancer Treatment Centers of America. "Blood Cancers." Última revisão: 18 de junho de 2021. https://www.cancercenter. com/blood-cancers).

3 Z. Lu, J. Xie, G. Wu, J. Shen, R. Collins, W. Chen, X. Kang, M. Luo, Y. Zou, L. J. Huang, J. F. Amatruda, T. Slone, N. Winick, P. E. Scherer, C. C. Zhang. "Fasting Selectively Blocks Development of Acute Lymphoblastic Leukemia Via Leptin-Receptor Upregulation." *Nature Medicine*, 2017. DOI: 10.1038/nm.4252. Epub 2016 Dec 12. PMID: 27941793; PMCID: PMC6956990.

4 *Ibid.*

5 T. R. Myers, M. Zittel, A. C. Goldhamer. "Follow-up of Water-Only Fasting and an Exclusively Plant Food Diet in The Management of Stage IIIa, Low-Grade Follicular Lymphoma." *BMJ Case Reports*, 2018. DOI: 10.1136/bcr-2018-225520. PMID: 30093470; PMCID: PMC6088289.

6 *Ibid.*

7 A. M. Gaman, A. M. Buga, M. A. Gaman, A. Popa-Wagner. "The Role of Oxidative Stress and the Effects of Antioxidants on The Incidence of Infectious Complications of Chronic Lymphocytic Leukemia." *Oxidative Medicine and Cellular Longevity*, 2014. DOI: 10.1155/2014/158135. Epub 2014 Oct 14. PMID: 25383139; PMCID: PMC4212632.

8 X. Han, T. Zheng, F. Foss, T. R. Holford, S. Ma, P. Zhao, M. Dai, C. Kim, Y. Zhang, Y. Bai. "Vegetable and Fruit Intake and Non-Hodgkin Lymphoma Survival in Connecticut Women." *Leukemia & Lymphoma*,

2010 Jun;51(6):1047-54. DOI: 10.3109/10428191003690364. PMID: 20350273; PMCID: PMC3110752.

9 E. J. Ladas, M. Orjuela, K. Stevenson, P. D. Cole, M. Lin, U. H. Athale, L. A. Clavell, J. M. Leclerc, C. Laverdiere, B. Michon, M. A. Schorin, J. G. Welch, B. L. Asselin, S. E. Sallan, L. B. Silverman, K. M. Kelly. "Fluctuations in Dietary Intake During Treatment for Childhood Leukemia: A Report From the DALLT Cohort." *Clinical Nutrition*, 2019. DOI: 10.1016/j.clnu.2018.12.021. Epub 2019 Jan 3. PMID: 30639117.

11

JEJUM, ALIMENTAÇÃO E TUMORES DO SISTEMA NERVOSO

Pela contribuição e pela revisão deste capítulo, agradeço a Thomas Chen, diretor de Neuro-Oncologia Cirúrgica e do grupo de pesquisa sobre tumor cerebral e na coluna vertebral, professor de Neurocirurgia, Patologia e Cirurgia Ortopédica na Faculdade de Medicina Keck da Universidade do Sul da Califórnia; a Fernando Safdie, cirurgião do tórax e do intestino na Divisão Cardiotorácica do Centro Médico Mount Sinai, em Miami; a Alessandro Laviano, professor-associado de Medicina Interna no Departamento de Medicina Translacional e de Precisão da Universidade La Sapienza, em Roma; e a Lizzia Raffaghello, bióloga e pesquisadora no Instituto Giannina Gaslini, em Gênova.

Os tumores do sistema nervoso: o que são e como são tratados

Todos os anos, a cada 100 mil pessoas, cerca de 30 contraem tumores no cérebro. Os gliomas são os mais comuns, pois representam 78% de todos os tumores malignos.[1]

Os gliomas ou astrocitomas se originam nos astrócitos, células que formam o tecido que circunda e protege as outras células nervosas do cérebro e da medula espinhal (matéria branca).

Os ependimomas se desenvolvem a partir das células ependimais, que formam o revestimento interno dos ventrículos cerebrais.

Os oligodendrogliomas partem das células oligondendróglias, que envolvem as células nervosas, formando uma bainha isolante que facilita a transmissão dos impulsos nervosos. Os gliomas vão do estágio I ao IV.

Os glioblastomas multiformes (grau IV) representam os gliomas mais comuns e malignos.

Os neuroblastomas surgem nas células do sistema nervoso e, na maior parte dos casos, se apresentam em recém-nascidos e crianças. Formam-se a partir dos neuroblastos, células nervosas imaturas ou em desenvolvimento, presentes no sistema nervoso simpático, composto por nervos espalhados por todo o organismo, que controlam funções corporais involuntárias, como os batimentos cardíacos.

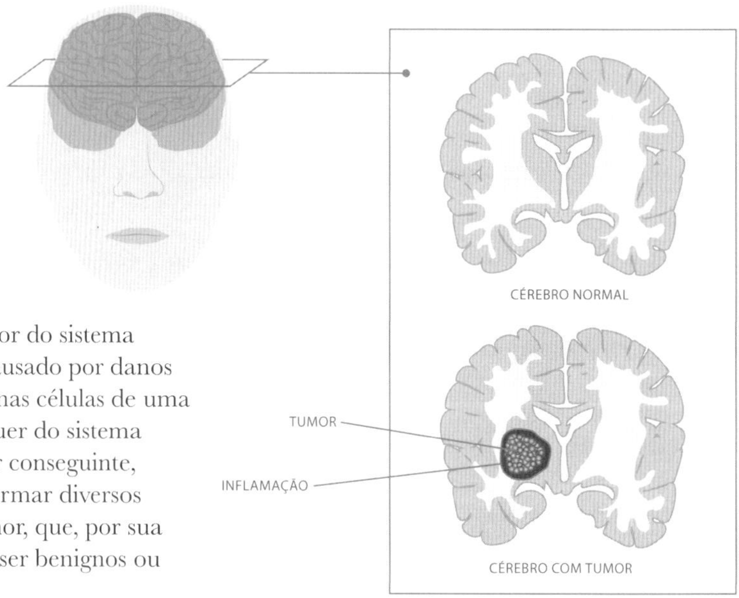

11.1. O tumor do sistema nervoso é causado por danos e mutações nas células de uma parte qualquer do sistema nervoso. Por conseguinte, podem-se formar diversos tipos de tumor, que, por sua vez, podem ser benignos ou malignos.

O diagnóstico de tumor do sistema nervoso requer uma combinação de avaliações médicas, clínicas e de diagnóstico por imagens, entre os quais a tomografia computadorizada com contraste (CT) e a ressonância magnética (MRI). As biópsias permitem identificar e realizar um diagnóstico definitivo das massas tumorais.

Em geral, a primeira intervenção terapêutica, quando possível, é a remoção cirúrgica do tumor, na qual se tenta preservar ao máximo as funções cerebrais e a saúde do paciente.

Muitas vezes, a cirurgia é seguida pela radioterapia (RTPO, radioterapia pós-operatória), sobretudo nos casos de tumores de alto grau, enquanto para os de baixo grau (por exemplo, os astrocitomas, os oligodendrogliomas e os oligoastrocitomas de baixo grau) as opções terapêuticas não são tão claras e compreendem observação, radioterapia pós-operatória e quimioterapia com temozolomida.

Em abril de 2018, quando eu estava em Los Angeles, recebi um SMS da Itália: era uma conhecida personalidade da TV italiana informando-me que havia sido diagnosticada com um neuroblastoma (tumor que afeta as células do sistema nervoso) muito agressivo. Tratava-se do primeiro tumor que começamos a estudar em combinação com o jejum, 15 anos antes, em colaboração com Lizzia Raffaghello, no Hospital Pediátrico Gaslini, em Gênova. Na verdade, normalmente esse tumor acomete crianças. Eu disse à paciente que ela deveria adotar um tratamento igualmente agressivo e aconselhei que conversasse com seu oncologista sobre a possibilidade de colaborar conosco, associando a terapia-padrão a ciclos de dieta que imita o jejum e a uma dieta cetogênica. Creio, porém, que ela nunca conseguiu convencer o oncologista que a estava tratando ou, pelo menos, não conseguiu convencê-lo a realizar essa associação de modo sistemático e em colaboração conosco, o que poderia ter feito a diferença. Para mim, foi difícil aceitar esse fato, pois, para esse tipo de tumor, em geral as terapias-padrão não levam a uma sobrevida de longo prazo; portanto, teria valido a pena tentar realizá-las com o jejum ou a dieta que imita o jejum, talvez no âmbito de um dos estudos clínicos realizados no Instituto Nacional de Tumores de Milão e no Hospital Policlínico San Martino da Universidade de Gênova, que recebem pacientes portadores de muitos tipos de câncer, enviados por oncologistas italianos. Em um estudo realizado com camundongos e publicado em 2012, mostramos que o neuroblastoma matava 100% dos animais em 70 dias, embora eles tivessem sido submetidos a um poderoso agente quimioterápico tóxico, e que 25% dos camundongos tratados com o mesmo quimioterápico combinado com o jejum continuavam vivos após um ano. Essa constatação sugeria que, nesse último grupo, já não havia tumor. Em um experimento semelhante, mas realizado com outro tipo de neuroblastoma, os camundongos submetidos a um tratamento que combinava quimioterapia e ciclos de jejum mostraram uma sobrevida de 42% após seis meses, enquanto 100% dos camundongos tratados exclusivamente com a quimioterapia morreram já em 80 dias (figura 11.2).

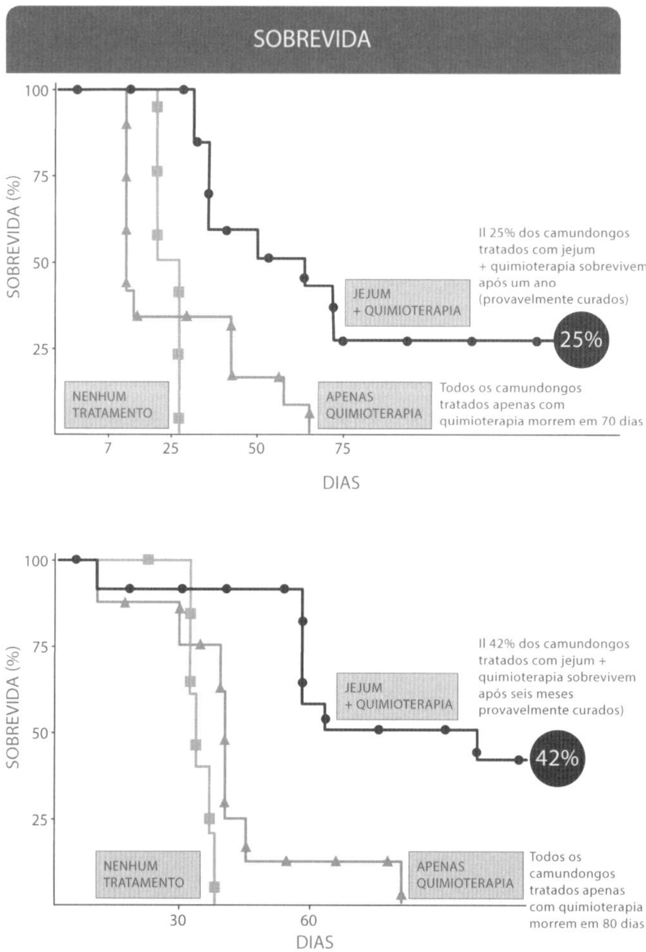

11.2. No primeiro gráfico: os camundongos com neuroblastoma (câncer que se desenvolve a partir de células nervosas imaturas, encontradas em diversas áreas do corpo), tratados com quimioterapia, morreram após 70 dias, enquanto 25% dos camundongos tratados com quimioterapia e jejum continuaram vivos após um ano e, portanto, provavelmente se curaram. No segundo gráfico: os camundongos com outro tipo de neuroblastoma, tratados com quimioterapia, morreram após 80 dias, enquanto 42% dos tratados com quimioterapia e jejum permaneceram vivos mesmo após seis meses e, portanto, provavelmente se curaram (modificado por: Lee *et al.*, *Science Translational Medicine*, 2012).

Apenas um ano antes, em 2017, o senador norte-americano John McCain, vencedor das primárias republicanas para a candidatura à presidência dos Estados Unidos e depois derrotado por Barack Obama, havia sido diagnosticado com glioblastoma, outro tumor agressivo do sistema nervoso. Nesse caso, a patologia não atinge os neurônios, mas as células gliais do cérebro, que têm diversas funções, como sustentar e proteger os neurônios. Em 2012, havíamos publicado diversos artigos nos quais demonstrávamos que o uso de ciclos de jejum podia aumentar a eficácia tanto da quimioterapia quanto da radioterapia também contra esse tumor em camundongos. Em 2008, Fernando Safdie se unira a nosso grupo de pesquisa. Médico com sólida experiência clínica, ele nos ajudou a traduzir as vantagens do jejum em termos clínicos. Em 2011, em colaboração com o neurocirurgião Thomas Chen, da USC, tínhamos analisado os benefícios do jejum associado ao quimioterápico termozolomida (TMZ) e descobrimos que essa combinação terapêutica era consideravelmente mais eficaz para matar diversos tipos de células de glioblastoma (figura 11.3). Em especial, as condições do jejum pareciam proteger as células saudáveis, mas, ao mesmo tempo, tornavam as tumorais mais sensíveis à terapia.

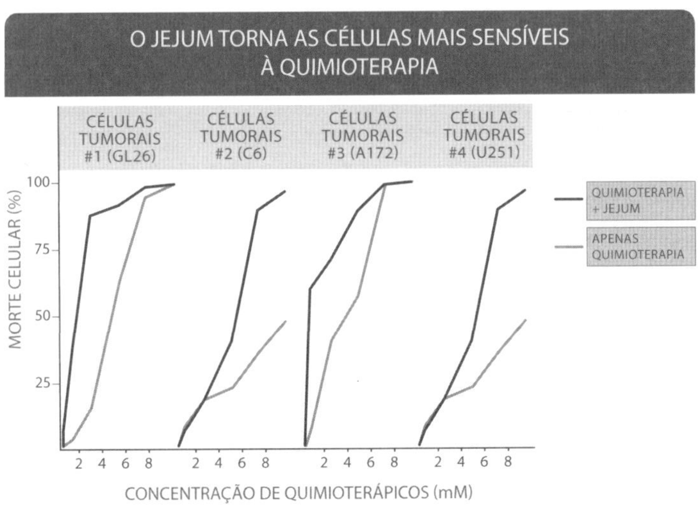

11.3. Quando a concentração de medicamentos quimioterápicos aumenta, diversos tipos de células gliais (ou seja, do tipo das células de suporte no sistema nervoso central) são mortas com maior eficácia. Em comparação com a quimioterapia usada isoladamente, o efeito é mais forte quando a quimioterapia é combinada com o jejum (modificado por: Safdie *et al.*, *PLOS ONE*, 2012).

Um único ciclo de jejum, combinado com a quimioterapia, mostrou-se muito eficaz também para desacelerar o crescimento do glioblastoma em camundongos, quando a quimioterapia, sozinha, surtiu pouco efeito em longo prazo. De fato, após um mês, apenas 40% dos camundongos que haviam recebido apenas a quimioterapia ou apenas o jejum sobreviveram, contra 80% dos que haviam recebido ambos (figura 11.4).[2]

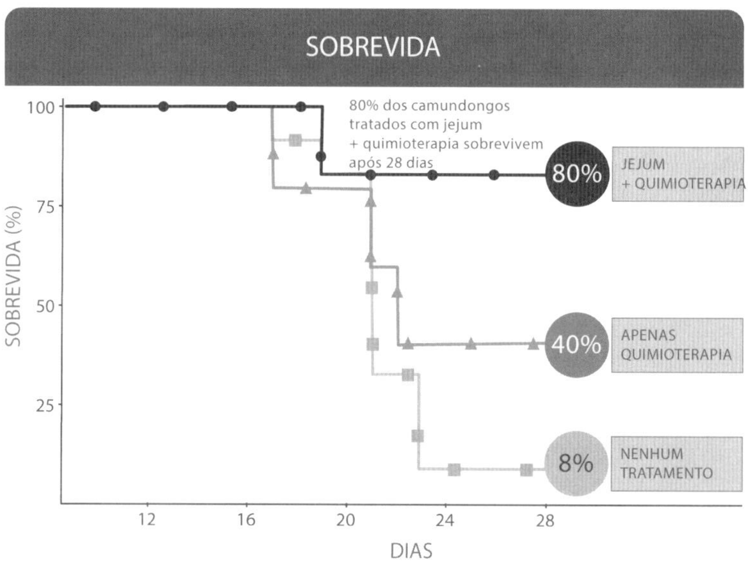

11.4. O jejum tornou a quimioterapia mais eficaz contra as células tumorais. Após um mês, 80% dos camundongos que seguiam o jejum e recebiam a quimioterapia estavam vivos, contra 40% dos que haviam recebido apenas a quimioterapia (modificado por: Safdie *et al.*, *PLOS ONE*, 2012).

Observamos efeitos semelhantes quando combinávamos jejum e radioterapia no tratamento dos glioblastomas. O jejum tornava a radioterapia mais eficaz no combate às células tumorais. Após um mês, 95% dos camundongos submetidos tanto ao jejum quanto à radioterapia ainda estavam vivos, contra um porcentual inferior a 40% dos que haviam sido submetidos apenas a um ou a outra (figura 11.5).

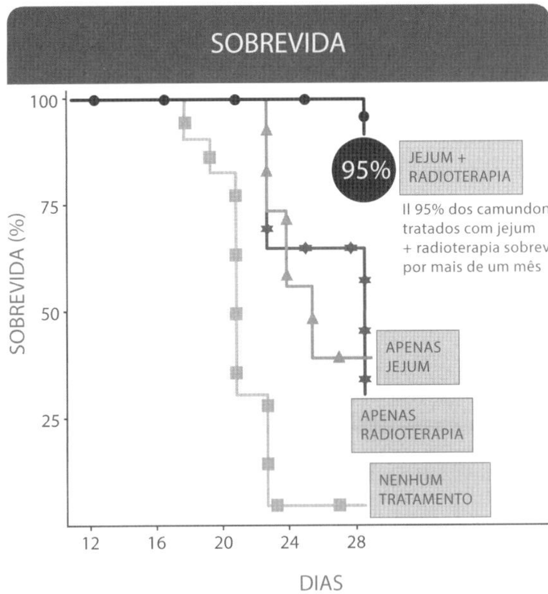

11.5. O jejum tornou a radioterapia mais eficaz contra as células tumorais. Após um mês, 95% dos camundongos que seguiam o jejum e recebiam a radioterapia estavam vivos, contra menos de 40% dos que haviam recebido apenas a radioterapia ou apenas o jejum (modificado por: Safdie *et al.*, *PLOS ONE*, 2012).

Quando McCain foi diagnosticado com glioblastoma, já colaborávamos havia dez anos com os oncologistas para testar a combinação de jejum e terapias oncológicas, mas eles trabalhavam em institutos universitários, que apostavam todas as suas fichas na inovação da pesquisa. Eu sabia que, se entrássemos em contato com o oncologista que cuidava de McCain, ele nunca seria autorizado a integrar os tratamentos-padrão ao jejum ou à dieta que imita o jejum. A mesma situação aconteceu com Beau Biden, filho do presidente Joe Biden, que morreu em 2015 também por causa de um glioblastoma, após uma batalha que durou cinco anos. Trata-se de dois exemplos conhecidos de um problema que afeta milhões de pessoas e reflete o fato de que o sistema do tratamento de tumores já não é o ideal para os pacientes, sobretudo para aqueles como John McCain, Beau Biden ou a famosa celebridade italiana, para os quais não existiam outras opções consideradas eficazes.

O jejum e os tumores do sistema nervoso: estudos clínicos

É de conhecimento geral que os traços característicos dos tumores compreendem: 1) aumento do crescimento; 2) angiogênese (formação de vasos sanguíneos para nutrir o tumor); e 3) ativação das metástases. A eles se acrescentam características mais estudadas nos últimos tempos, que podem representar um alvo no tratamento dos tumores do sistema nervoso: a instabilidade do genoma (maior tendência a mutações do DNA e outras mutações genéticas durante a divisão celular), inflamação e reprogramação do metabolismo das células e do microambiente do tumor.

Como descreveu Otto Warburg nos anos 1930, quando recebeu o Prêmio Nobel de Medicina por sua "descoberta da natureza e do comportamento da enzima respiratória"[3], a proliferação rápida e descontrolada do tumor é um processo que consome energia e recursos, além de alterar o metabolismo. Como já expliquei, o "efeito Warburg" descreve as mudanças que ocorrem nas células tumorais quando, ao contrário da condição normal, tem-se um aumento brusco no consumo de glicose. Por causa do "efeito Warburg", a glicose proveniente principalmente dos carboidratos presentes nos alimentos se transforma em combustível para muitos tumores, aumentando seu crescimento.

A seguir, descreverei os estudos mais recentes sobre o tema da dieta cetogênica e sua eficácia no tratamento dos tumores do sistema nervoso humano.

Os estudos centrados no papel do jejum ou das dietas que imitam o jejum ou na progressão do glioblastoma no ser humano ainda são escassos. Em um deles, realizado há pouco tempo por um grupo de clínicos alemães, analisou-se o efeito de uma combinação de dieta cetogênica e jejum à base de água. Os pacientes com glioblastoma receberam: 1) radioterapia e uma dieta saudável ou 2) radioterapia e apenas um ciclo de seis dias de dieta cetogênica, associada a três dias de jejum à base de água. Como previsto, essa mudança de apenas nove dias na alimentação demonstrou-se segura, mas não determinou uma diferença significativa na progressão do glioblastoma. Após seis meses, 20% dos pacientes que seguiam o jejum e a dieta cetogênica associados à radioterapia não apresentaram progressão da doença, em comparação com 16%, que haviam sido submetidos exclusivamente à radioterapia.[4]

Esse fato não surpreende, sobretudo porque havia sido administrado apenas um ciclo dessas intervenções nutricionais. Entretanto, seria útil um estudo sobre ciclos mensais de dieta que imita o jejum e terapias convencionais, incluindo radioterapia e quimioterapia. Uma vez que estamos diante de um tumor muito agressivo, o tratamento deveria sê-lo ainda mais. Como vimos nos estudos clínicos e em várias histórias apresentadas neste livro, somente a combinação das três intervenções, a ser repetida ciclicamente muitas vezes ao longo do ano, tem a possibilidade de fazer a diferença para a sobrevida dos pacientes.

O estudo, porém, proporcionou informações muito importantes sobre como os níveis de glicose no sangue influenciam a sobrevida dos pacientes com glioblastoma. De fato, nos pacientes que completaram o ciclo de jejum e dieta cetogênica, os níveis de glicemia caíram abaixo de 83,5 mg/dl e o tumor cresceu mais lentamente. Por conseguinte, tiveram uma sobrevida mais longa: 20% deles sobreviveram por quase três anos. Em contrapartida, os pacientes submetidos à radioterapia e à dieta, cujos níveis de glicose eram superiores a 83,5 mg/dl, não ultrapassaram os 13 meses de vida. Como já sabemos que os ciclos de dieta que imita o jejum reduzem a glicemia, esses resultados corroboram a necessidade de pacientes com esse tipo de tumor se submeterem mensalmente a dez ciclos de dieta que imita o jejum, associados à alternância de uma dieta cetogênica vegana, com baixo teor de proteínas, à dieta pescetariana da longevidade, descrita em meu primeiro livro, e às terapias oncológicas-padrão: radioterapia, quimioterapia ou os medicamentos adotados ultimamente para combater os tumores do sistema nervoso. Como já expliquei, ainda se trata de um protocolo experimental, que pode ser efetuado no âmbito de um estudo clínico ou que inclui a colaboração entre oncologista, biólogo molecular, nutricionista etc.

Em 2011, publicou-se um caso clínico que descreve o uso do jejum e da dieta que imita o jejum no tratamento do câncer no cérebro. Tratava-se de uma mulher de 65 anos com glioblastoma multiforme multicêntrico (GBM), tumor altamente maligno, pertencente à classe dos astrocitomas. No início, a mulher foi submetida à terapia-padrão, a um jejum terapêutico de três dias à base de água e a uma dieta cetogênica 4:1 (relação gorduras/carboidratos + proteínas) com um aporte de cerca de 600 calorias por dia e de suplementos de vitaminas e minerais por 14 dias, totalizando dois ciclos. A paciente apresentou hiperuricemia (acúmulo de resíduos de ácido úrico no sangue), e o segundo ciclo de dieta hipocalórica não foi mais do tipo cetogênico.[5] Contudo, ela respondeu bem à terapia nutricional e, após dois meses de tratamento, as massas tumorais não eram mais visíveis na PET (tomografia por emissão de pósitrons) nem na MRI (ressonância magnética). Dez semanas depois de ter interrompido a terapia alimentar, porém, os tumores reapareceram.

Em 2018, a revista *Frontiers in Nutrition* publicou o caso clínico de um paciente de 38 anos com glioblastoma multiforme, tratado com um protocolo-padrão modificado (intervenção cirúrgica, radioterapia e quimioterapia), ao qual foram associados dieta cetogênica e jejum. O paciente jejuou por 72 horas antes da remoção cirúrgica do tumor. Em seguida, fez uma dieta cetogênica e uma dieta que imita o jejum com restrição de 900 calorias por dia durante 21 dias, suplementada por vitaminas e minerais. No vigésimo segundo dia, as calorias da dieta cetogênica passaram a 1.500 por dia, e o paciente foi submetido à oxigenoterapia hiperbárica (que consiste em respirar oxigênio puro em ambiente pressurizado) e a outras terapias-alvo metabólicas. As análises clínicas mostraram que a terapia metabólica pré-operatória teve efeito (graças à dieta cetogênica e à dieta que imita o jejum), e o paciente permaneceu com ótima saúde e uma contínua evidência de regressão do tumor por, pelo menos, dois anos.[6]

As dietas cetogênicas

Como mencionado anteriormente, outra intervenção nutricional muito promissora no tratamento dos tumores do sistema nervoso é constituída pelas dietas cetogênicas, que: 1) são muito ricas em gorduras e pobres em carboidratos (em geral, a relação gordura/carboidratos é de 4:1 ou superior); 2) podem ter um teor de proteínas baixo ou alto; 3) fornecem um aporte calórico normal; 4) podem ser formuladas para períodos que vão de semanas a meses, mas também podem ser praticadas por mais tempo durante as terapias antitumorais. Na realidade, a dieta que imita o jejum também é uma dieta cetogênica, pois contém muitas gorduras e relativamente poucos carboidratos, mas é definida como dieta que imita o jejum justamente porque contém poucas calorias e pouquíssimas proteínas. Sua base é vegetal e, à diferença das dietas cetogênicas, em geral é praticada por apenas 4-5 dias por mês (figura 11.6).

CARACTERÍSTICAS	DIETA CETOGÊNICA	DIETA QUE IMITA O JEJUM
APORTE DE CALORIAS	Normal	Baixo
APORTE DE CARBOIDRATOS	Baixo	Baixo-médio
APORTE DE GORDURAS	Alto	Alto
APORTE DE PROTEÍNAS	Calibrado de acordo com os estudos; de baixo a alto	Muito baixo
DURAÇÃO	De semanas a meses	4-5 dias 3-8 semanas
COMPOSIÇÃO	De origem tanto animal quanto vegetal	Vegetal

11.6. Comparação entre as principais características da dieta cetogênica e da dieta que imita o jejum.

Como a dieta cetogênica, à diferença da dieta que imita o jejum, contém um aporte calórico normal, que compreende as calorias derivadas de altos níveis de gorduras, ela pode tanto combater quanto favorecer o crescimento dos tumores, dependendo do tipo de câncer. Dada a grande agressividade dos glioblastomas, muitos estudos com modelos animais indicam que esse tipo de alimentação pode desacelerar seu crescimento. Atualmente, estamos testando a eficácia da combinação de dieta cetogênica e dieta que imita o jejum contra esses tumores, paralelamente às terapias-padrão. No próximo parágrafo, abordarei o efeito da dieta cetogênica observado em estudos clínicos realizados com pacientes portadores de glioblastoma.

Um pequeno estudo clínico, realizado com 20 pacientes adultos, portadores de glioblastoma multiforme recorrente, mostrou a viabilidade da dieta cetogênica, mesmo quando não seguida rigorosamente e pouco tolerada, tornando os resultados não significativos do ponto de vista estatístico. Portanto, a dieta cetogênica não é recomendável como terapia exclusiva e deve ser avaliada pelo oncologista para ser associada aos tratamentos-padrão.[7]

Um grupo de pesquisadores da Universidade do Estado de Michigan publicou interessantes resultados sobre dois casos clínicos de pacientes com glioma. Como descrito anteriormente, trata-se de um tumor cerebral originado nas células gliais, que circundam e dão suporte aos neurônios. Os pacientes iniciaram apenas um protocolo alimentar cetogênico de baixo aporte energético, mas infelizmente o tumor continuou a avançar. Os mesmos pesquisadores também relataram o que observaram em outros trinta pacientes, tratados com diversos protocolos alimentares cetogênicos em combinação com terapias-padrão (dos 30 pacientes, apenas um foi submetido exclusivamente à dieta cetogênica). Diversos pacientes mostraram uma longa remissão do tumor, que variava de quatro meses a mais de cinco anos, e sem graves efeitos colaterais.[8]

Em 2017 foi publicado o protocolo de um estudo cujo principal objetivo era descobrir a viabilidade, a tolerabilidade e o impacto sobre a saúde e sobre a qualidade de vida de 12 pacientes com glioblastoma e submetidos à dieta cetogênica como terapia de suporte em combinação com terapias convencionais.[9] Os resultados mostraram que os porcentuais de envolvimento e manutenção foram baixos: apenas quatro dos 12 pacientes concluiu a dieta por três meses. Não se notaram resultados sobre a progressão do tumor, pois o principal objetivo do estudo era avaliar se os pacientes conseguiriam concluir a dieta.[10]

Em 2019, alguns pesquisadores dos Países Baixos publicaram uma análise centrada em 11 pacientes com glioblastoma multiforme, que por duas semanas antes de iniciar a quimiorradiação seguiram uma dieta cetogênica líquida. Após seis semanas, a dieta foi modificada com a adoção de alimentos sólidos e de emulsões de triglicerídeos de cadeia média, ou seja, compostos dietéticos à base de óleo de coco, que fornecem calorias para fins energéticos. A dieta cetogênica foi seguida por um período total de 14 semanas. Dos 11 pacientes, nove alcançaram a cetose e seis completaram o estudo clínico sem mostrar efeitos colaterais graves. A conclusão mostrou que a dieta cetogênica era viável, mas os resultados de um parceiro colaborativo e uma assistência contínua foram determinantes nesse sentido.[11]

Com o objetivo de aumentar a adesão a esse tipo de alimentação, alguns pesquisadores de Bethesda desenvolveram uma abordagem inovadora, que combina dieta cetogênica e dieta que imita o jejum à base de refeições prontas para o consumo, com a "clássica" proporção 4:1 (quatro partes de gordura e uma de proteínas + carboidratos). Esse estudo-piloto tinha por objetivo determinar a viabilidade, a segurança, a tolerabilidade e a eficácia dessa estratégia alimentar, praticada durante seis meses por pacientes com glioblastoma multiforme. Dos oito pacientes estudados, cinco completaram os seis meses, enquanto os outros três tiverem de interrompê-la, respectivamente por uma progressão do tumor (dois pacientes) e pelas características demasiado restritivas da dieta (um paciente). Infelizmente, em razão do baixo número de pacientes do estudo, não é possível tirar conclusões definitivas, embora aparentemente a dieta tenha sido bem tolerada.[12]

Como vimos, a maior parte desses estudos fornece dados apenas sobre a viabilidade e a segurança em curto prazo, uma vez que a maior parte dos experimentos é: 1) não randomizada (não são comparados dois grupos da amostra); 2) de curto prazo; 3) conduzidos com pacientes portadores de tumores em estágio avançado. Portanto, sem dúvida há necessidade de estudos clínicos randomizados para avaliar, em um segundo momento, o potencial papel terapêutico, a eficácia, a segurança e a viabilidade das dietas cetogênicas aplicadas a pacientes oncológicos. A isso cabe acrescentar outra preocupação, dada pelo fato de que algumas dietas cetogênicas não são de base vegetal nem pescetarianas, mas contêm altas quantidades de proteínas e gorduras de origem animal, e isso poderia acelerar a progressão do tumor.

Na próxima seção, incluímos algumas histórias e experiências de pacientes.

Histórias e experiências de pacientes

Sebastien

Em 2019, Sebastian tinha 48 anos e trabalhava como pesquisador em uma multinacional. Certo dia, ao voltar do trabalho de bicicleta, entrou na rua errada e sentiu-se desorientado. Ficou muito surpreso, pois percorria o mesmo caminho havia mais de 15 anos. Algumas semanas depois, começou a esbarrar em mesas e cadeiras, e um dia acordou com uma forte dor de cabeça. Posteriormente, quando ia de carro para a casa de um amigo, percebeu que os automóveis atrás dele e os que o ultrapassavam não paravam de buzinar. A razão era que ele não estava dirigindo na faixa. Percebeu que sua visão e suas percepções tinham alguns centímetros de desvio.

Foi diagnosticado com um tumor no cérebro e, cinco dias depois, foi operado. A maior parte do tumor visível foi removida com sucesso. Seis semanas depois, começou a radioterapia e a quimioterapia. O diagnóstico era de câncer em estágio IV, precisamente de um tipo de glioblastoma que não respondia bem aos tratamentos. Ele relembra: "Quanto mais parecia que o mundo estava desabando, mais crescia minha decisão de lutar com todas as minhas forças".

Sebastien comprou livros sobre câncer, alimentação e meditação e, acima de tudo, estudou a literatura científica sobre o glioblastoma, tentando manter-se concentrado e positivo. Um amigo lhe encaminhou o *podcast* de uma das entrevistas do professor Longo, na qual ele falava da dieta que imita o jejum e de seus fundamentos teóricos. Sebastien encontrou os artigos e descobriu que a dieta que imita o jejum era usada em camundongos em associação com a temozolomida (TMZ), quimioterapia-padrão no tratamento do glioblastoma.

Após ter lido o artigo, Sebastien decidiu jejuar todos os meses durante os cinco dias da quimioterapia. "Nos primeiros meses em que me submeti à quimioterapia sem a dieta que imita o jejum não fiquei muito mal, mas no quarto ou no quinto dia me sentia muito cansado e passava a maior parte do tempo na cama ou no sofá. Fazer a quimioterapia jejuando mudou tudo. Eu não estava 'tolerando os tratamentos', estava combatendo o tumor, assumindo o controle da situação. Não estou querendo dizer que me diverti naqueles cinco dias de tratamento e jejum, mas consegui fazer minhas coisas normalmente e não me senti doente."

Ele se submetia à ressonância magnética a cada dois meses, e a que realizou pouco depois de sua primeira dieta que imita o jejum mostrou uma redução significativa (igual a 50%) das dimensões do tecido cerebral anômalo. Sebastien conta que já não havia sinal do tumor após seis meses de tratamento, tendo os dois últimos sido associados à dieta que imita o jejum.

Quinze meses depois da cirurgia, voltou a cumprir 80% da sua jornada de trabalho e continua a se submeter à dieta que imita o jejum a cada dois meses, com a esperança de que isso o ajude a prevenir uma recidiva do tumor.

Marianna Incorvaia

Quem conta a história de Marianna Incorvaia, nascida em 5 de janeiro de 1953, é a filha dela.

"Minha mãe sempre foi uma mulher muito ativa e cheia de vida. Ao voltar das férias de verão, em setembro de 2020, notamos que estava muito cansada e fraca, mas, em um primeiro momento, achamos que fosse por saudade de sua terra natal, a Sicília. Em outubro de 2020, minha mãe começou a ter dificuldades linguísticas cada vez mais frequentes, esquecendo os nomes de objetos e pessoas. Quando percebemos que essas dificuldades estavam aumentando, procurei o médico da família, que sugeriu uma consulta com um neurologista. Com o passar dos dias, porém, ela regredia cada vez mais, e, após insistirmos, foi feita uma ressonância magnética que revelou um glioblastoma.

"Os neurocirurgiões do Hospital Universitário de Berna consideraram o tumor inoperável. Portanto, logo se iniciou um ciclo de radioterapia de seis semanas (de segunda a sexta-feira), acompanhado por um tratamento de quimioterapia com o medicamento Temodal, a ser ingerido diariamente. Durante esse período, minha mãe também recebeu uma dose elevada de cortisona, que tornava impossível seguir qualquer tipo de dieta. A radioterapia teve efeitos devastadores sobre ela, que não conseguia controlar as emoções e apresentava comportamentos irracionais. A segunda metade desse ciclo foi marcada por muita fadiga e fome.

"Terminado o ciclo de seis semanas, fez-se uma pausa de quatro semanas. Minha mãe passou boa parte desse período dormindo até vinte horas por dia. Ela já 'não existia'. Não apresentava mais os comportamentos irracionais, mas quase não se comunicava e não exprimia nenhum tipo de emoção. Estava apática.

"Após essa pausa de quatro semanas, ela iniciou um ciclo de quimioterapia de cinco dias, com uma dosagem mais elevada de Temodal. Esses cinco dias de quimioterapia foram acompanhados por cinco dias de dieta que imita o jejum. Nós, os filhos, já tínhamos lido muito sobre as teorias do professor Valter Longo e jejuado anteriormente. Portanto, embora estivéssemos otimistas, não esperávamos um êxito tão surpreendente.

"Após esses cinco dias, minha mãe estava de novo presente, desperta, comunicando-se conosco. Tinha voltado a perceber o que lhe estava acontecendo e a exprimir suas emoções. Em nível mental, esse ciclo de quimioterapia associado à dieta que imita o jejum teve efeitos muito importantes. Tínhamos nossa mãe de volta. A fadiga havia diminuído consideravelmente. Para minha mãe, esse retorno da lucidez também significou enfrentar seu tumor de maneira racional: ter de encarar seu monstro produziu crises de pânico que não foram fáceis de administrar.

"Após três semanas de pausa, ela recomeçou um novo ciclo de quimioterapia/dieta que imita o jejum. Sentiu mais fome, pois dormia menos, mas, também dessa vez, superou os cinco dias de dieta que imita o jejum. Igualmente nesse caso, os efeitos de Temodal + dieta que imita o jejum foram evidentes, porém mais em nível físico. Depois de ter ficado parada por vários meses, ela voltou a sair, a fazer passeios breves e, por fim, pôde iniciar uma fisioterapia com o objetivo de fortalecer os músculos. Além disso, ao final desse ciclo, não apresentou mais crises de pânico.

"Terceiro ciclo de quimioterapia e terceiro ciclo de dieta que imita o jejum. Também nesse caso a recuperação, sobretudo física, de minha mãe é notável. Cabe mencionar que, em virtude da cortisona que precisa tomar, ela acabou desenvolvendo uma forma de diabetes, que, no entanto, durante os ciclos de dieta que imita o jejum não necessita de nenhum aporte de insulina.

"A luta de minha mãe ainda é longa e dura. Em minha modesta opinião, o tratamento do câncer necessita de diversos tipos de intervenção. Somente a combinação de vários fatores fez com que minha mãe pudesse se recuperar após os efeitos da radioterapia. Seu tratamento consiste em quimioterapia, alimentação e, sobretudo, no método da dieta que imita o jejum, ao qual se acrescentam exercício físico, drenagem linfática e muito amor. Minha mãe mora comigo e posso afirmar que hoje, sem a dieta que imita o jejum, a situação seria bem pior. Certamente essa dieta ajudou a combater o que é considerado o sintoma denominado *fatigue*, ou seja, fadiga, típica da quimioterapia."

Kevin

Em janeiro de 2018, Kevin, um americano há muito tempo residente na China, foi diagnosticado com um tumor inoperável no cérebro: um oligoastrocitoma.

Durante sua pesquisa sobre possíveis tratamentos ou terapias diferentes do coquetel-padrão de radioterapia e quimioterapia, fornecido por todos os oncologistas, deparou-se com nossos estudos. Adotou o protocolo de jejum (encontrando no início alguma dificuldade para jejuar por mais de dois dias seguidos) e, nos períodos em que não jejuava, também praticou o chamado "jejum intermitente".

O resultado mais importante nos últimos três anos foi a redução do tumor em cerca de 50% e o completo desaparecimento das metástases. Ainda mais surpreendente foi a total transformação de seu estado de saúde geral, desde que passou a adotar também uma alimentação cotidiana semelhante à dieta da longevidade.

"Dizer que as pesquisas do professor Longo salvaram minha vida é pouco. Também devolveram minha saúde e a possibilidade de desfrutar de uma vida mais longa e feliz com meus três filhos e de desempenhar um papel positivo na vida deles. Por tudo isso, sinto uma eterna gratidão."

Resumo da terapia do câncer do sistema nervoso

- Tratamento oncológico-padrão (quimioterapia etc.).
- Falar com o próprio oncologista para combiná-lo com uma dieta que imita o jejum.
- Falar com o oncologista e o dietista para associar a dieta que imita o jejum a uma dieta cetogênica de baixo teor proteico, à base de vegetais e peixes, assegurando-se de que ela não influi negativamente na massa muscular nem na função imunológica.
- Entre um tratamento e outro, manter a dieta da longevidade (ver o capítulo sobre a prevenção).

- Jejuar por 13-14 horas por dia (por exemplo, comer das 8 às 18) durante o tratamento, buscando manter a massa muscular em condições normais.
- Manter o peso corporal dentro do normal.
- Ser fisicamente ativo e praticar exercício físico, consultando o oncologista.
- Tentar manter o ângulo de fase (indicador da funcionalidade muscular) acima dos 5 graus com treinamento da força muscular, por exemplo seguindo os exercícios presentes no site da Fundação Valter Longo (www.fondazionevalterlongo.org, seção "Permanecer jovem e saudável/Exercício e longevidade"), todos os dias ou, pelo menos, de três a quatro vezes por semana por 30-40 minutos.

Terapia-padrão (radiações + temozolomida + ressonância magnética)												
Alimentação diária limitada a intervalos de 12 horas												
Semana	1	2	3	4	5	6	7	8	9	10	11	12
Mês		1					2				3	
Dieta	Dieta que imita o jejum		Dieta cetogênica modificada		Dieta que imita o jejum		Dieta cetogênica modificada			Dieta que imita o jejum	Dieta cetogênica modificada	

11.7. Exemplo da combinação de radioterapia, dieta que imita o jejum e dieta cetogênica em um paciente que recebe um tratamento contra o câncer (temozolomida).

Atenção: Os dados descritos neste livro foram obtidos em animais ou em estudos clínicos ainda não conclusivos. Portanto, é aconselhável iniciar ciclos da dieta que imita o jejum APENAS após a avaliação e sob a supervisão do próprio médico especialista e, de preferência, do oncologista. Isso também permitirá prevenir a desnutrição, fator prognóstico negativo nas patologias agudas e crônicas.

A pesquisa sobre o câncer dá passos de gigante, mas as terapias destinadas aos pacientes que sofrem dessa doença avançam muito mais devagar. Por essa razão, creio que seja necessária uma nova abordagem das terapias oncológicas, nas quais o oncologista lidere uma equipe que inclua médicos especializados em medicina integrativa, biólogos moleculares, nutricionistas e, quando possível, psicólogos, a fim de fornecer terapias personalizadas aos pacientes, sobretudo aos que não respondem às terapias-padrão. O objetivo dessas "equipes oncológicas" deveria ser tratar o tumor ou bloquear sua progressão, mas também prevenir os efeitos colaterais e os danos às células, aos sistemas e aos órgãos saudáveis. A clínica Longevity and Healthspan, da Fundação Create Cures (www.createcures.org), nos Estados Unidos, e a Fundação Valter Longo (www.fondazionevalterlongo.org), na Itália, são especializadas na assistência a pacientes e oncologistas, com o objetivo de complementar a abordagem-padrão com intervenções inovadoras e integrativas, munidas de sólidas bases científicas e centradas na nutrição e na biologia molecular do tumor, mas também na capacidade natural do corpo humano de combater o câncer e outras patologias. A missão dessas fundações é oferecer a todos a possibilidade de viver com saúde e por mais tempo. Por essa razão, oferecem assistência gratuita a quem sofre de câncer e de outras patologias em estágio avançado, mas que, do contrário, não poderia permitir-se esses tratamentos integrativos.

Notas

1 A. F. Tamimi, M. Juweid. "Epidemiology and Outcome of Glioblastoma." In: S. De Vleeschouwer (org.). *Glioblastoma [Internet]*. Brisbane (AU): Codon Publications; 27 de setembro de 2017. Capítulo 8. Disponível em: https:// www.ncbi.nlm.nih.gov/books/NBK470003/ DOI: 10.15586/codon. glioblastoma.2017.ch8.

2 F. Safdie, S. Brandhorst, M. Wei, W. Wang, C. Lee, S. Hwang, P. S. Conti, T. C. Chen, V. D. Longo. "Fasting Enhances the Response of Glioma to Chemo-and Radiotherapy." *PLOS ONE*, 2012. DOI:10.1371/journal.pone.0044603. Epub 2012 Sep 11. PMID: 22984531; PMCID: PMC3439413.

3 The Nobel Prize. "The Nobel Prize in Physiology of Medicine, 1931." https://www.nobelprize.org/prizes/medicine/1931/summary/

4 M. Voss, M. Wagner, N. von Mettenheim, P. N. Harter, K. J. Wenger, K. Franz, J. Bojunga, M. Vetter, R. Gerlach, M. Glatzel, F. Paulsen, E. Hattingen, O. Baehr, M. W. Ronellenfitsch, E. Fokas, D. Imhoff, J. P. Steinbach, C. Rödel, J. Rieger. ERGO2: "A Prospective, Randomized Trial of Calorie-Restricted Ketogenic Diet and Fasting in Addition to Reirradiation for Malignant Glioma." *International Journal of Radiation Oncology Biology Physics*, 2020. DOI: 10.1016/j.ijrobp.2020.06.021. Epub 2020 Jun 30. PMID: 32619561.

5 G. Zuccoli, N. Marcello, A. Pisanello, F. Servadei, S. Vaccaro, P. Mukherjee, T. N. Seyfried. "Metabolic Management of Glioblastoma Multiforme Using Standard Therapy Together with a Restricted Ketogenic Diet: Case Report." *Nutr. Metab.*, 2010. DOI: 10.1186/1743-7075-7-33. PMID: 20412570; PMCID: PMC2874558.

6 A. M. A. Elsakka, M. A. Bary, E. Abdelzaher, M. Elnaggar, M. Kalamian, P. Mukherjee, T. N. Seyfried. "Management of Glioblastoma Multiforme in a Patient Treated With Ketogenic Metabolic Therapy and Modified Standard of Care: A 24-Month Follow-Up." *Front. Nutr.*, 2018. DOI: 10.3389/fnut.2018.00020. PMID: 29651419; PMCID: PMC5884883.

7 J. Rieger, O. Bahr, G. D. Maurer, E. Hattingen, K. Franz, D. Brucker *et al*. "ERGO: A Pilot Study of Ketogenic Diet in Recurrent Glioblastoma." *Int. J. Oncol.*, 2014. DOI: 10.3892/ijo.2014.382.

8 K. Schwartz, H. T. Chang, M. Nikolai, J. Pernicone, S. Rhee, K. Olson, P. C. Kurniali, N. G. Hord, M. Noel. "Treatment of Glioma Patients with Ketogenic Diets: Report of Two Cases Treated with an IRB-Approved Energy-Restricted Ketogenic Diet Protocol and Review of the Literature." *Cancer & Metabolism*, 2015. DOI: 10.1186/s40170-015-0129-1. PMID: 25806103; PMCID: PMC4371612.

9 K. J. Martin-McGill, A. G. Marson, C. Tudur Smith, M. D. Jenkinson. "Ketogenic Diets as an Adjuvant Therapy in Glioblastoma (The KEATING Trial): Study Protocol for a Randomised Pilot Study." *Pilot and Feasibility Studies*, 2017. DOI: 10.1186/s40814-017-0209-9. PMID: 29209515; PMCID: PMC5704454.

10 K. J. Martin-McGill, A. G. Marson, C. Tudur Smith, B. Young, S. J. Mills, M. G. Cherry, M. D. Jenkinson. "Ketogenic Diets as an Adjuvant Therapy for Glioblastoma (KEATING): A Randomized, Mixed Methods, Feasibility Study." *Journal of Neuro-Oncology*, 2020. DOI: 10.1007/ s11060-020-03417-8. Epub 2020 Feb 8. PMID: 32036576; PMCID: PMC7076054.

11 E. J. T. M. Van der Louw, J. F. Olieman, P. M. L. A. van den Bemt, J. E. C. Bromberg, E. Oomen-de Hoop, R. F. Neuteboom, C. E. Catsman-Berrevoets, A. J. P. E. Vincent. "Ketogenic Diet Treatment as Adjuvant to Standard Treatment of Glioblastoma Multiforme: A Feasibility and Safety Study." *Therapeutic Advances in Medical Oncolology*, 2019. DOI: 10.1177/1758835919853958. PMID: 31258628; PMCID: PMC6589986.

12 P. Klein, I. Tyrlikova, G. Zuccoli, A. Tyrlik, J. C. Maroon. "Treatment of Glioblastoma Multiforme with 'Classic' 4:1 Ketogenic Diet Total Meal Replacement." *Cancer & Metabolism*, 2020. DOI: 10.1186/ s40170- 020-00230-9. PMID: 33292598; PMCID: PMC7653752.

12

JEJUM, ALIMENTAÇÃO E MELANOMA

Pela contribuição e pela revisão deste capítulo, agradeço a Christian Posch, diretor de Dermatologia-Oncologia, Departamento de Dermatologia da Clínica Rechts der Isar, na Universidade Técnica de Munique, na Alemanha; a Alessandro Laviano, professor-associado de Medicina Interna no Departamento de Medicina Translacional e de Precisão da Universidade La Sapienza, em Roma.

O melanoma: o que é e como é tratado

O melanoma é um tipo de câncer de pele. De acordo com o Fundo Mundial de Pesquisa em Câncer e o Instituto Americano de Pesquisa em Câncer, é o décimo nono tumor mais comum, com quase 300 mil novos casos em todo o mundo em 2018.[1] Típico da segunda metade da vida, afeta particularmente as pessoas de pele clara, mas pode se apresentar em qualquer idade. O risco de as pessoas de origem caucasiana, ou seja, de pele branca, adoecerem de melanoma ao longo da vida é de 1:50. Os cânceres de pele podem ser:

1) **epiteliomas**, se surgirem nas células de revestimento chamadas de "queratinócitos";
2) **melanomas**, tumores malignos que se desenvolvem a partir dos melanócitos, células produtoras de melanina, pigmento que colore a pele e os cabelos e se encontra na conjunção dos estratos superficiais da epiderme com os mais profundos.

O melanoma é um dos tumores mais frequentes nos adultos. Dos cânceres de pele, é um dos mais perigosos. Nos homens, surge prevalentemente no tronco (costas, peito, cabeça, pescoço), e nas mulheres, nos membros (especialmente nas pernas). Mais raros são os formados a partir dos melanócitos do olho (melanoma ocular), dentro ou ao redor dos olhos ou nas membranas mucosas (por exemplo, na área esofágica-gastrointestinal ou no sistema urogenital).

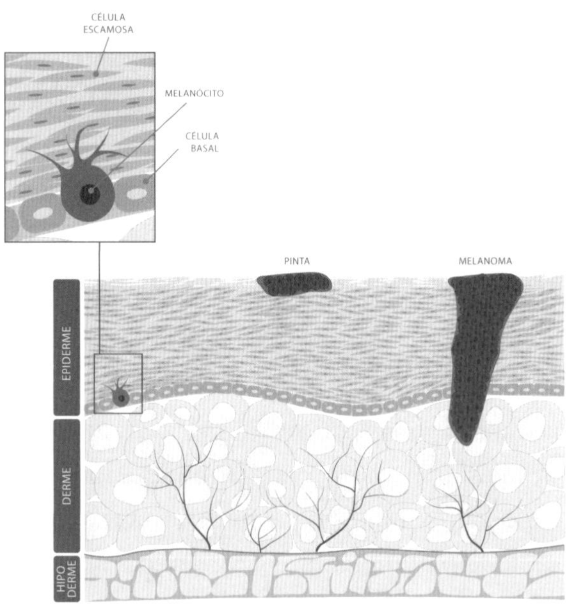

12.1. O melanoma cutâneo é um câncer que deriva da transformação tumoral dos melanócitos, que constituem um tipo de células da pele. O principal sinal do melanoma cutâneo é a mudança no aspecto de uma pinta ou o aparecimento de uma nova pinta com características particulares (a maioria das pintas é benigna).

Nas últimas décadas, a incidência de melanoma cutâneo nas populações caucasianas registrou um crescimento igual a 3-5% por ano. As pessoas mais sujeitas a contraí-lo são as de pele clara ou com olhos azuis e cabelos louros ou ruivos, em forma de muitos nevos atípicos (nevos assimétricos de diversas cores e contornos irregulares ou não definidos), ou que tenham casos de melanoma na família.

No estágio inicial, o melanoma pode ser removido cirurgicamente com um porcentual de cura superior a 98% nos tumores em estágio IA. No entanto, se a espessura do melanoma superar um milímetro, já se torna necessário um exame do linfonodo sentinela (o linfonodo associado à área da pele em que foi diagnosticado o melanoma em questão). Para reduzir o risco de recidiva, também se usa a radioterapia local. Nos casos de melanoma avançado e, portanto, de doença metastática, a imunoterapia e o uso de inibidores da quinase substituíram quase totalmente a quimioterapia, que se mostrava menos eficaz.[2]

Alguns anos atrás, participei de um congresso no Instituto de Tecnologia de Massachusetts, em Boston, com alguns dos mais ilustres pesquisadores e clínicos de câncer no mundo. Um dos oncologistas, que tinha um papel central na demonstração da eficácia da imunoterapia para combater o melanoma, contou que o primeiro experimento importante sobre imunoterapia e melanoma foi considerado um fracasso, pois a terapia não se revelara suficientemente eficaz nos pacientes nos quais havia sido testada. Vários anos depois, em 2018, em virtude do sucesso da imunoterapia para o melanoma, o Prêmio Nobel de Medicina foi concedido justamente aos cientistas que haviam identificado os medicamentos imunoterápicos capazes de tornar o sistema imunológico mais apto a agredir as células tumorais dos melanomas (figura 12.2).

Um dos motivos pelos quais se considerou o primeiro experimento relativo ao efeito da imunoterapia sobre o melanoma um fracasso foi que ele havia funcionado bem apenas com uma quantidade relativamente pequena de pacientes. A isso se acrescenta o custo da imunoterapia: fala-se em dezenas de milhares de dólares e até em cem mil dólares por ano por paciente! Dois anos antes, tínhamos publicado um artigo sobre como uma intervenção de baixo custo, como a dieta que imita o jejum, poderia obter resultados semelhantes em camundongos e tornar as células do sistema imunológico mais agressivas não apenas em relação ao melanoma, mas também contra as células do câncer de mama. Por isso, nossas pesquisas atuais estão voltadas as estas duas perguntas: 1) A dieta que imita o jejum é capaz de aumentar a eficácia da imunoterapia e o número de pacientes que respondem a ela?; 2) A dieta que imita o jejum é capaz de obter pelo menos uma parte dos efeitos da imunoterapia para as pessoas que não têm condições de pagar por tratamentos tão caros? Como já mencionei neste livro, sou moderadamente otimista em relação a ambas as coisas, mas creio que, no final, uma combinação de dieta que imita o jejum e imunoterapia e/ou outros medicamentos se revelará a mais eficaz.

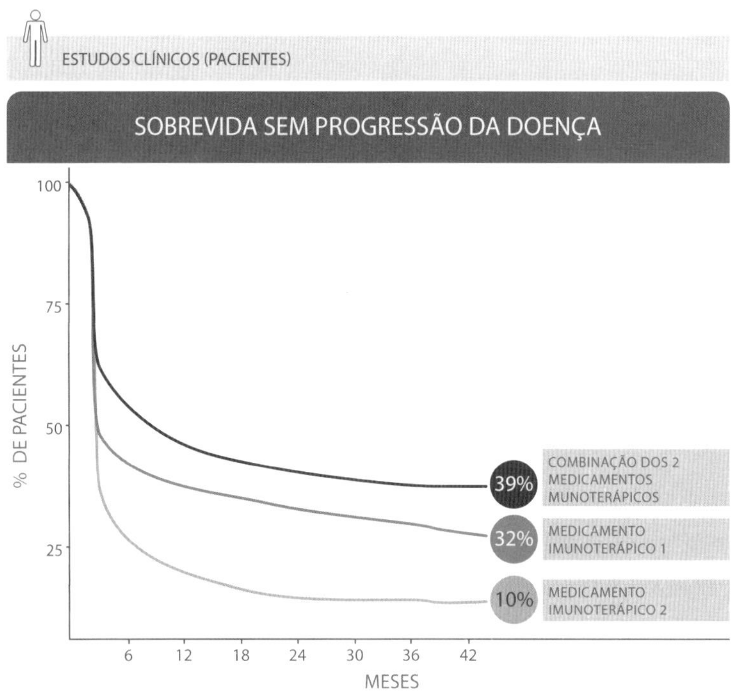

12.2. A combinação de medicamentos utilizados na imunoterapia torna o sistema imunológico muito mais agressivo contra as células tumorais do melanoma e tem um efeito extraordinário sobre a sobrevida após 42 meses (modificado por: Wolchok *et al.*, *New England Journal of Medicine*, 2017).

O jejum, a dieta que imita o jejum e os tumores de pele: estudos de laboratório

Nosso primeiro estudo sobre o melanoma de fato não contemplava o uso do jejum, mas estudava camundongos com níveis muito baixos do fator de crescimento IGF-1 no sangue. O jejum realmente provoca uma redução dos níveis de IGF-1, embora essa seja apenas uma das muitas mudanças provocadas por ele. Submetemos os camundongos a ciclos de quimioterapia (doxorrubicina) e constatamos que: 1) após 60 dias, todos os camundongos "normais" (ou seja, os que apresentavam níveis normais de IGF-1) haviam morrido por causa do tumor ou dos efeitos colaterais da quimioterapia; 2) 60% dos camundongos com baixos níveis de IGF-1 continuaram vivos mesmo após 90 dias (figura 12.3). Como já vimos no caso de outras formas de câncer, a terapia oncológica por si só pode retardar o crescimento do tumor, porém, quando associada a níveis muito baixos de IGF-1, mostra-se muito mais eficaz e, provavelmente, pode curar um porcentual elevado dos camundongos de um tipo de melanoma.

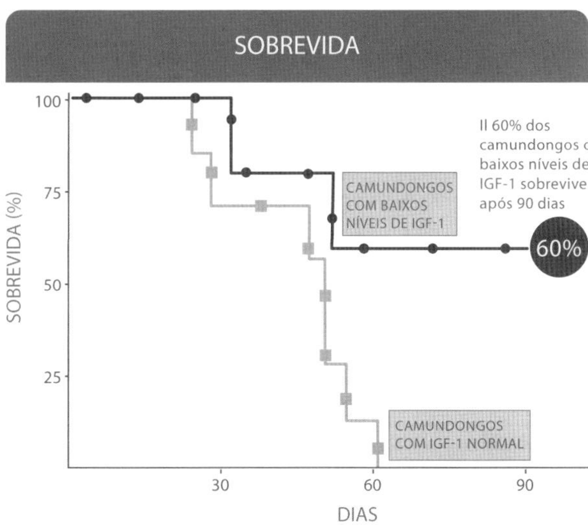

12.3. Após 60 dias de quimioterapia, todos os camundongos com níveis normais de IGF-1 (fator de crescimento) morreram, enquanto 60% dos camundongos com um nível baixo de IGF-1 continuaram vivos mesmo após 90 dias, o que sugere a cura (modificado por: Lee *et al.*, *Cancer Research*, 2010).

Obtivemos resultados semelhantes injetando células tumorais do melanoma em camundongos com níveis muito baixos de IGF-1 (figura 12.4) (os chamados camundongos GHRD, com mutações no mesmo gene mutado dos equatorianos com síndrome de Laron, que raramente são afetadas por tumores) ou em camundongos cujos níveis de IGF-1 haviam sido reduzidos graças a uma alimentação com teor muito baixo de proteínas (figura 12.4).[3]

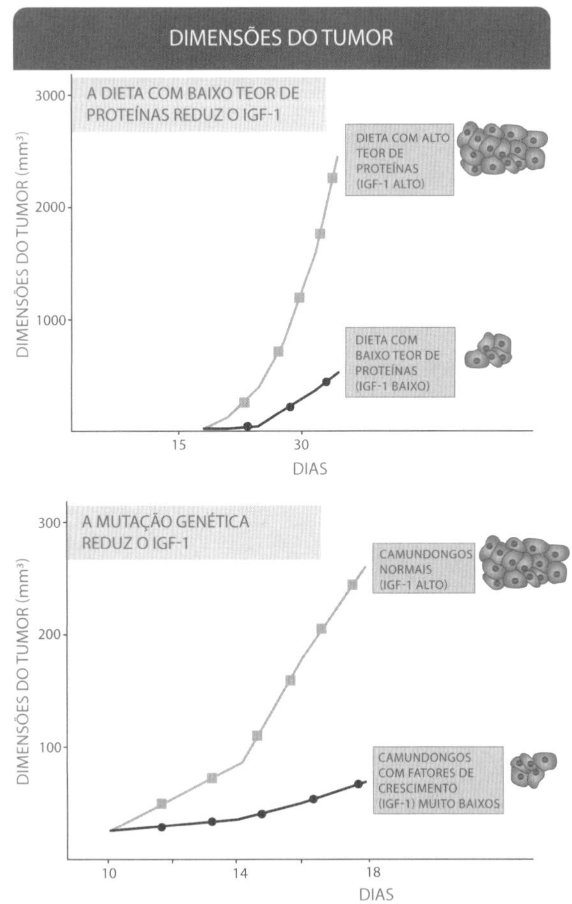

12.4. No primeiro gráfico: as dimensões do melanoma, tipo de câncer de pele, são maiores nos camundongos com uma dieta com alto teor de proteínas. No segundo gráfico: em comparação com os camundongos normais, as dimensões do melanoma são inferiores nos camundongos com níveis muito baixos de IGF-1, devido a uma mutação genética (modificado por: Levine *et al.*, *Cell Metabolism*, 2014).

Alguns anos depois, para tratar o melanoma, associamos o jejum à quimioterapia (doxorrubicina ou ciclofosfamida). Observamos uma desaceleração no crescimento dos tumores, mas não a cura dos camundongos (figura 12.5). Uma possível explicação para isso é que esse tipo de medicamento não costuma ser utilizado para tratar o melanoma; portanto, o uso de fármacos mais eficazes para esse objetivo poderia gerar um efeito maior e, potencialmente, curar o câncer dos camundongos.[4]

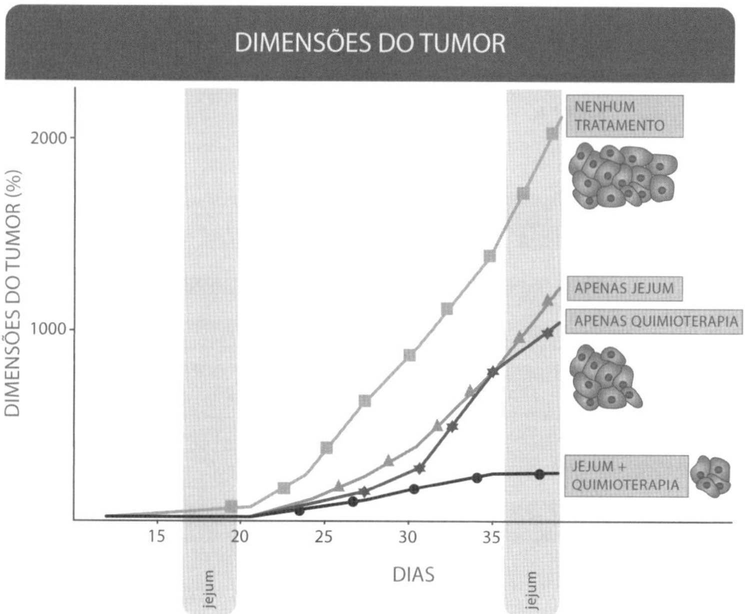

12.5. O jejum e a quimioterapia desaceleram muito o crescimento do melanoma. Contudo, os camundongos não se curam totalmente (modificado por: Shim *et al.*, *Cancer Research*, 2015).

Embora a combinação de quimioterapia e jejum não tenha curado os camundongos, ela reduziu as metástases das células do melanoma nos rins, nos linfonodos, nos ovários, no baço e no fígado (figura 12.6).[5]

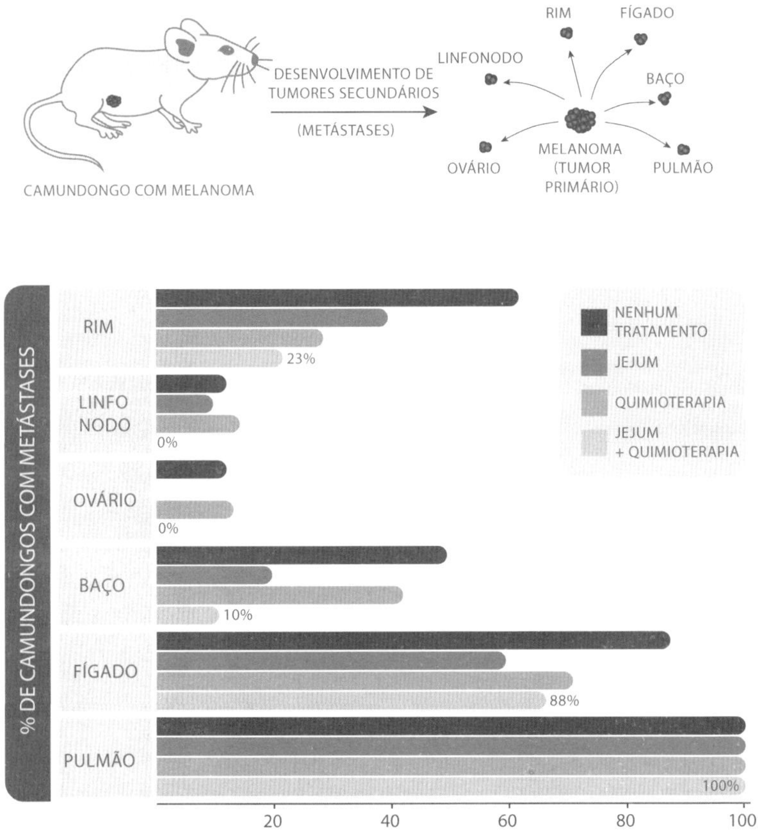

12.6. Um jejum de 48 horas combinado com a quimioterapia reduziram as metástases das células do melanoma nos rins, nos linfonodos, nos ovários, no baço e no fígado, mesmo não levando à cura dos camundongos (modificado por: Lee *et al.*, *Science Translational Medicine*, 2012).

Para quantificar o efeito do jejum no aumento da eficácia da quimioterapia contra o melanoma, fizemos um experimento no qual podíamos avaliar os danos ao DNA das células do melanoma tratadas: 1) apenas com quimioterapia ou 2) com quimioterapia + jejum. O nível de dano ao DNA nas células do melanoma era em torno de 2 (em uma escala de 0 a 60) sem nenhum tratamento, permanecia 2 após a quimioterapia, chegava a 6 quando se praticava apenas o jejum e alcançava 40, ou seja, 20 vezes mais, quando a quimioterapia era associada ao jejum (figura 12.7).[6]

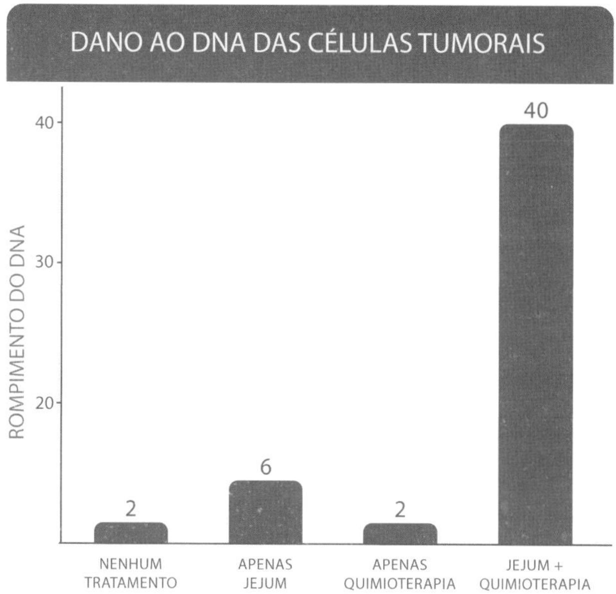

12.7. Níveis de dano ao DNA nas células tumorais do melanoma, tratadas apenas com quimioterapia ou em combinação com o jejum (modificado por: Lee *et al.*, *Science Translational Medicine*, 2012).

Atualmente, estamos combinando as dietas que imitam o jejum com medicamentos diferentes dos quimioterápicos, alguns dos quais reduzem os níveis de IGF-1. O objetivo é fazer com que as células tumorais se encontrem nas condições mais hostis possíveis, sem que isso afete as células saudáveis. Sabendo que as pessoas com níveis muito baixos de IGF-1 ou que jejuam estão de fato protegidas e correm menor risco de adoecer, a combinação de medicamentos que reduzem o IGF-1, dietas que imitam o jejum e terapias oncológicas-padrão é uma excelente opção a ser testada no tratamento de muitos tumores, pois pode ser letal para as células tumorais e trazer benefícios para as células e os órgãos saudáveis.

Será importante experimentar a combinação de jejum/dieta que imita o jejum, medicamentos que reduzem o IGF-1 e outros especificamente direcionados ao tipo de câncer, como quimioterapia, imunoterapia, inibidores da quinase etc., como veremos mais adiante.

A dieta que imita o jejum pode substituir a imunoterapia ou torná-la mais eficaz?

Como já vimos neste livro, ciclos de jejum/dieta que imita o jejum rejuvenescem o sistema imunológico e reduzem as dimensões dos tumores em camundongos, mostrando que as células do sistema imunológico têm um papel central nos efeitos das dietas que imitam o jejum sobre o crescimento dos tumores.[7] A partir desses dados, tentamos entender se o jejum e as dietas que imitam o jejum podem estimular o sistema imunológico a atacar tumores já existentes. Como havíamos observado no caso do câncer de mama, quando submetemos camundongos que tinham desenvolvido o melanoma a um tratamento, quer fosse apenas o jejum e a dieta que imita o jejum, quer apenas a quimioterapia (doxorrubicina), pudemos notar um leve aumento no número de células do sistema imunológico que atacavam o tumor. No entanto, quando combinamos quimioterapia e ciclos de jejum/dietas que imitam o jejum, o número de células do sistema imunológico que atacavam o tumor chegava a triplicar, e os tumores se mostravam três vezes menores (figura 12.8), em comparação com os dos camundongos não submetidos a nenhum tratamento (figura 12.9).

Outro grupo de pesquisadores tratou as células de melanoma humano ou apenas com o jejum, ou com um inibidor da quinase (sorafenibe), ou com ambos. Enquanto nos dois primeiros grupos viu-se apenas um efeito escasso ou nulo sobre as células do melanoma, a combinação do jejum com o inibidor da quinase suprimiu quase todas as células de melanoma de dois tipos diferentes. Mais uma vez, constatou-se que o uso exclusivo de medicamentos ou de jejum não produz resultados significativos na supressão das células tumorais, mas a combinação das duas coisas é muito eficaz.[8]

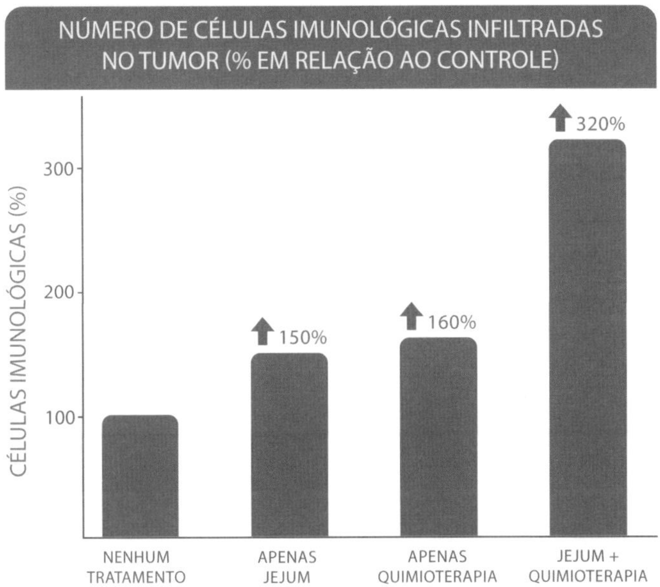

12.8. Os camundongos com melanoma tratados apenas com uma dieta que imita o jejum ou apenas com a quimioterapia mostraram um ligeiro aumento no número de células imunológicas que atacam o câncer. No entanto, quando a quimioterapia e os ciclos de jejum/dieta que imita o jejum foram combinados, o ataque das células imunológicas ao câncer triplicou (modificado por: Di Biase *et al.*, *Cancer Cell*, 2016).

O jejum e a dieta que imita o jejum no tratamento dos tumores de pele: estudos clínicos

Ainda não tivemos a possibilidade de iniciar um estudo clínico sobre o melanoma e o jejum/a dieta que imita o jejum, mas vários pacientes já associaram jejum/dieta que imita o jejum a outras terapias em diversas experimentações clínicas. Em um estudo publicado sobre o tema, os autores analisaram os níveis de leptina (que regula os níveis de glicose e contribui para o surgimento do diabetes) e o papel deste último nas pessoas com melanoma, a fim de entender como esses dois fatores influenciam a sobrevida dos pacientes. Os que apresentavam altos níveis de leptina tinham uma probabilidade maior de desenvolver metástases do melanoma em comparação com os que mostravam níveis de leptina mais baixos.

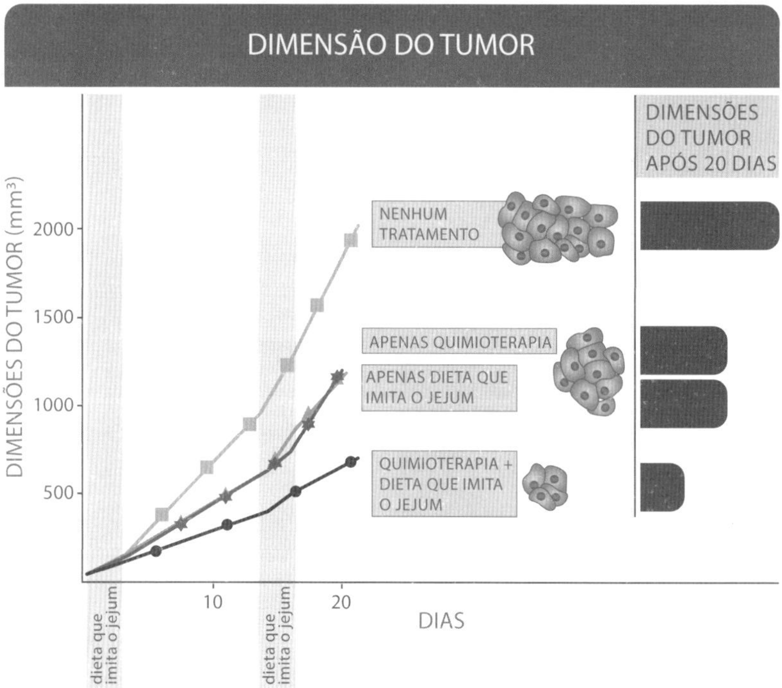

12.9. As massas de melanoma de camundongos tratados com quimioterapia combinada com ciclos de jejum/dieta que imita o jejum são três vezes menores que a dos camundongos não tratados (modificado por: Di Biase *et al.*, *Cancer Cell*, 2016).

Além disso, os pacientes com melanoma e diabetes mostravam um risco muito maior de sobrevida reduzida.[9] Embora ainda não seja possível tirar conclusões a partir desses resultados, podemos considerar os estudos clínicos para entender se altos níveis de glicose no sangue e provavelmente de IGF-1 e de leptina promovem o crescimento do melanoma e de outros tumores. Como descrito anteriormente, os experimentos que realizamos em seres humanos mostram que o jejum e a dieta que imita o jejum reduzem os níveis de leptina, de glicose e de IGF-1. Além disso, nossos estudos em camundongos demonstraram que o IGF-1 contribui para a sobrevivência e o crescimento das células do melanoma (ver as figuras anteriores).

Resumo da terapia do melanoma

- Tratamento oncológico-padrão (cirurgia, radioterapia, imunoterapia, quimioterapia etc.).
- Falar com o próprio oncologista para combiná-lo com uma dieta que imita o jejum.
- Quando as combinações terapêuticas descritas neste capítulo não forem suficientes, falar com o próprio oncologista e o nutricionista para associar a dieta que imita o jejum a uma dieta cetogênica de baixo teor proteico, baseada em vegetais e peixes, assegurando-se de que ela não influa negativamente sobre a massa muscular nem sobre a função imunológica.
- Entre um tratamento e outro, manter a dieta da longevidade (ver o capítulo sobre a prevenção).
- Manter o peso corporal dentro do normal.
- Ser fisicamente ativo e praticar exercício físico, consultando o oncologista.
- Tentar manter o ângulo de fase (indicador da funcionalidade muscular) acima dos 5 graus com treinamento da força muscular, por exemplo seguindo os exercícios presentes no site da Fundação Valter Longo (www.fondazionevalterlongo.org, seção "Permanecer jovem e saudável/Exercício e longevidade"), todos os dias ou, pelo menos, de três a quatro vezes por semana por 30-40 minutos.

Atenção: Os dados descritos neste livro foram obtidos em animais ou em estudos clínicos ainda não conclusivos. Portanto, é aconselhável iniciar ciclos da dieta que imita o jejum APENAS após a avaliação e sob a supervisão do próprio médico especialista e, de preferência, do oncologista. Isso também permitirá prevenir a desnutrição, fator prognóstico negativo nas patologias agudas e crônicas.

A pesquisa sobre o câncer dá passos de gigante, mas as terapias destinadas aos pacientes que sofrem dessa doença avançam muito mais devagar. Por essa razão, creio que seja necessária uma nova abordagem das terapias oncológicas, nas quais o oncologista lidere uma equipe que inclua médicos especializados em medicina integrativa, biólogos moleculares, nutricionistas e, quando possível, psicólogos, a fim de fornecer terapias personalizadas aos pacientes, sobretudo aos que não respondem às terapias-padrão. O objetivo dessas "equipes oncológicas" deveria ser tratar o tumor ou bloquear sua progressão, mas também prevenir os efeitos colaterais e os danos às células, aos sistemas e aos órgãos saudáveis. A clínica Longevity and Healthspan, da Fundação Create Cures (www.createcures.org), nos Estados Unidos, e a Fundação Valter Longo (www.fondazionevalterlongo.org), na Itália, são especializadas na assistência a pacientes e oncologistas, com o objetivo de complementar a abordagem-padrão com intervenções inovadoras e integrativas, munidas de sólidas bases científicas e centradas na nutrição e na biologia molecular do tumor, mas também na capacidade natural do corpo humano de combater o câncer e outras patologias. A missão dessas fundações é oferecer a todos a possibilidade de viver com saúde e por mais tempo. Por essa razão, oferecem assistência gratuita a quem sofre de câncer e de outras patologias em estágio avançado, mas que, do contrário, não poderia permitir-se esses tratamentos integrativos.

Notas

1 World Cancer Reasearch Fund/American Cancer Institute. "Skin Cancer Statistics", consultado em 1º de maio de 2021. https://www.wcrf.org/ dietandcancer/skin-cancer-statistics/.

2 National Collaborating Centre for Cancer (UK),. for Health and Care Excellence (UK); 2015 Jul." (NICE Guideline, No. 14.) 4. "Staging of melanoma." https://www.ncbi.nlm.nih.gov/books/NBK338424/.

3 M. E. Levine, J. A. Suarez, S. Brandhorst, P. Balasubramanian, C. W. Cheng, F. Madia, L. Fontana, M. G. Mirisola, J. Guevara-Aguirre, J. Wan, G. Passarino, B. K. Kennedy, M. Wei, P. Cohen, E. M. Crimmins, V. D. Longo. "Low Protein Intake is Associated with a Major Reduction in IGF-1, Cancer, and Overall Mortality in the 65 and Younger but Not Older Population." *Cell Metabolism*, 2014. DOI: 10.1016/j. cmet.2014.02.006. PMID: 24606898; PMCID: PMC3988204.

4 H. S. Shim, M. Wei, S. Brandhorst, V. D. Longo. "Starvation Promotes REV1 SUMOylation and P53-dependent Sensitization of Melanoma and Breast Cancer Cells." *Cancer Research*, 2015. DOI: 10.1158/0008-5472.CAN-14-2249. Epub 2015 Jan 22. PMID: 25614517; PMCID: PMC4359966.

5 C. Lee, L. Raffaghello, S. Brandhorst, F. M. Safdie, G. Bianchi, A. Martin-Montalvo, V. Pistoia, M. Wei, S. Hwang, A. Merlino, L. Emionite, R. de Cabo, V. D. Longo. "Fasting Cycles Retard Growth of Tumors and Sensitize a Range of Cancer Cell Types to Chemotherapy." *Science Translational Medicine*, 2012. DOI: 10.1126/scitranslmed.3003293. Epub 2012 Feb 8. PMID: 22323820; PMCID: PMC3608686.

6 *Ibid.*

7 S. Brandhorst, I. Y. Choi, M. Wei, C. W. Cheng, S. Sedrakyan, G. Navarrete, L. Dubeau, L. P. Yap, R. Park, M. Vinciguerra, S. Di Biase, H. Mirzaei, M. G. Mirisola, P. Childress, L. Ji, S. Groshen, F. Penna, P. Odetti, L. Perin, P. S. Conti, Y. Ikeno, B. K. Kennedy,

P. Cohen, T. E. Morgan, T. B. Dorff, V. D. Longo. "A Periodic Diet that Mimics Fasting Promotes Multi-System Regeneration, Enhanced Cognitive Performance, and Healthspan." *Cell Metabolism*, 2015. DOI: 10.1016/j. cmet.2015.05.012. Epub 2015 Jun 18. PMID: 26094889; PMCID: PMC4509734.

8 F. Antunes, G. J. S. Pereira, R. F. Saito, M. V. Buri, M. Gagliardi, C. Bincoletto, R. Chammas, G. M. Fimia, M. Piacentini, M. Corazzari, S. S. Smaili. "Effective Synergy of Sorafenib and Nutrient Shortage in Inducing Melanoma Cell Death through Energy Stress." *Cells*, 2020. DOI: 10.3390/cells9030640. PMID: 32155825; PMCID: PMC7140454.

9 J. Oba, W. Wei, J. E. Gershenwald, M. M. Johnson, C. M. Wyatt, J. A. Ellerhorst, E. A. Grimm. "Elevated Serum Leptin Levels Are Associated with an Increased Risk of Sentinel Lymph Node Metastasis in Cutaneous Melanoma." *Medicine*, 2016 DOI: 10.1097/MD.0000000000003073. PMID: 26986135; PMCID: PMC4839916.

13

JEJUM, ALIMENTAÇÃO E CÂNCER RENAL

Pela contribuição e pela revisão deste capítulo, agradeço a Bernard Escudier, ex-diretor da Unidade de Câncer Renal no Instituto Gustave Roussy de Villejuif (França) e ex-coordenador do ESMO Kidney Cancer Advisory Group. Agradeço também a Alessandro Laviano, professor-associado de Medicina Interna junto ao Departamento de Medicina Translacional e de Precisão na Universidade La Sapienza, em Roma.

O tumor no rim: o que é e como é tratado

O tumor no rim ou câncer renal pode ser de diversos tipos. Sobretudo nos adultos, pode ser um carcinoma de células renais (CCR), modalidade mais comum, que se forma na parte mais volumosa do rim (cortical e medular), ou um carcinoma de células transicionais (CCT), que se forma na pelve ou bacinete renal (figura 13.1).

O câncer renal é muito comum, com mais de 400 mil novos casos em 2018, e é o nono tumor mais difundido nos homens e o décimo quarto nas mulheres.[1]

Como o rim é um órgão que filtra o sangue, ele é exposto às toxinas presentes nos alimentos, nos medicamentos, nas bebidas, no ambiente etc., que podem contribuir para danificar o DNA e causar o tumor. Entre os fatores de risco para o câncer renal também encontramos o tabagismo, em uma relação direta com o número de cigarros por dia e o número de anos como fumante. Outros fatores de risco são: obesidade; hipertensão; pouca atividade física; elevado consumo de álcool; exposição a algumas substâncias químicas (como o tricloroetileno, usado na indústria como solvente); nas mulheres, um número de gestações superior a cinco; fatores de risco genéticos.[2]

Os tumores renais não têm manifestações clínicas evidentes, mas podem apresentar sintomas como fraqueza, perda rápida e injustificada de peso e febre moderada. Com a progressão da doença, surgem sintomas mais específicos, como sangue na urina (hematúria), dor e uma massa perceptível ao exame médico.[3]

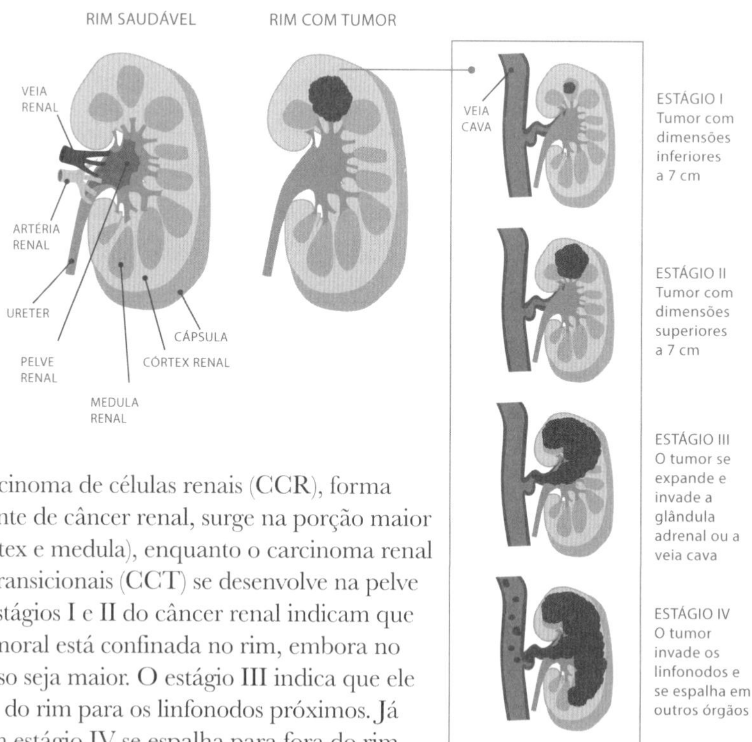

13.1. O carcinoma de células renais (CCR), forma predominante de câncer renal, surge na porção maior do rim (córtex e medula), enquanto o carcinoma renal de células transicionais (CCT) se desenvolve na pelve renal. Os estágios I e II do câncer renal indicam que a massa tumoral está confinada no rim, embora no segundo caso seja maior. O estágio III indica que ele se estendeu do rim para os linfonodos próximos. Já o câncer em estágio IV se espalha para fora do rim, para vários linfonodos ou para partes mais distantes do corpo, como ossos, fígado e/ou pulmões.

Quando o médico suspeita da presença de um tumor no rim, ele prescreve ao paciente uma ecografia e, eventualmente, uma tomografia computadorizada (CT), uma ressonância magnética e/ou uma urografia, ou seja, um exame específico para analisar o trato urinário.

No que se refere ao tratamento, se estiverem localizados no rim, os tumores podem ser removidos cirurgicamente. Em muitos casos, a intervenção remove apenas o tumor, preservando o restante do órgão.

Infelizmente, no momento do diagnóstico um porcentual de 25% a 30% dos pacientes já sofre de um tumor em estágio avançado, com metástases espalhadas sobretudo nos linfonodos próximos, no pulmão, nos ossos, no fígado e no outro rim. Além disso, os pacientes que tiveram o tumor removido em cirurgia podem estar sujeitos a uma recidiva (o tumor volta a se formar).

Alguns tumores renais são tratados com medicamentos não quimioterápicos, cujo objetivo é impedir a angiogênese, processo com o qual novos vasos sanguíneos são gerados para nutrir a massa tumoral.

Outra terapia usada para combater o carcinoma renal metastático é a imunoterapia, que estimula o sistema imunológico a atacar o tumor. Essas terapias também podem ser associadas para melhorar a resposta do paciente.[4]

Em julho de 2014, fui procurado pelo comandante Jean-Jacques Trochon, piloto da Air France. Ele estava com um câncer renal em estágio IV, o que significava que o tumor tinha se espalhado para outras partes do corpo. Seu oncologista, o doutor Escudier, do Hospital Oncológico Gustave Roussy, que contribuiu com este capítulo, acabara de lhe anunciar que ele teria de se submeter com urgência a um tratamento para os tumores renais metastáticos, que estavam crescendo rapidamente em seus pulmões. Escudier também lhe informou a respeito da existência de um novo tipo de terapia antiangiogênica, cujo objetivo era bloquear o fluxo de sangue ao tumor, mas para a qual não havia prova de sobrevida do paciente em longo prazo. Jean-Jacques sabia que, se aceitasse, além de não ter certeza do êxito da terapia, seria o fim de sua carreira como piloto. Desse modo, convenceu a clínica a submetê-lo a uma toracotomia dupla, em outras palavras, a duas cirurgias brutais, nas quais a cavidade torácica é aberta mediante um corte entre as costelas para a remoção das massas tumorais metastáticas dos pulmões. Seria uma maneira de ganhar tempo. Seu oncologista estava convencido de que o paciente estava apenas adiando o inevitável e de que o tumor voltaria a se apresentar.

Jean-Jacques havia ouvido falar em jejum e terapias oncológicas em um documentário transmitido pelo canal de TV franco-alemão ARTE, intitulado *Le jeûne, une nouvelle thérapie?* [Jejum, uma nova terapia?], no qual eu havia sido entrevistado. Entusiasmado com o que vira, decidiu que o jejum poderia ser o "elo perdido" de que ele precisava para combater o tumor antes de submeter-se à cirurgia. Entrou em contato comigo, falou-me das toracotomias e decidiu se submeter a um jejum à base de água por 12 dias, que iniciou logo após nosso telefonema (não lhe recomendei que fizesse esse jejum; em vez disso, aconselhei-o a submeter-se a diversos períodos mais breves de dieta que imita o jejum). Durante o jejum, Jean-Jacques permaneceu constantemente em contato comigo, mas, ao mesmo tempo, era supervisionado por seu médico. Após as previsíveis dificuldades dos primeiros dias, no quinto me relatou que experimentava uma sensação de lucidez e energia. Ao chegar ao nono dia, era capaz de dar diversas voltas correndo ao redor do lago perto de sua residência, enquanto sua esposa, incrédula, esperava-o em casa. Os resultados dos exames ao final do jejum foram melhores do que Jean-Jacques poderia esperar: uma ecografia pré-operatória mostrava que não apenas o tumor havia parado de crescer, mas também que cinco dos dez tumores no pulmão direito (o primeiro que deveria ser operado) haviam necrosado. Em outras palavras, o câncer não existia mais. Jean-Jacques me contou que o cirurgião lhe dissera que nunca vira algo parecido e que ficara muito preocupado e surpreso ao saber de seu jejum à base de água por 12 dias.

Convencido dos benefícios do jejum, Jean-Jacques decidiu torná-lo parte de seu protocolo pessoal. Além de se submeter a vários períodos longos de jejum como o que acabei de descrever, com sua esposa começou a praticar o jejum intermitente e cotidiano, que consistia em jantar no máximo até as 8 da noite, pular o café da manhã e almoçar no dia seguinte por volta do meio-dia, uma prática que ambos ainda seguem. Como talvez você saiba, recomendo às pessoas saudáveis que pulem o café da manhã e pratiquem o jejum intermitente somente por breves períodos, mas, no caso de Jean-Jacques, provavelmente foi uma boa ideia. Em geral, minha recomendação é de um jejum de 12 horas e uma alimentação dentro de 12 horas.

Em pouco tempo, Jean-Jacques se sentiu bem novamente e não apenas voltou a voar, mas também começou o treinamento para pilotar o Airbus 380, o maior avião comercial do mundo. Quando voava, adotava a dieta que imita o jejum, porque ela o fazia se sentir muito mais atento em comparação a quando consumia as refeições fornecidas pela companhia aérea. A notícia de sua recuperação extraordinária se difundiu entre seus colegas. Ele me contou que, impressionados com a energia que ele demonstrava, muitos seguiram seu exemplo e optaram por também adotar a estratégia da dieta que imita o jejum.

Além de renovar sua licença de voo em 2016, Jean-Jacques decidiu organizar um congresso a fim de reunir alguns dos maiores clínicos e cientistas do mundo que trabalhavam com tratamentos complementares do câncer. Por isso, começou a coletar fundos, contando com a contribuição de alguns patrocinadores, entre os quais a Air France. Intitulado "Rethinking Cancer 2017" [Repensando o Câncer 2017], o congresso ocorreu em setembro de 2017 no Instituto Gustave Roussy, um dos maiores centros de estudo e tratamento de tumores na Europa, e dele participei como relator.

Enquanto escrevo este livro, Jean-Jacques está bem, embora continue a lutar contra o câncer, e se dedica com entusiasmo à assistência a outros pacientes oncológicos que enfrentam essa prova tão difícil. Aposentou-se em 2020 e, a partir de então, dedica-se em tempo integral a ajudar os outros pacientes a encontrar tratamentos mais eficazes, que combinem terapias-padrão, dieta que imita o jejum e outras terapias integrativas, entre as quais extratos vegetais antiangiogênicos. Em sua batalha contra o câncer, também usou espirulina, uma microalga que, teoricamente, tem propriedades antitumorais, embora ainda não tenham sido comprovadas.

Com sua esposa, Heather Whitehall-Trochon, escreveu *Flying Against the Odds* [Voando contra a probabilidade], livro em que narra sua viagem durante a doença. O jejum continua sendo parte fundamental de sua estratégia de vida saudável. Atualmente, ele jejua cerca de cinco dias por mês. Jean-Jacques é um verdadeiro guerreiro, um exemplo de como o câncer pode ser combatido não apenas com terapias-padrão e/ou cirurgia, mas também abordagens complementares das sólidas bases experimentais. Isso pode fazer uma enorme diferença no tratamento e na sobrevida dos pacientes.

Pesquisas de laboratório

Após lermos sobre o sucesso obtido por Jean-Jacques com o jejum à base de água durante 12 dias, poderíamos pensar que o jejum é capaz de curar o câncer renal, mas infelizmente não é assim. Um laboratório da Universidade do Texas, por exemplo, mostrou que, em longo prazo, uma forte restrição calórica teve efeitos insignificantes no crescimento dos tumores renais em camundongos, a não ser quando combinada com o bloqueio da autofagia, ou seja, do processo de autocanibalismo que se ativa nas células em resposta à falta de alimento (figura 13.2).[5]

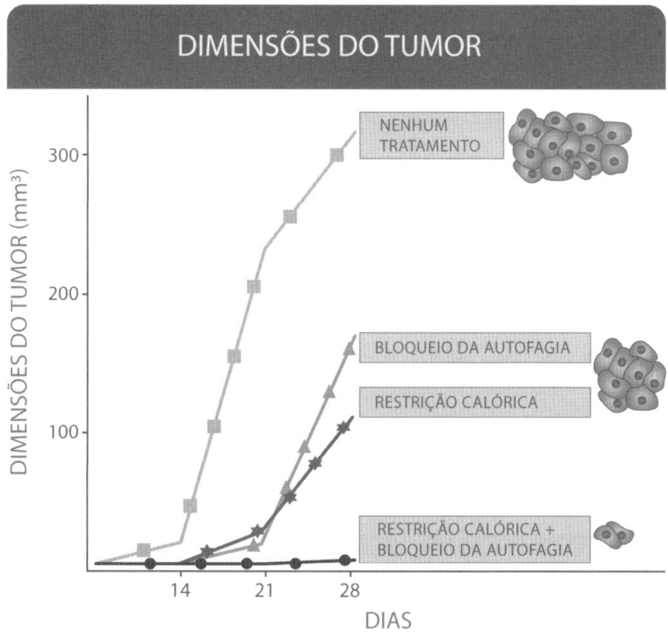

13.2. Combinado com a restrição calórica, o bloqueio da autofagia (a capacidade das células de obter energia nutrindo-se dos próprios componentes, em um processo semelhante ao autocanibalismo) reduz o crescimento do câncer renal em camundongos (modificado por: Lashinger *et al.*, *Cancer Metabolism*, 2016).

Como ocorre com outros tumores, nesse caso o jejum e a dieta que imita o jejum fazem o papel de curingas que encurralam o tumor, e as "rotas de fuga" são representadas pela capacidade das células de obter energia alimentando-se dos próprios componentes, em uma espécie de autocanibalismo chamado de "autofagia". No entanto, isso poderia valer para um tipo de câncer renal, mas não para outro, que, por sua vez, poderia requerer mais glicose, mais IGF-1, mais insulina ou leptina etc. Em muitas situações, senão na maior parte, o jejum e a dieta que imita o jejum podem atuar como curingas, mas o oncologista e os cientistas, ao utilizarem as tecnologias à sua disposição, devem identificar o ponto fraco, o "calcanhar de aquiles" a ser combinado com a dieta que imita o jejum para tornar a terapia mais eficaz. Em muitos casos, esse resultado pode ser obtido simplesmente combinando-se os tratamentos-padrão (quimioterapia, terapia hormonal, imunoterapia etc.) com a dieta que imita o jejum. Em outros, será necessário aplicar primeiro a dieta que imita o jejum e depois identificar como o tumor se alimenta e do que depende quando é submetido ao jejum (o calcanhar de aquiles). Isso é o que continuamos a fazer no laboratório do IFOM, em nossos estudos com camundongos, e também nos estudos clínicos, que estamos iniciando.

Nutrição e câncer renal: estudos clínicos

Dieta cetogênica

Enquanto escrevo este livro, está em curso um estudo clínico-piloto sobre pacientes com carcinoma renal metastático, ou seja, que já se propagou em outras partes do corpo. Esse estudo analisa a viabilidade da combinação da dieta cetogênica com os tratamentos-padrão. Como já vimos na parte introdutória do capítulo, nesses casos a terapia costuma ser constituída por medicamentos que bloqueiam a angiogênese (o desenvolvimento de novos vasos sanguíneos) ou pela imunoterapia, isoladamente ou em diversas combinações.

Iniciado há pouco tempo na França, o estudo é realizado com 20 pacientes, aos quais se pede que sigam por um ano uma dieta cetogênica 2:1, ou seja, composta por duas partes de gordura e uma de proteínas e carboidratos, às quais se acrescentam suplementos vitamínicos.

Os pesquisadores concentrarão sua atenção sobretudo na tolerabilidade e na frequência dos efeitos adversos, bem como na real adesão por parte dos pacientes, na sobrevida no período sem piora da doença e na sobrevida total após dois anos.[6]

De todo modo, para compreender o potencial papel da dieta cetogênica associada às terapias-padrão no tratamento do câncer renal, teremos de ver os resultados não apenas deste, mas também de outros estudos clínicos mais amplos.

Resumo da terapia do câncer renal

- Tratamento oncológico-padrão (quimioterapia etc.).
- Falar com o próprio oncologista para combiná-lo com uma dieta que imita o jejum.
- Entre um tratamento e outro, manter a dieta da longevidade (ver o capítulo sobre a prevenção).
- Se não for suficiente, falar com o próprio oncologista e o dietista sobre uma dieta cetogênica de baixo teor proteico, baseada em vegetais e peixes, assegurando-se de que ela não influa negativamente sobre a massa muscular nem sobre a função imunológica.
- Jejuar por 13-14 horas por dia (por exemplo, comer das 8 às 18) durante o tratamento, buscando manter a massa muscular em condições normais.
- Manter o peso corporal dentro do normal.
- Ser fisicamente ativo e praticar exercício físico, consultando o oncologista.
- Tentar manter o ângulo de fase (indicador da funcionalidade muscular) acima dos 5 graus com treinamento da força muscular, por exemplo seguindo os exercícios presentes no site da Fundação Valter Longo (www.fondazionevalterlongo.org, seção "Permanecer jovem e saudável/Exercício e longevidade"), todos os dias ou, pelo menos, de três a quatro vezes por semana por 30-40 minutos.

Atenção: Os dados descritos neste livro foram obtidos em animais ou em estudos clínicos ainda não conclusivos. Portanto, é aconselhável iniciar ciclos da dieta que imita o jejum APENAS após a avaliação e sob a supervisão do próprio médico especialista e, de preferência, do oncologista. Isso também permitirá prevenir a desnutrição, fator prognóstico negativo nas patologias agudas e crônicas.

A pesquisa sobre o câncer dá passos de gigante, mas as terapias destinadas aos pacientes que sofrem dessa doença avançam muito mais devagar. Por essa razão, creio que seja necessária uma nova abordagem das terapias oncológicas, nas quais o oncologista lidere uma equipe que inclua médicos especializados em medicina integrativa, biólogos moleculares, nutricionistas e, quando possível, psicólogos, a fim de fornecer terapias personalizadas aos pacientes, sobretudo aos que não respondem às terapias-padrão. O objetivo dessas "equipes oncológicas" deveria ser tratar o tumor ou bloquear sua progressão, mas também prevenir os efeitos colaterais e os danos às células, aos sistemas e aos órgãos saudáveis. A clínica Longevity and Healthspan, da Fundação Create Cures (www.createcures.org), nos Estados Unidos, e a Fundação Valter Longo (www.fondazionevalterlongo.org), na Itália, são especializadas na assistência a pacientes e oncologistas, com o objetivo de complementar a abordagem-padrão com intervenções inovadoras e integrativas, munidas de sólidas bases científicas e centradas na nutrição e na biologia molecular do tumor, mas também na capacidade natural do corpo humano de combater o câncer e outras patologias. A missão dessas fundações é oferecer a todos a possibilidade de viver com saúde e por mais tempo. Por essa razão, oferecem assistência gratuita a quem sofre de câncer e de outras patologias em estágio avançado, mas que, do contrário, não poderia permitir-se esses tratamentos integrativos.

Notas

1 World Cancer Research Fund/American Institute for Cancer Research. "Kidney Cancer Statistics." Consultado em 2 de maio de 2021. https://www. wcrf.org/dietandcancer/cancer-trends/kidney-cancer-statistics.

2 W. H. Chow, L. M. Dong, S. S. Devesa. "Epidemiology and risk factors for kidney cancer." *Nature Reviews Urology*, 2010 DOI: 10.1038/nrurol.2010.46. PMID: 20448658; PMCID: PMC3012455.

3 Holland-Frei. *Cancer Medicine*, 6ª edição. Organizado por: D. W. Kufe, R. E. Pollock, R. R. Weichselbaum *et al.*, Hamilton (ON), B. C. Decker, 2003.

4 N. Chowdhury, C. G. Drake. "Kidney Cancer: An Overview of Current Therapeutic Approaches." *Urologic Clinics of North America*, 2020. DOI: 10.1016/j.ucl.2020.07.009. PMID: 33008493.

5 L. M. Lashinger, C. H. O'Flanagan, S. M. Dunlap, A. J. Rasmussen, S. Sweeney, J. Y. Guo, A. Lodi, S. Tiziani, E. White, S. D. Hursting. "Starving Cancer from the Outside and Inside: Separate and Combined Effects of Calorie Restriction and Autophagy Inhibition on Ras-Driven Tumors." *Cancer Metabolism*, 2016. DOI: 10.1186/s40170-016-0158- 4. PMID: 27651895; PMCID: PMC5025535.

6 US National Library of Medicine. "Ketogenic Diet for Patients Receiving First Line Treatment for Metastatic Renal Cell Carcinoma (CETOREIN)." consultado em 2 de maio de 2021. https://clinicaltrials.gov/ct2/show/NCT04316520.

APÊNDICE 1

TRIAGEM E AVALIAÇÃO DA DESNUTRIÇÃO EM PACIENTES ONCOLÓGICOS

Alessandro Laviano, professor-associado de Medicina Interna no Departamento de Medicina Translacional e de Precisão da Universidade La Sapienza, em Roma

O tumor cresce em um órgão, mas influencia o funcionamento geral do corpo; por isso, o câncer é considerado uma doença sistêmica e complexa, que requer uma gestão multiprofissional e multidisciplinar. As síndromes paraneoplásicas (uma série de sinais e sintomas desencadeados pelo tumor em um nível que ultrapassa o efeito de sua massa no órgão afetado) costumam ser diagnosticadas em pacientes oncológicos em estágio avançado. Entre elas, assume relevância clínica a desnutrição, em virtude de sua alta frequência e de seu grave impacto sobre os êxitos clínicos do paciente.

Conforme declarado há pouco tempo pela Sociedade Europeia de Nutrição Clínica e Metabolismo (ESPEN), a desnutrição "pode ser definida como um estado resultante da carência de ingestão ou absorção de nutrientes, que provoca uma alteração na composição corporal (diminuição da massa magra) e da massa celular, com consequente diminuição das funções físicas e mentais e comprometimento do êxito clínico da doença". A causa patogênica da desnutrição pode ser a falta de alimento, uma doença, o envelhecimento avançado ou todos esses fatores. Associada ao tumor, é considerada desnutrição aquela provocada por doença com inflamação, uma vez que a resposta inflamatória induzida pelo tumor desempenha um papel importante nas mudanças comportamentais e metabólicas, responsáveis pela piora da condição nutricional.

Também definida como caquexia, a desnutrição associada ao tumor (caquexia neoplásica), em relação à simples falta de alimento, é uma patologia progressiva, caracterizada por mudanças quantitativas e qualitativas da massa muscular, com ou sem perda de tecido adiposo (gordura). A caquexia associada ao tumor tem repercussões profundas nos êxitos clínicos, pois reduz a tolerância às terapias antitumorais, impede a conclusão das terapias programadas e interfere na qualidade de vida. Como consequência, os pacientes com tumor e caquexia apresentam uma redução da sobrevida total e sem progressão. As sociedades científicas internacionais, entre elas a Sociedade Europeia de Nutrição Clínica e Metabolismo (ESPEN) e a Sociedade Europeia de Oncologia Médica (ESMO), recomendam regularmente que se dê atenção ao aspecto nutricional nos protocolos de tratamento dos pacientes oncológicos. Em especial, todos os pacientes oncológicos deveriam ser controlados quanto ao risco de desnutrição, e a presença dessa última condição deveria ser investigada em um segundo momento naqueles que apresentaram resultados positivos.

A triagem da desnutrição em pacientes oncológicos

O objetivo da triagem nutricional é expor a probabilidade de um êxito clínico melhor ou pior devido a fatores nutricionais e avaliar se uma intervenção nutricional pode influenciar esse processo. Em geral, essa triagem é um procedimento rápido e simples, que não requer competências específicas e deveria ser realizado pela equipe hospitalar encarregada da internação ou pela assistência sanitária local. Os instrumentos usados são projetados para identificar a desnutrição no que se refere às proteínas e ao aporte energético e/ou para prever se essa desnutrição progredirá ou piorará nas condições presentes e futuras do paciente. A principal recomendação, repetida em todas as diretrizes internacionais, é que somente os instrumentos aprovados sejam aplicados na prática cotidiana. Não há um consenso sobre qual instrumento de verificação é "o melhor" nem sobre o fato de um instrumento específico de verificação se adaptar melhor do que outros a tipos específicos de tumor. Por isso, as diretrizes internacionais recomendam o uso do Malnutrition Universal Screening Tool (MUST), do Nutrition Risk Screening 2002 (NRS-2002), do Short Nutritional Assessment Questionnaire (SNAQ) ou do Malnutrition Screening Tool (MST)*, que explicaremos a seguir.

MUST: esse instrumento simples de triagem nutricional foi desenvolvido pela Associação Britânica de Nutrição Parenteral e Enteral. Ele atribui uma pontuação ao índice de massa corporal (IMC) do paciente, ao grau de perda de peso nos 3-6 meses anteriores e aos efeitos agudos da doença. Quando a pontuação cumulativa é igual ou maior que 2, isso significa que os pacientes apresentam um alto risco nutricional e, portanto, precisam de mais avaliações e tratamentos nutricionais.

NRS-2002: esse instrumento de triagem nutricional em duas fases avalia inicialmente características clínicas do paciente, entre as quais o índice de massa corporal (IMC), se ele perdeu peso nos meses anteriores, a ingestão de alimentos no momento da triagem e a gravidade da doença. Em caso de resposta positiva a pelo menos uma dessas questões, a triagem passa para a segunda fase, que realiza outras investigações e

* Respectivamente: Ferramenta Universal de Triagem de Desnutrição, Triagem de Risco Nutricional, Questionário Simplificado de Avaliação Nutricional e Ferramenta de Triagem de Desnutrição. (N. da T.)

atribui uma pontuação correspondente à gravidade das alterações do estado nutricional e da doença da qual se originou (metabolismo do estresse). Uma pontuação final igual ou superior a 3 identifica os pacientes com risco nutricional.

SNAQ: esse instrumento de triagem nutricional avalia as respostas a três perguntas simples: "Perdeu peso sem querer?", "Teve diminuição do apetite no último mês?" e "Fez uso de suplementos alimentares ou de alimentação por sonda no último mês?". Uma pontuação final de 2 ou mais identifica o paciente com risco nutricional e a necessidade de tratamento.

MST: esse instrumento de triagem leva em consideração a presença e a gravidade de uma perda de peso involuntária nos meses anteriores e da redução do apetite. Uma pontuação igual ou superior a 2 identifica o paciente com risco nutricional e a necessidade de tratamento.

Outros instrumentos mais complexos de investigação, entre os quais a Avaliação Subjetiva Global Produzida Pelo Paciente (ASG-PPP), poderiam ser acrescentados aos procedimentos de verificação, uma vez que se revelaram confiáveis no diagnóstico da desnutrição.

A avaliação do estado de desnutrição em pacientes oncológicos

O melhor procedimento para diagnosticar a desnutrição em pacientes oncológicos ainda é objeto de discussão. Como a principal característica da caquexia nesse caso são as mudanças na quantidade e na qualidade da massa muscular, independentemente do tipo de tumor considerado, o uso das técnicas de investigação por imagens parece necessário para diagnosticar a desnutrição associada ao tumor. Informações confiáveis sobre a composição corporal do paciente são fornecidas pela tomografia computadorizada (TC) na altura da terceira vértebra lombar. Essa técnica é universalmente considerada o método ideal para medir a quantidade e a qualidade da massa muscular. Contudo, ela apresenta limitações objetivas, que reduzem sua utilização rotineira na medição da composição corporal. Além do mais, a TC é um método caro e expõe o paciente a radiações ionizantes. Por essa razão, esse exame nunca é solicitado apenas para a avaliação qualitativa e quantitativa da composição corporal; as imagens obtidas a partir dele são aproveitadas para fins diagnósticos ou de acompanhamento.[1]

Instrumentos alternativos são a ressonância nuclear magnética, cujo uso é limitado pelo custo elevado, e a densitometria axial de raios X, também chamada de absorciometria radiológica de dupla energia (DEXA), mais confiável, mas que expõe o paciente a radiações. Outras técnicas confiáveis e seguras, como a análise da bioimpedância (BIA), não são recomendadas pelas diretrizes internacionais porque não medem a massa muscular, mas a obtêm a partir da quantidade de água presente no corpo. Não obstante, a BIA, assim como sua evolução, que emprega a análise vetorial (BIVA), pode oferecer informações clinicamente relevantes quando os fatores não são muito claros.

O uso de técnicas de imagem, sobretudo da tomografia computadorizada, permitiu identificar os principais fenótipos (ou seja, características) da caquexia associada ao câncer, mas também ressaltar a complexidade com a qual a própria caquexia se apresenta. Em um estudo abrangente, que analisou 1.139 pacientes com câncer colorretal, submetidos a intervenção cirúrgica, cerca de um em cada três apresentava caquexia, enquanto 12% mostravam uma redução da massa muscular (sarcopenia), 16% tinham mioesteatose (infiltração de gordura), 16%, sarcopenia + mioesteatose, 13%, mioesteatose + obesidade visceral, e 4%, mioesteatose + obesidade visceral + sarcopenia.

Em resposta aos desafios práticos ligados à aplicação do uso do diagnóstico por imagens, foram desenvolvidas diversas estratégias alternativas. O teste que mede a força do aperto de mão é uma técnica aprovada e padronizada, que avalia a funcionalidade muscular no braço não dominante (o que usamos menos). Contudo, essa técnica não deve ser considerada como uma substituição da medição da quantidade muscular, pois não há uma relação linear entre a massa muscular e sua funcionalidade. Entretanto, esse teste se mostrou útil em nível preditivo no caso dos pacientes com câncer de pulmão e como indicador da eficácia das intervenções nutricionais.[2,3]

Partindo de uma ampla base de dados de pacientes com câncer em diversos órgãos e, na maioria das vezes, em estágio avançado, elaborou-se um sistema seguro de classificação da perda de peso (PP) em relação ao índice de massa corporal (IMC). Combinando o IMC e o porcentual de perda de peso, é possível obter um dado confiável a respeito da sobrevida dos pacientes. Em especial, o pior prognóstico está associado a um baixo IMC e a uma elevada PP, enquanto o melhor está associado a um alto IMC e a uma baixa PP.4

Não faz muito tempo, as mais importantes sociedades de nutrição clínica europeias, norte-americanas, asiáticas, sul-americanas e australianas chegaram a um consenso sobre um simples procedimento para diagnosticar a desnutrição, também aprovado para a desnutrição associada ao câncer. De acordo com os critérios definidos pela Global Leadership Initiative on Malnutrition * (GLIM), uma vez obtido o resultado positivo em um teste de desnutrição mediante um instrumento aprovado, os fatores fenotípicos (perda de peso, baixo IMC ou redução da massa muscular) e etiológicos (ingestão ou absorção reduzida de alimentos, inflamação) devem ser submetidos a avaliação. A presença simultânea de uma triagem nutricional com êxito positivo e de pelo menos um fator etiológico e um fenotípico determina o diagnóstico de desnutrição. Vale ressaltar que há pouco tempo esse procedimento foi aprovado pelas diretrizes da Sociedade Europeia de Oncologia Médica sobre a caquexia neoplásica.

A importância clínica do diagnóstico de desnutrição em pacientes oncológicos

Todos compartilham a opinião de que ainda faltam critérios sólidos para diagnosticar a desnutrição associada ao câncer em países e estruturas sanitárias com equipes e recursos econômicos diferentes. No entanto, em

* Iniciativa de Liderança Global sobre Desnutrição. (N. da T.)

conjunto com o perfil molecular das células tumorais, um perfil preciso da condição nutricional dos pacientes oncológicos contribui para a personalização das terapias, que deveriam compreender, ao mesmo tempo, tratamentos que modifiquem a doença e tratamentos paliativos, ou seja, que tenham por objetivo combater os sintomas e atendam às exigências dos pacientes, enquanto os tratamentos que modificam a doença miram as causas da própria patologia. A necessidade de fornecer simultaneamente essas terapias levou à substituição da expressão "tratamentos paliativos" pelo de "tratamentos de suporte", para evitar que fossem equiparados aos que, em geral (e de maneira equivocada), são associados à fase terminal da doença. De fato, por "tratamentos paliativos" devem-se entender os que visam reduzir a dor e outros sintomas de uma doença grave, e não deveriam ser limitados às pessoas com doenças terminais e em perigo de vida.

O diagnóstico oportuno de desnutrição permite prever a eficácia e a toxicidade das terapias antitumorais e, portanto, modular sua aplicação. Além disso, pode permitir melhorar a qualidade de vida dos pacientes oncológicos e reduzir os custos associados à sua gestão clínica.

As comorbidades, ou seja, as doenças que afetam ao mesmo tempo o paciente oncológico, reduzem sua cura, e a desnutrição associada ao câncer é uma comorbidade frequente, mas também um fator de risco no qual é possível intervir.

Notas

1 L. Martin 1, J. Hopkins 2 3, G. Malietzis 4 5, J. T., Jenkins 4 5, M. B. Sawyer 3, R. Brisebois 2, A. MacLean 6, G. Nelson 7, L. Gramlich 8, V. E. Baracos 9. "Assessment of Computed Tomography (CT)-Defined Muscle and Adipose Tissue Features in Relation to Short-Term Outcomes After Elective Surgery for Colorectal Cancer: A Multicenter Approach." *Annals of Surgical Oncology*, 2018.

2 M. Kovarik, M. Hronek, Z. Zadak. "Clinically Relevant Determinants of Body Composition, Function and Nutritional Status as Mortality Predictors in Lung Cancer Patients." *Lung Cancer*, 2014. DOI: 10.1016/j. lungcan.2014.01.020. Epub 2014 Feb 2. PMID: 24560334.

3 C. Burtin, J. Bezuidenhout, K. J. C. Sanders, A. C. Dingemans, A. M. W. J. Schols, S. T. H. Peeters, M. A. Spruit, D. K. M. De Ruysscher. "Handgrip Weakness, Low Fat-Free Mass, and Overall Survival in Non-Small Cell Lung Cancer Treated With Curative-Intent Radiotherapy." *Journal of Cachexia Sarcopenia and Muscle*, 2020.

4 L. Martin, P. Senesse, I. Gioulbasanis, S. Antoun, F. Bozzetti, C. Deans, F. Strasser, L. Thoresen, R. T. Jagoe, M. Chasen, K. Lundholm, I. Bosaeus, K. H. Fearon, V. E. Baracos. "Diagnostic Criteria for the Classification of Cancer-Associated Weight Loss." *Journal of Clinical Oncology*, 2015.

APÊNDICE 2

ESTUDOS CLÍNICOS ONCOLÓGICOS SOBRE O JEJUM E A DIETA QUE IMITA O JEJUM

Neste apêndice, reuni todos os estudos publicados e ainda em curso sobre o tema. Na última tabela, também resumo as principais descobertas dos estudos que tratam da prevenção dos tumores e de outras patologias.

Os estudos clínicos já publicados sobre jejum e câncer, conduzidos por mim e por outros estudiosos, são pelo menos seis e dizem respeito a 260 pacientes, dos quais 172 jejuaram ou foram submetidos a dietas que imitam o jejum (os outros pacientes são os do grupo de controle, que confrontamos com os que jejuavam). De modo geral, os estudos sugerem que o jejum se mostrou seguro e bem tolerado sobretudo em concomitância com a quimioterapia e a radioterapia e que contribuiu para reduzir os efeitos adversos dos próprios tratamentos.

Em ordem cronológica, o primeiro estudo, publicado em 2009, diz respeito à coleta de dados de dez pacientes (quatro deles com câncer de mama, dois com câncer de próstata e um para cada um dos seguintes tumores: no ovário; no útero; no pulmão, do tipo de células não pequenas; e adenocarcinoma no esôfago), que optaram voluntariamente por jejuar em concomitância com a quimioterapia.

O segundo estudo, publicado em 2015 pela Universidade de Leiden, tinha por tema a viabilidade do jejum em curto prazo e seus efeitos sobre a tolerabilidade da quimioterapia em um grupo homogêneo de 13 pacientes com câncer de mama ou de ovário, sete das quais haviam jejuado.

Em 2016, publicamos um estudo clínico no qual 20 pacientes jejuavam por 24, 48 ou 72 horas antes de se submeterem a uma quimioterapia à base de platina. Nesse caso, tratava-se de um jejum à base de água. No conjunto, os dados coletados mostravam que jejuar por 72 horas em concomitância com a quimioterapia é seguro e viável para pacientes com câncer de mama, de ovário, de útero e de pulmão, e que quem tinha jejuado por 72 horas parecia apresentar efeitos colaterais tendencialmente menores em relação a quem jejuava por 24 horas.

Um artigo publicado em 2018 por pesquisadores da Universidade Charité, em Berlim, mostrou que, em pacientes com tumores ginecológicos, uma dieta que imita o jejum combinada com a quimioterapia é bem tolerada e associada a uma melhor qualidade de vida e menor cansaço em comparação com as pacientes que se alimentam normalmente.

Em 2020, um grupo holandês de centros oncológicos publicou um novo estudo sobre 131 pacientes com câncer de mama, 65 das quais foram submetidas a uma dieta que imita o jejum. Nesse caso, tratava-se de pacientes com tumores HER2 negativos, e as pacientes que haviam se submetido ao estudo estavam no estágio II-III, ou seja, o câncer poderia ou não ter se espalhado para os tecidos e/ou linfonodos circunstantes.

Ainda em 2020, publicamos os resultados de dois testes clínicos realizados com um total de 36 pacientes com câncer de mama, positivas para os receptores dos hormônios e que haviam se submetido a terapia hormonal em concomitância com uma dieta que imita o jejum. Os ciclos desta última provocaram a redução dos seguintes fatores: insulina (produzida pelo pâncreas quando os níveis de glicose no sangue aumentam), leptina (hormônio produzido pelo tecido adiposo) e IGF-1 (fator de crescimento semelhante à insulina tipo 1, que promove a proliferação celular e, portanto, também a proliferação das células tumorais). Essas reduções são importantes do ponto de vista clínico, pois se trata de três fatores associados ao crescimento de muitos tipos de tumor e que poderiam influenciar a sobrevida do paciente.

De modo geral, embora não sejam conclusivos, esses resultados, junto com os inúmeros estudos de laboratório, fornecem uma primeira demonstração da segurança e da potencial eficácia das dietas que imitam o jejum. Além disso, ressaltam a necessidade de ampliar os estudos clínicos sobre como as dietas que imitam o jejum influem na redução dos efeitos colaterais e sobre a melhora da eficácia de uma variedade de medicamentos antitumorais. Para maiores detalhes de cada estudo, ver as tabelas a seguir.

Atualmente está em curso uma série de estudos clínicos sobre a segurança das dietas baseadas no jejum e sobre seus efeitos, a tolerabilidade e a eficácia das terapias oncológicas. Na tabela Estudos em Curso, faço uma descrição geral a respeito. Os estudos examinam o papel de diversos protocolos de jejum em concomitância com as terapias-padrão usados para tratar o câncer de mama, o melanoma, o câncer de próstata (também avançado e metastático) e outros tumores sólidos ou hematológicos. Uma vez concluídos, eles nos permitirão conhecer os efeitos do jejum em mais de 700 pacientes e nos ajudarão a integrar a dieta que imita o jejum à terapia de alguns e talvez de muitos tipos de câncer. Muitos desses estudos já foram concluídos e só estão à espera de ser publicados. Eles confirmam que as dietas que imitam o jejum são seguras e oferecem uma primeira demonstração de sua potencial eficácia para combater diversos tipos de câncer em combinação com muitas e variadas terapias.

Só nos resta esperar a conclusão de todos os estudos. Enquanto isso, é possível ter mais informações inserindo o número do estudo clínico (Number of Clinical Trial, NCT, indicado na última coluna da tabela) no site www.clincaltrials.gov, banco de dados dos estudos clínicos financiados com fundos privados ou públicos em todo o mundo.

DIMENSÕES DO TUMOR (mm^3)

Estudos publicados

ESTUDO	TIPO DE CÂNCER OU PATOLOGIA	LOCAL	TIPO DE ESTUDO
1	Vários tipos de câncer: de mama (4), de próstata (2), de ovário (1), de útero (1), de pulmão de células não pequenas (1) e adenocarcinoma esofágico (1)	Universidade do Sul da Califórnia, Los Angeles, CA	Relatório sobre uma série de casos
2	Câncer de mama (HER2 negativo, estágio II-III)	Centro Médico da Universidade de Leiden	Estudo-piloto randomizado
3	Vários tipos de câncer: de ovário, urotelial, de mama, de útero, de pulmão de células não pequenas	Universidade do Sul da Califórnia, Los Angeles, CA, em colaboração com o Norris Comprehensive Cancer Center e o LAC + USC Medical Center	Estudo clínico randomizado; atribuição paralela
4	Câncer de ovário e de mama	Universidade Charité, Berlim, Alemanha	Estudo crossover com randomização
5	Câncer de mama (HER2 negativo, estágio II/III)	Centro Médico da Universidade de Leiden, em colaboração com o Borstkanker Onderzoek Groep Pink Ribbon, Amsterdã	Estudo multicêntrico, randomizado
6	Câncer de mama (pacientes com câncer de mama receptor hormonal positivo, submetidos a terapia hormonal)	Universidade de Gênova & Fundação IRCCS Instituto Nacional de Tumores, Milão	Estudo prospectivo de braço único, fase II

(Continuação da tabela anterior)

ESTUDO	INTERVENÇÃO	NÚMERO DE PACIENTES	NÚMERO DE PACIENTES EM JEJUM	NCT (referência)
1	Jejum de 48-140 horas antes e/ou depois de 5-56 horas de quimioterapia	10	10	NCT01304251 (1)
2	Jejum de 24 horas antes e 24 horas depois da quimioterapia	13	7	NCT01304251 (2)
3	Jejum de 24 ou 48 horas antes da quimioterapia ou 72 horas (48 antes da quimioterapia e 24 depois)	20	20	NCT00936364 (3)
4	Jejum de 60 horas (36 horas antes e 24 horas depois da quimioterapia)	50	34	NCT01954836 (4)
5	Jejum de curto prazo, usando a dieta que imita o jejum em concomitância com a quimioterapia neoadjuvante	131	65	NCT02126449 (5)
6	Dieta que imita o jejum, repetida a cada três ou quatro semanas até o máximo de oito ciclos consecutivos	36	36	NCT03595540 & NCT03340935 (6)
	NÚMERO DE PACIENTES (totais/em jejum):	260	172	

Estudos em curso

ESTUDO	TIPO DE CÂNCER OU PATOLOGIA	TÍTULO DO EXPERIMENTO CLÍNICO	LOCAL	TIPO DE ESTUDO
1	Câncer de mama/melanoma	Impacto da intervenção sobre a imunidade ao tumor: DigesT Trial	Fundação IRCCS Instituto Nacional de Tumores, Milão	Estudo de braço único e três grupos de pacientes
2	Câncer de mama (90) e câncer de próstata (30)	O papel da dieta que imita o jejum na redução dos efeitos colaterais e o aumento da resposta à quimioterapia em pacientes com câncer de mama ou de próstata	USC em colaboração com o Norris Cancer Certer e LAC + USC	Estudo clínico randomizado, fase II
3	Tumores sólidos ou tumores hematológicos	Dieta que imita o jejum em pacientes submetidos a tratamento ativo contra o câncer	Universidade de Gênova	Estudo-piloto de braço único, prova prospectiva
4	Câncer de mama	Estudo randomizado BRCA Main Home Nutritional Intervention	Hospital Universitário Policlínico Paolo Giaccone, em Palermo	Estudo clínico randomizado
5	Câncer de próstata em metástase avançada	Jejum e terapia nutricional em pacientes com câncer de próstata em metástase avançada	Universidade Charité, Berlim, Alemanha	Estudo clínico randomizado
6	Quimioterapia à base de platina	Jejum de curto prazo: impacto sobre a toxicidade	USC em colaboração com o Norris Cancer Center e LAC + USC	Estudo clínico randomizado

(Continuação da tabela anterior)

ESTUDO	INTERVENÇÃO	NÚMERO DE PACIENTES	NÚMERO DE PACIENTES EM JEJUM/DIETA QUE IMITA O JEJUM	PRINCIPAL OBJETIVO DO ESTUDO	NCT
1	Ciclo de cinco dias de dieta que imita o jejum antes ou depois da remoção cirúrgica do tumor primário (mama) ou dos linfonodos (mama, melanoma)	100	93	O objetivo desse experimento é determinar a mudança imunológica e metabólica induzida pela dieta que imita o jejum nas fases pré e pós-operatória	NCT03454282
2	Dieta que imita o jejum três dias antes da quimioterapia, durante as 12 semanas de quimioterapia e um dia após a quimioterapia	120	81	O objetivo é estudar se a dieta que imita o jejum reduz a toxicidade da quimioterapia e/ou aumenta sua eficácia	NCT01802346
3	Ciclos mensais de dieta que imita o jejum	90	62	O objetivo do estudo é verificar a viabilidade e a segurança dos ciclos mensais de dieta que imita o jejum em pacientes com tumores sólidos ou hematológicos, submetidos a terapia	NCT03595540
4	Dieta que imita o jejum a cada dois meses	300	23	O objetivo é verificar o impacto da dieta que imita o jejum sobre os níveis de IGF-1 e outros fatores de risco	NCT03570125
5	Jejum de 60 horas modificado (36 horas antes e 24 horas depois da quimioterapia)	60	44	Avaliação da eficácia da combinação de jejum e quimioterapia	NCT02710721
6	Jejum de curto prazo antes da quimioterapia	70	47	Avaliar a segurança e a viabilidade do jejum de curto prazo antes da administração da combinação de quimioterapia com platina em pacientes com tumor sólido maligno em estágio avançado	NCT00936364
	NÚMERO DE PACIENTES (totais/em jejum):	740	350		

Viabilidade e segurança do jejum e da dieta que imita o jejum na prevenção do câncer e de outras patologias

As dietas que imitam o jejum também foram testadas em adultos saudáveis, entre os quais alguns com fatores de risco, como níveis altos de colesterol, glicemia, inflamação etc. Como se pode ver na próxima tabela, esses estudos envolveram um total de cem pacientes, 71 dos quais jejuaram. Os resultados mais significativos se referem à redução da glicemia, do fator de crescimento IGF-1, do peso corporal, da gordura, da proteína C-reativa (CRP, C-reactive protein, um índice de inflamação), da pressão arterial, dos triglicérides e do colesterol. Essas reduções foram mais marcantes em pacientes nos quais os valores eram superiores ao nível ideal, sugerindo que a dieta que imita o jejum pode ser um instrumento poderoso para reduzir os fatores de risco de doenças crônicas. Um estudo de dimensões semelhantes, ainda não publicado, confirmou esses resultados. De modo geral, os estudos clínicos já publicados e os atualmente em curso sobre o jejum e a dieta que imita o jejum envolvem cerca de mil pacientes oncológicos. Destes, mais de 500 são atribuídos a grupos de jejum/dieta que imita o jejum.

Prevenção

TIPO DE CÂNCER OU PATOLOGIA	LOCAL	TIPO DE ESTUDO	INTERVENÇÃO	PACIENTES	PACIENTES EM JEJUM	PRINCIPAIS RESULTADOS	CONFORMIDADE COM O JEJUM	EFEITOS ADVERSOS	NCT (referência)
Adultos saudáveis	USC	Estudo clínico piloto randomizado e controlado	Três ciclos de cinco dias contínuos de dieta que imita o jejum, seguidos por 25 dias de ingestão normal de alimentos	38	19	Redução da glicemia em jejum, do IGF-1, do peso corporal, da gordura do tronco e da CRP. Aumento da regeneração de células-tronco (não significativo) e da massa corporal magra	Resultados obtidos de um grupo de 19 participantes que completaram com sucesso três ciclos de dieta que imita o jejum, confrontados com 19 participantes de controle	Em média, os participantes relataram um grau muito baixo de efeitos colaterais e menor do que "leve" (mais alto após a conclusão do primeiro ciclo de dieta que imita o jejum em relação ao segundo e ao terceiro ciclos)	NCT02158897[7]
Adultos saudáveis ou com baixos fatores de risco	USC	Estudo *crossover* randomizado e controlado	Três ciclos de cinco dias de dieta que imita o jejum, seguidos por 25 dias de ingestão normal de alimentos	100	71	Redução de: peso corporal, gordura do tronco e total, pressão, IGF-1, índice de massa corporal, glicemia em jejum, triglicérides, colesterol total e lipoproteínas de baixa densidade, CRP	75% no grupo de dieta que imita o jejum versus 90% no braço de controle	Após três ciclos de dieta que imita o jejum, os indivíduos relataram apenas alguns efeitos colaterais leves e muito poucos, moderados	NCT02158897[8]
			PACIENTES (totais/em jejum)	138	90				

BIBLIOGRAFIA

1. F. M. Safdie, T. Dorff, D. Quinn, L. Fontana, M. Wei, C. Lee, P. Cohen P, V. D. Longo, "Fasting and Cancer Treatment in Humans: A Case Series Report", *Aging*, 2009 DOI: 10.18632/aging.100114. PMID: 20157582; PMCID: PMC2815756.

2. S. De Groot, M. P. Vreeswijk, M. J. Welters, G. Gravesteijn, J. J. Boei, A. Jochems, J. R. Kroep. "The Effects of Short-Term Fasting on Tolerance to (Neo) Adjuvant Chemotherapy in HER2-Negative Breast Cancer Patients: A Randomized Pilot Study." *BMC Cancer*, 2015. PMID: 26438237 PMCID: PMC4595051 DOI: 10.1186/s12885-015-1663-5.

3. T. B. Dorff, S. Groshen, A. Garcia, M. Shah, D. Tsao-Wei, H. Pham, C. W. Cheng, S. Brandhorst, P. Cohen, M. Wei, V. Longo, D. I. Quinn. "Safety and Feasibility of Fasting in Combination with Platinum-Based Chemotherapy." *BMC Cancer*, 2016. DOI: 10.1186/s12885-016-2370-6. PMID: 27282289; PMCID: PMC4901417.

4. S. P. Bauersfeld, C. S. Kessler, M. Wischnewsky, A. Jaensch, N. Steckhan, R. Stange, B. Kunz, B. Brückner, J. Sehouli, A. Michalsen, "The Effects of Short-Term Fasting on Quality of Life and Tolerance to Chemotherapy in Patients with Breast and Ovarian Cancer: A Randomized Cross-Over Pilot Study." *BMC Cancer*, 2018. DOI: 10.1186/s12885-018-4353-2.

5. S. De Groot, R. T. Lugtenberg, D. Cohen, M. J. P. Welters, I. Ehsan, M. P. G. Vreeswijk, V. T. H. B. M. Smit, H. de Graaf, J. B. Heijns, J.

E. A. Portielje, A. J. van de Wouw, A. L. T. Imholz, L. W. Kessels, S. Vrijaldenhoven, A. Baars, E. M. Kranenbarg, M. D. Carpentier, H. Putter, J. J. M. van der Hoeven, J. W. R. Nortier, V. D. Longo, H. Pijl, J. R. Kroep, Dutch Breast Cancer Research Group (BOOG). "Fasting Mimicking Diet as an Adjunct to Neoadjuvant Chemotherapy for Breast Cancer in The Multicentre Randomized Phase 2 DIRECT Trial." *Nature Communications*, 2020. DOI: 10.1038/s41467-020-16138-3. PMID: 32576828; PMCID: PMC7311547.

6. I. Caffa, V. Spagnolo, C. Vernieri, F. Valdemarin *et al.* "Fasting-Mimicking Diet and Hormone Therapy Induce Breast Cancer Regression." *Nature*, 2020. DOI: 10.1038/ s41586-020-2502-7. Epub 2020 Jul 15. PMID: 32669709.

7. S. Brandhorst, I. Y. Choi, M. Wei, C. W. Cheng, S. Sedrakyan, G. Navarrete, L. Dubeau, L. P. Yap, R. Park, M. Vinciguerra, S. Di Biase, H. Mirzaei, M. G. Mirisola, P. Childress, L. Ji, S. Groshen, F. Penna, P. Odetti, L. Perin, P. S. Conti, Y. Ikeno, B. K. Kennedy, P. Cohen, T. E. Morgan, T. B. Dorff, V. D. Longo. "A Periodic Diet that Mimics Fasting Promotes Multi-System Regeneration, Enhanced Cognitive Performance, and Healthspan." *Cell Metabolism*, 2015. DOI: 10.1016/j. cmet.2015.05.012. Epub 2015 Jun 18. PMID: 26094889; PMCID: PMC4509734.

8. M. Wei, S. Brandhorst, M. Shelehchi, H. Mirzaei, C. W, Cheng, J. Budniak, S. Groshen, W. J. Mack, E. Guen, S. Di Biase, P. Cohen, T. E. Morgan, T. Dorff, K. Hong, A. Michalsen, A. Laviano, V. D. Longo, "Fasting-Mimicking Diet and Markers/Risk Factors for Aging, Diabetes, Cancer, and Cardiovascular Disease." *Science Translational Medicine*, 2017. DOI: 10.1126/scitranslmed.aai8700.

CONCLUSÕES

Este foi um livro particularmente difícil de escrever, pois, de um lado, era importante manter os padrões científicos e clínicos e, de outro, eu pretendia fornecer aos pacientes informações sobre uma abordagem de "medicina integrativa", que o sistema oncológico ainda não está preparado para tratar ou que começa a tratar apenas agora. Portanto, envolvi muitos oncologistas, médicos e cientistas provenientes de alguns dos principais centros oncológicos americanos, europeus e italianos, que desenvolveram um papel crucial, seja disponibilizando seus conhecimentos, seja freando meu otimismo em muitos casos, uma vez que o percurso para demonstrar a importância da dieta que imita o jejum e da dieta da longevidade na oncologia ainda não está concluído.

Por outro lado, com eles e mediante a descrição de como a dieta da longevidade e os ciclos de dieta que imita o jejum têm um efeito claro e consistente sobre os fatores de risco para o câncer, espero ter conseguido estimular o entusiasmo de pacientes, pessoas em risco e leitores interessados em uma vida longeva e saudável. Também espero ter evidenciado o poderoso efeito da dieta que imita o jejum sobre o tratamento contra muitos tipos de câncer em camundongos e ressaltado seu potencial para tornar os tratamentos oncológicos-padrão mais eficazes no ser humano, produzindo um efeito "curinga" que não apenas não aumenta, mas também parece reduzir os efeitos colaterais.

Pessoalmente, tenho poucas dúvidas quanto ao fato de que a dieta que imita o jejum desempenhará um papel importante nos tratamentos de vários tipos de tumor. Meus colegas oncologistas, por sua vez, são mais cautelosos e solicitam outros estudos clínicos randomizados, realizados com muito mais pacientes. No entanto, pensando justamente nos pacientes, não podemos deixar de levar em conta o fato de que, por sua própria natureza, os amplos estudos clínicos randomizados são, antes de tudo, lentos e caros; por isso, enquanto se completa um estudo que inclui a dieta que imita o jejum, combinada com um tratamento-padrão, este último poderia mudar, tornando necessário um novo estudo. A título de exemplo, um estudo focado na chamada *progression free survival*, ou seja, voltado a estabelecer se um tratamento aumentou o período em que o tumor não avança, requer cerca de sete anos. Ao desenvolver um estudo clínico randomizado sobre a dieta que imita o jejum e o câncer de mama em parceria com alguns dos hospitais oncológicos mais importantes do mundo, consideramos que ao longo de sete anos a terapia hormonal-padrão para o câncer de mama poderia mudar, tornando o estudo quase inútil.

Para usar uma imagem, penso nesse sistema como em um enorme navio que precisa de anos para mudar de rota, enquanto os pacientes sofrem e morrem.

Não repetirei aqui meu pensamento sobre como o sistema deveria ser mudado, pois já fiz isso em praticamente todos os capítulos. Espero, porém, que este livro contribua para mudar os tratamentos oncológicos em uma direção muito mais focada nos pacientes, permitindo que eles utilizem terapias integrativas com sólidas bases científicas e consideradas seguras e que o façam com mais rapidez.

Correndo o risco de dar ao leitor a impressão de que me "americanizei" um pouco demais, concluo com as palavras do personagem interpretado por Demi Moore em uma cena do filme *Questão de honra*. Respondendo a um colega que lhe pergunta por que ela ama os fuzileiros navais, ela diz: "Porque estão no alto de uma muralha e dizem: 'Ninguém fará mal a você esta noite; estou aqui, de guarda'". Sei que quem tem câncer gostaria que sua "equipe oncológica" fosse justamente como os fuzileiros navais. No momento, a "equipe oncológica" de que falo ainda não existe.

AGRADECIMENTOS

Agradeço a todos os inúmeros colegas e, sobretudo, aos oncologistas que me ofereceram seus preciosos conselhos e seu apoio para eu poder realizar este projeto, que não teria o mesmo impacto sem eles.

Um agradecimento especial ao professor Alessandro Laviano que, graças à sua liderança no campo da nutrição oncológica, melhorou todas as partes do livro e, sobretudo, as relativas à tutela do paciente e à proteção contra a desnutrição.

Agradeço à doutora Romina Inès Cervigni, bióloga nutricionista e responsável científica pela Fundação Valter Longo Onlus, pela coordenação da equipe de nutrição na seleção do material científico utilizado para a realização dos capítulos e pela redação de algumas de suas partes.

Um obrigado também a Cristina Villa, diretora dos programas da Fundação, pela colaboração e pelo trabalho redacional e de coordenação.

Agradeço a Gilda Nappo pela realização das imagens que acompanham este livro. Agradeço igualmente à ilustradora e artista Manuela Lupis pelo trabalho e pela assessoria em relação a algumas figuras.

Além disso, apresento meus agradecimentos a nossos nutricionistas Francesca Valdemarin, Nicole Labaguer, Alessandra Fedato, Alessandro Ciocia, Angelica Nobili, Maura Bozzali e Elisa Pierella, à doutora Ilaria Faggi e à nossa estudante Eleonora Luvarà pelo trabalho de pesquisa do material científico e pelo constante apoio às atividades de minha

Fundação. Um agradecimento também à doutora Giulia Mentrasti pela atividade de leitura e pela revisão final do texto e a nossos estagiários da Universidade Bocconi, sempre disponíveis a qualquer momento: a Giulia Gandino, Ioana Caraghiozov e Mattia De Carli pela revisão da bibliografia e a Anita Ciarlo, Giulia Carra e Ilaria Giabbani pelo apoio no trabalho de preparação do glossário, pela tradução das legendas das imagens e por uma ulterior revisão da bibliografia.

Toda minha gratidão vai para a Fundação Valter Longo Onlus, mas, sobretudo, a Romina Inès Cervigni e Cristina Villa pelo constante apoio em todas as atividades dedicadas a este livro. Romina e Cristina permitiram que terminássemos a obra em tempo e criássemos um livro muito melhor do que eu poderia ter escrito sozinho. Agradeço a Antonluca Matarazzo, diretor-geral das minhas fundações na Itália e nos Estados Unidos: Fundação Valter Longo, em Milão, e Create Cures, em Los Angeles. Agradeço também a Lucy Tattoli, anteriormente diretora de *fundraising*, *marketing* e comunicação da Fundação Valter Longo Onlus, e à agência de comunicação Action Agency.

Além disso, agradeço à equipe da editora Vallardi, que me acompanha há anos: a Marcella Meciani, diretora editorial, Flavia Fratini, editora, Cristina Foschini, diretora de aquisição, Vittorio Sirtori, chefe de redação, Corrada Picchi, coordenadora de redação; a Laura De Tomasi, tradutora, Alessio Scordamaglia e Silvia Margaroli, pelo trabalho editorial e gráfico; a Riccardo Barbagallo, responsável pela assessoria de imprensa, e ao estúdio gráfico *the*Worldo*f*DOT, pelo profissionalismo, pela qualidade do trabalho e pelo entusiasmo com que o desenvolveram. Renovo meu agradecimento ao editor pelo contrato que, como nos livros anteriores, permitirá que a renda do livro seja destinada à Fundação e à criação de programas para pacientes que sofrem de doenças não transmissíveis, sobretudo de câncer, para projetos de pesquisa e uma rede de nutricionistas que oferece assistência e suporte a todos os pacientes.

GLOSSÁRIO

25-hidroxivitamina D (**25(OH)D**): forma da vitamina D absorvida e metabolizada pelo fígado, que a torna utilizável pelo organismo. A vitamina D é vital para o crescimento e a saúde dos ossos, e o monitoramento da 25-hidroxivitamina D é essencial nos pacientes que apresentam patologias como osteoporose e raquitismo.

5-FU (**5-fluorouracil**): um dos medicamentos quimioterápicos mais usados para os tratamentos de tumores colorretais e no pâncreas.

Acetato de abiraterona: medicamento hormonal que inibe a produção de testosterona e, portanto, bloqueia o crescimento celular estimulado pela testosterona, permitindo, assim, a morte programada das células tumorais. É utilizado no tratamento do câncer de próstata.

Ácido graxo ômega 3 docosa-hexaenoico (**DHA**): ácido graxo que atua como componente estrutural primário do cérebro, do córtex cerebral, da pele e da retina. É um ácido semiessencial, que o organismo produz numa quantidade mínima; portanto, deve ser absorvido por meio da alimentação. Acredita-se que possa contribuir para transformar as células tumorais para que fiquem resistentes a sensíveis à quimioterapia e à radioterapia.

Ácidos graxos poli-insaturados (**PUFA**): tipologia de ácidos graxos importantes para a saúde das membranas celulares. Um exemplo é o ácido graxo ômega 3 docosa-hexaenoico (DHA).

Adenocarcinoma: tumor maligno que se origina nas células secretoras das glândulas presentes em diversos órgãos.

Amido: carboidrato complexo, presente na massa, no arroz, na batata e em algumas frutas, como maçã, banana e manga. Tem propriedades energéticas.

Aminoácidos: componentes primários das proteínas.

Análise da impedância bioelétrica: técnica usada para estimar a composição corporal (massa gorda e massa magra).

Andrógenos: hormônios que ajudam no desenvolvimento e na manutenção das características sexuais masculinas primárias (os testículos) e secundárias (órgãos reprodutores acessórios, musculatura, barba e pelos).

Anemia: condição caracterizada pela insuficiência de glóbulos vermelhos saudáveis que possam transportar oxigênio aos tecidos do corpo em quantidade adequada, causando fraqueza e cansaço.

Angiogênese: processo no qual novos vasos sanguíneos são gerados a partir dos existentes. Em caso de angiogênese tumoral, os novos vasos sanguíneos fazem o sangue afluir para a massa tumoral e, portanto, são funcionais para a nutrição e o crescimento do tumor.

Ângulo de fase (bioimpedância): indicador da funcionalidade muscular.

Antiangiogênico: medicamento ou tratamento que combate o processo de angiogênese tumoral, ou seja, a criação de novos vasos sanguíneos que aumentam o crescimento do tumor.

Antioxidantes: substâncias capazes de combater, desacelerar ou neutralizar a formação dos radicais livres do oxigênio, formados nas reações químicas que utilizam moléculas de oxigênio (por exemplo, a respiração celular) e podem provocar danos a moléculas e estruturas celulares.

Anti-PD-1: a proteína PD-1 se encontra em um tipo de células imunológicas chamadas "células T" e impede que as células imunológicas ataquem outras células do mesmo indivíduo. A terapia anti-PD-1 é uma nova imunoterapia que induz o sistema imunológico a atacar as células tumorais, mesmo que pertençam à mesma pessoa.

Apoptose: morte celular programada, destinada a liberar o corpo das células afetadas sem provocar danos ao organismo.

Astrocitoma: tumor do sistema nervoso central que se origina nos astrócitos.

Astrócitos: células que formam o tecido que circunda e protege as outras células nervosas do cérebro e da medula espinhal.

Bevacizumabe: medicamento antitumoral pertencente à classe de medicamentos inibidores da angiogênese. Impede o crescimento de novos vasos sanguíneos, atingindo uma proteína chamada VEGF, que atua na angiogênese.

bGH: hormônio bovino do crescimento.

Bioimpedanciometria: metodologia de medição usada para determinar a composição corporal (massa gorda e massa magra).

Biomarcador: molécula biológica encontrada no sangue, em outros fluidos corporais ou nos tecidos. Poder ser usada como indicador para detectar a presença de uma doença.

CA 19-9: proteína encontrada na superfície celular de alguns tumores e raramente em tecidos normais na presença de inflamações ou outras patologias. É liberada no fluxo sanguíneo das células tumorais e utilizada como marcador tumoral para detectar a presença de câncer no pâncreas ou outros tipos de câncer.

Câncer de mama triplo negativo: tipo de câncer de mama no qual as células tumorais não têm receptores para os estrogênios nem receptores para a progesterona ou grandes quantidades de proteína HER2 em sua superfície.

Caquexia neoplásica: desnutrição associada ao tumor, caracterizada por mudanças quantitativas e qualitativas da massa muscular, com ou sem perda de tecido adiposo (gordura).

Carboidratos: substâncias contidas principalmente em alimentos de origem vegetal que desempenham uma função fundamental de fonte energética. Com base em sua estrutura química, são classificados em "simples" e "complexos".

Carboplatina: medicamento quimioterápico usado para tratar várias formas de câncer, entre as quais o de ovário, de pulmão, de cabeça e pescoço, de cérebro e o neuroblastoma.

Carcinoma de células renais (CCR): uma das duas tipologias de câncer renal que se apresentam em adultos. Trata-se da forma mais difundida, que se origina na parte mais volumosa dos rins (córtex e medula).

Carcinoma de células transicionais (CCT): uma das duas tipologias de câncer renal que se apresentam em adultos. Forma-se na pelve renal ou no bacinete renal.

Carcinoma ductal: presença de células anormais no revestimento de um ducto mamário que, em alguns casos, podem se transformar em câncer invasivo e se propagar em outros tecidos.

Carcinoma HER2 negativo: tipologia de carcinoma caracterizado por células HER2 negativas. Essas células apresentam níveis baixos ou nulos de uma proteína chamada HER2, que regula o crescimento nas células saudáveis; portanto, podem crescer mais lentamente e estão menos sujeitas a reaparecer ou se propagar em outras partes do corpo em relação às células tumorais HER positivas.

Carcinoma pulmonar de células não pequenas – estágio IA: estágio do carcinoma pulmonar de células não pequenas caracterizado por uma dimensão do tumor não superior a 3 cm e pela ausência de metástase nos linfonodos. É seguido pelo estágio IB.

Carcinoma pulmonar de células não pequenas (CPCNP): tipo de tumor pulmonar que se distingue do câncer de pulmão de células pequenas pela maior dimensão das células tumorais observadas no microscópio. É o tipo mais comum de câncer de pulmão, constituindo cerca de 70% dos casos, e o tabagismo é seu principal fator de risco.

Carcinoma pulmonar de células pequenas (CPCP): tipo de tumor pulmonar que se distingue do câncer de pulmão de células não pequenas pela menor dimensão das células tumorais observadas no microscópio. Corresponde a 15-20% dos casos de tumores malignos no pulmão.

Carcinoma: tumor dos tecidos epiteliais, como a pele e os tecidos que recobrem ou revestem os órgãos internos.

Carcinossarcoma de ovário – estágio IA: carcinossarcoma de ovário que ainda não formou metástase nos linfonodos próximos ou em áreas distantes.

Carcinossarcoma: tumor maligno composto por um misto de carcinoma (câncer dos tecidos epiteliais, como a pele e os tecidos que revestem os órgãos internos) e sarcoma (câncer do tecido conjuntivo, como os ossos, a gordura e a cartilagem).

Catalisador: substância que age de modo oposto a um inibidor, acelerando ou favorecendo uma reação química. Permite desenvolver em minutos ou segundos reações que, do contrário, não ocorreriam ou levariam muito tempo para ocorrer; desse modo, reduz o nível de energia necessário para a reação.

Caucasiano: indivíduo de pele branca. Em medicina, recorre-se à distinção entre indivíduos caucasianos e de outras etnias pela necessidade de distinguir os pacientes com base na diferente predisposição a determinadas doenças e na diferente resposta a medicamentos e terapias.

CDDP (Cisplatina): medicamento quimioterápico utilizado no tratamento de inúmeros tumores, entre os quais o de ovário.

CEA (antígeno carcinoembrionário): proteína utilizada como marcador específico do câncer colorretal.

Células colorretais: células situadas no cólon (parte mais longa do intestino grosso) ou no reto (os últimos centímetros do intestino grosso antes do ânus).

Células ependimais: tipo de células gliais do sistema nervoso central que formam o revestimento interno dos ventrículos cerebrais.

Células epiteliais: células que revestem os órgãos.

Células gliais: células do sistema nervoso que protegem e dão suporte ao desenvolvimento dos neurônios.

Células neoplásicas: células que se multiplicam de maneira anômala em relação às outras células da mesma área do corpo, gerando danos ao organismo. Sinônimo de células tumorais.

Células oligodendróglias: células que envolvem as células nervosas, formando uma bainha isolante que facilita a transmissão dos impulsos nervosos.

Células-tronco: células "primitivas", capazes de se transformar em todas as células especializadas.

Centers for Disease Control and Prevention (Centros de Controle e Prevenção de Doenças, CDC): centros da agência federal de saúde pública dos Estados Unidos, subordinados ao Department of Health and Human Services [Departamento de Saúde e de Serviços Humanos], que se ocupam do controle e da prevenção de doenças, acidentes e deficiências.

Cetogênese: aumento dos corpos cetônicos.

Cloro: ânion (íon com carga elétrica negativa) que contribui para regular a quantidade de líquido no corpo e a resposta imune contra microrganismos patogênicos, introduzidos com os alimentos.

Colesterol: substância gordurosa parcialmente introduzida com a dieta e parcialmente produzida no fígado, presente no sangue e em todas as células do corpo. Embora o colesterol seja necessário na quantidade adequada para a produção de paredes celulares, tecidos, hormônios, vitamina D e ácido biliar, uma quantidade muito elevada no sangue (hipercolesterolemia) aumenta o risco de desenvolvimento de doenças cardíacas e acidente vascular cerebral.

Comorbidade: concomitância de duas ou mais doenças no mesmo indivíduo.

Corpos cetônicos: substâncias químicas produzidas quando os lipídios são utilizados como fonte energética no lugar da glicose, caso esta última não esteja presente em quantidade suficiente no corpo.

Corticosteroides: hormônios esteroides cujas estrutura é reproduzida em medicamentos utilizados como anti-inflamatórios e imunossupressores em inúmeros tratamentos.

Crizotinibe: medicamento antitumoral para o tratamento do câncer de pulmão, usado para deter o crescimento das células tumorais. Age como inibidor da quinase, bloqueando as proteínas produzidas pelos genes ALK e ROS1, envolvidos na sinalização celular e no crescimento das células.

Cuidados de suporte ou paliativos: cuidados sem eficácia contra a doença, mas destinados a prevenir ou tratar os efeitos colaterais causados por seu tratamento (dor e outros sintomas). Costumam ser administrados após a intervenção terapêutica primária (tipicamente a cirurgia) com o objetivo de aumentar a tolerabilidade às terapias e atenuar o enfraquecimento físico, a fim de melhorar a qualidade de vida do paciente. Muitas vezes, são erroneamente identificados com os cuidados administrados durante a fase terminal da doença.

DEXA: técnica radiográfica utilizada sobretudo para determinar a densidade dos ossos e identificar a presença de osteoporose ou na avaliação do estado nutricional, por exemplo de atletas, uma vez que permite avaliar e quantificar a massa magra e a massa gorda em várias partes do corpo.

Dexametasona: medicamento anti-inflamatório utilizado para reduzir os efeitos colaterais da quimioterapia em pacientes oncológicos. Eleva o nível de glicose.

Dieta à base de vegetais (ou dieta vegana): dieta que exclui completamente todos os produtos e derivados de origem animal.

Dieta cetogênica: regime alimentar com aporte calórico normal, rico em gorduras e pobre em carboidratos (a proporção clássica entre os macronutrientes é de quatro partes de gordura para uma parte de carboidratos e proteínas), que induz o corpo a decompor a gordura em moléculas chamadas cetonas.

Dieta da longevidade: regime alimentar idealizado pelo professor Valter Longo, cujo objetivo é desacelerar o envelhecimento celular e reduzir o risco do surgimento de patologias cardiovasculares e autoimunes, diabetes e doenças neurodegenerativas, como o Alzheimer. Nessa dieta vegana que inclui a ingestão de peixe duas ou três vezes por semana, os legumes são a principal fonte de proteínas, as gorduras e os açúcares são reduzidos ao mínimo e são consumidos carboidratos complexos, azeite de oliva e oleaginosas. Recomenda-se a alimentação no período de 11 a 12 horas e o jejum no período de 12 a 13 horas.

Dieta pescetariana: regime alimentar semivegetariano que não prevê a ingestão de carnes de animais terrestres e de aves, mas compreende peixes, moluscos, crustáceos e derivados animais, como laticínios, ovos, mel e todos os alimentos de origem vegetal, como cereais, frutas, verduras, legumes, sementes, frutas secas e cogumelos.

Dieta que imita o jejum (*Dieta mima-digiurno*, DMD): protocolo alimentar idealizado pelo professor Valter Longo que leva o organismo a entrar em um regime semelhante ao jejum, contribuindo, ao mesmo tempo, com os nutrientes essenciais. A dieta dura cinco dias e pode ser repetida ciclicamente a fim de obter vários benefícios para a saúde. Em termos de macronutrientes, a dieta que imita o jejum é pobre em proteínas e açúcares e rica em gorduras saudáveis.

Doença neoplásica: condição que provoca o desenvolvimento de tumores, tanto malignos quanto benignos.

Doxorrubicina: antibiótico empregado para a quimioterapia, amplamente usado para tratar vários tipos de câncer, entre os quais o de mama.

Efeito Warburg: modificação do metabolismo celular nas células tumorais, que faz com que elas dependam menos da energia produzida pelas mitocôndrias (que nas células tumorais são gravemente afetadas) e obtenham energia dos nutrientes, sobretudo dos açúcares. Foi descoberto pelo químico e médico alemão Otto Warburg.

EGFR (fator de crescimento epidérmico ou Epidermal Growth Factor): gene que regula o crescimento, a diferenciação e a sobrevivência das células. Nas células tumorais, mutações do gene EGFR podem transmitir um sinal de crescimento excessivo.

EMA (European Medicines Agency, Agência Europeia de Medicamentos): agência da União Europeia, com sede em Amsterdã, que se ocupa da avaliação e da supervisão de medicamentos.

Enzima álcool desidrogenase (ADH): enzima que digere o álcool presente no fígado e em nível gástrico.

Enzimas: proteínas que atuam como catalisadores, ou seja, que são capazes de estimular e acelerar diversas reações químicas nos organismos vivos; são fundamentais para o metabolismo.

EPA (ácido eicosapentaenoico): tipologia de ácido graxo ômega 3. É encontrado em peixes gordurosos de água fria (como o salmão) e contribui para reduzir o risco de doenças cardíacas.

Ependimoma: tumor cerebral formado nas células ependimais, que constituem o revestimento interno dos ventrículos cerebrais.

Epitelioma: câncer de pele, benigno ou maligno, que se origina nas células de revestimento mais numerosas na epiderme, chamadas de "queratinócitos".

Espirulina: microalga com potenciais propriedades antitumorais (ainda não comprovadas).

Estágio tumoral: classificação do tumor com base em sua extensão e difusão (local ou a distância).

Estrogênio: hormônio responsável pelas características sexuais secundárias femininas (como o crescimento dos seios e dos pelos pubianos e sob as axilas), pelo ciclo menstrual e pela manutenção da gravidez.

Estudo clínico randomizado: estudo clínico no qual os participantes são atribuídos casualmente a diversos grupos que recebem ou não um tratamento médico, com o objetivo de quantificar o efeito do próprio tratamento sobre os pacientes.

Estudo multicêntrico: estudo realizado em várias instituições (como hospitais ou universidades), com base no mesmo protocolo e cujos dados são elaborados por um único coordenador que analisa os resultados.

Estudo prospectivo: estudo no qual os pacientes são monitorados desde o início até a conclusão do estudo. Distingue-se do retrospectivo, que se concentra nos eventos anteriores ao início do estudo.

Estudo-piloto duplo-cego: estudo inicial em pequena escala (piloto), no qual nem o sujeito nem o observador têm conhecimento do tratamento administrado (duplo-cego).

Estudo-piloto: aplicação inicial, em pequena escala, de um protocolo de estudo para verificar se o projeto é adequado, estabelecer sua viabilidade ou obter informações que permitam determinar a grandeza da amostra do estudo definitivo.

Exercício aeróbico: atividade física prolongada, de intensidade moderada e constante. O termo "aeróbico" indica um tipo de metabolismo no qual as células recorrem ao oxigênio e à glicose (açúcar) para poder produzir energia. Alguns exemplos de atividade aeróbica são a caminhada, a corrida e o ciclismo.

Exercício anaeróbico: atividade física muito intensa, mas de breve duração. Quando a intensidade do exercício aumenta muito, o metabolismo celular se torna prevalentemente anaeróbico: a célula já não recebe oxigênio suficiente para produzir energia e recorre a vias metabólicas alternativas, utilizando sobretudo o glicogênio (reserva de carboidratos que se forma no fígado). Alguns exemplos de atividade anaeróbica são os exercícios voltados aos membros superiores e inferiores (agachamentos, exercícios com resistências e sobrecargas adequadas).

Exercício de resistência: treinamento destinado a melhorar a capacidade física de sustentar um esforço pelo máximo de tempo possível, empenhando sobretudo o sistema cardiovascular.

Fármacos antineoplásicos: medicamentos de diversos tipos que exploram diferentes mecanismos de ação e são utilizados para o tratamento de tumores. Sinônimos de fármacos antitumorais.

Fármacos imunoterápicos: medicamentos que estimulam ou suprimem o sistema imunológico para ajudar o corpo a combater o câncer.

Fatores etiológicos: fatores ligados à causa de uma doença. Entre eles se encontram os hereditários, os infecciosos e os ambientais.

Fatores fenotípicos: fatores observáveis que podem ser relacionados às características genéticas do indivíduo.

FDA (Food and Drug Administration): órgão governamental dos Estados Unidos que faz parte do Department of Health and Human Services [Departamento de Saúde e Serviços Humanos], responsável pela proteção e pela promoção da saúde pública.

Fenótipo: traço observável em um ser vivo e determinado por suas características genéticas ou, em certos casos, pela interação destas com o ambiente externo.

Ferritina: proteína que armazena o ferro no corpo.

Ferro: mineral necessário ao corpo para a produção de hemoglobina. É encontrado na carne vermelha, no peixe, na lentilha, no feijão e nos cereais.

Fibras: carboidratos complexos que o organismo humano não é capaz de digerir e absorver. Encontram-se sobretudo em alimentos de origem vegetal, como frutas e verduras, cereais integrais e legumes, e desempenham um papel fundamental na motilidade intestinal.

Flora intestinal: conjunto de bactérias e de outros microrganismos presentes no intestino humano.

Fluoropirimidina: medicamento antitumoral usado no tratamento dos tumores sólidos, como o colorretal.

Folfiri: regime quimioterápico usado no tratamento do câncer colorretal em estágio avançado e metastático.

Folfirinox: regime quimioterápico usado principalmente para o tratamento do câncer de pâncreas.

Folfox: regime quimioterápico utilizado no tratamento do câncer colorretal em estágio avançado e metastático, semelhante ao regime Folfiri.

G-CSF (fator estimulador de colônias de granulócitos): proteína que estimula o crescimento dos glóbulos brancos, fundamentais para proteger o corpo de infecções. Os medicamentos que contêm G-CSF são utilizados para combater a redução dos glóbulos brancos em pacientes submetidos a quimioterapia.

Gencitabina: medicamento quimioterápico utilizado para combater diversos tipos de câncer, entre os quais o de ovário.

Genes ALK: tipologia de genes envolvidos na sinalização celular e no crescimento das células. Formas modificadas do gene e da proteína ALK podem favorecer o crescimento das células tumorais.

Genes ROS1: tipologia de genes envolvidos na sinalização celular e no crescimento das células. Formas modificadas do gene e da proteína ROS1 podem favorecer o crescimento das células tumorais e foram encontradas em alguns tipos de câncer, como o de pulmão de células não pequenas (CPCNP), o glioblastoma multiforme (tipo de tumor cerebral) e tumores no ducto biliar, no ovário, no estômago, no cólon e no reto.

Glândulas adrenais: glândulas posicionadas na extremidade superior de cada rim, responsáveis pela produção de diversos hormônios necessários ao desempenho de várias funções fisiológicas.

Glicemia em jejum: nível de glicose no sangue medido em um indivíduo em jejum há, pelo menos, oito horas.

Glicogênio: polímero (grande molécula de peso elevado) da glicose, presente como reserva de carboidratos que se forma no fígado.

Glicose: carboidrato simples, extremamente difundido e utilizado como fonte de energia por organismos tanto vegetais quanto animais.

Glioblastoma (glioblastoma multiforme, glioblastoma multiforme multicêntrico ou GBM): tumor cerebral muito agressivo, pertencente à classe dos astrocitomas. É um dos gliomas (tumor cerebral) mais graves, sendo caracterizado por uma alta taxa de crescimento da massa tumoral.

Glioma: tumor cerebral mais difundido, que parte das células gliais do sistema nervoso. Existem diversos tipos de glioma, de acordo com as células afetadas e a velocidade de crescimento do tumor.

Gorduras: substâncias heterogêneas não solúveis em água, contidas em alimentos de origem vegetal e animal. Definem-se "gorduras essenciais" as não sintetizáveis por parte do organismo humano e assimiláveis com a dieta. As gorduras desempenham inúmeras funções, entre as quais a produção de energia e de reserva energética. Além disso, são componentes fundamentais das membranas celulares.

Hematócrito: porcentual do volume sanguíneo constituído por glóbulos vermelhos.

Hematúria: presença de sangue na urina. Pode surgir em qualquer parte do aparelho urinário e ser atribuída a um tumor ou a outras patologias externas ao próprio aparelho.

Hemoglobina: proteína presente nos glóbulos vermelhos que desempenha a função de transportar o oxigênio dos pulmões para os tecidos e órgãos do corpo e reconduzir aos pulmões o gás carbônico.

HER2 (receptor do fator de crescimento epidérmico humano 2): proteína que regula o normal crescimento celular e está contida em grandes quantidades em algumas células tumorais, que crescem e se espalham rapidamente. Um teste para verificar a presença do receptor do fator de crescimento epidérmico pode ajudar a planejar o tratamento, incluindo medicamentos que mirem especificamente essa proteína.

Hiperuricemia: acúmulo de resíduos de ácido úrico no sangue, ou seja, o produto do metabolismo das purinas, substâncias absorvidas por meio de alguns alimentos e bebidas, bem como produzidas de modo endógeno pelo corpo.

IARC (International Agency for Research on Cancer, Agência Internacional de Pesquisa em Câncer): organização internacional que se ocupa de conduzir e coordenar a pesquisa sobre as causas do câncer e de reunir dados sobre a incidência do câncer em todo o mundo.

Ifosfamida: medicamento utilizado para tratar alguns tumores nos testículos e estudado no tratamento de outros tipos de câncer.

IGF-1 (fator de crescimento semelhante à insulina tipo 1): gene envolvido na proliferação celular e nas patologias ligadas ao envelhecimento, entre as quais os tumores.

Imunoterapia: terapia que utiliza substâncias para estimular ou suprimir o sistema imunológico, para ajudar o corpo a combater o câncer, as infecções e outras doenças. Alguns tipos de imunoterapia miram apenas determinadas células do sistema imunológico, enquanto outros agem sobre o sistema imunológico em geral.

Inibidor: substância que age de modo oposto a um catalisador, desacelerando ou detendo uma reação química.

Inibidores da quinase: pequenas moléculas que afetam de modo direcionado certos genes do crescimento que se ativam em determinados tipos de tumor. Esses inibidores bloqueiam a quinase e o crescimento de novos vasos sanguíneos, necessários para o aumento do tumor. Exemplos de inibidores da quinase são a rapamicina, o crizotinibe e o sorafenibe.

Instabilidade do genoma: tendência característica das células tumorais a sofrerem mais mutações no DNA durante a divisão celular.

Insulina: hormônio que reduz os níveis de glicose no sangue, produzido pelas células beta do pâncreas.

Intervenção cirúrgica minimamente invasiva: tratamento planejado em alternativa a procedimentos cirúrgicos radicais.

Jejum de curta duração: prática que prevê a abstenção de alimento por um número predeterminado de horas durante o dia ou, segundo uma modalidade alternativa, a ingestão de uma quantidade mínima de calorias por intervalos não continuados de um ou mais dias.

Jejum intermitente: prática que prevê a abstenção de alimento por um número de horas predeterminado durante o dia.

Juventologia: estudo da juventude e do "tempo de vida saudável" (*healthspan*), ou seja, o período da vida durante o qual uma pessoa permanece jovem e saudável.

Leptina: proteína produzida pelas células de gordura; desempenha um papel na regulação do apetite e do armazenamento de gorduras.

Leucemia linfocítica crônica (LLC): tumor do sangue e da medula óssea, de progressão lenta, em geral acompanhado pelo surgimento de poucos sintomas no paciente e que, por essa razão, é definido como "crônico". Na LLC, os linfócitos perdem a capacidade de defender adequadamente o organismo contra as infecções.

Leucemia linfoide aguda (LLA): tipologia de leucemia maligna, mais comum sobretudo entre adultos e idosos.

Leucemia: tumor do sangue causado pela produção de células sanguíneas anormais e originado nos tecidos que produzem o sangue (como a medula óssea).

Leucovorina: derivado do ácido fólico (vitamina B9), usado para combater anemias por carência de ácido fólico, devidas sobretudo a medicamentos antifólicos.

Limite de Hayflick: limite da capacidade das células humanas de se dividirem para gerar outras células idênticas a elas, que ocorre devido ao encurtamento dos telômeros.

Linfedema: condição na qual o fluido em excesso se aglomera nos tecidos e causa inchaço, geralmente indolor. É causado pela remoção ou danos aos linfonodos, provocados pelas terapias.

Linfócitos B: glóbulos brancos que combatem as infecções.

Linfócitos T: glóbulos brancos que desempenham um papel central na resposta imune adaptativa (que se adapta aos diversos agentes patogênicos).

Linfócitos: tipo de glóbulos brancos responsáveis pelas respostas imunes. Os dois principais tipos de linfócitos são as células B, que produzem anticorpos que atacam as bactérias e as toxinas, e as células T, que atacam as células do corpo quando são agredidas por vírus ou se tornam cancerígenas.

Linfoma: tumor do sangue que parte dos linfócitos do sistema imunológico.

Linfomas não Hodgkin (LNH): grupo heterogêneo de tumores malignos que se originam nos linfócitos B e T. Diferem dos linfomas Hodgkin pela ausência de determinado tipo de células tumorais. Diagnosticar corretamente o linfoma é essencial para poder estabelecer a terapia mais eficaz.

Linfonodos sentinela: primeiros linfonodos afetados por uma metástase. O linfonodo sentinela fornece informações sobre a eventual difusão do tumor.

Linfonodos: pequenas glândulas pertencentes ao sistema linfático e que desempenham uma função imunológica fundamental, pois capturam bactérias e células tumorais que viajam pelo corpo por meio da linfa.

Magnésio: metal e nutriente essencial para todos os tipos de célula, envolvido em muitos processos do corpo, entre os quais a sinalização dos nervos, a construção de ossos saudáveis e a normal contração muscular.

Mastectomia: remoção cirúrgica da mama inteira, realizada em pacientes com câncer de mama (a maior parte do sexo feminino) ou em pessoas com alto risco de desenvolvê-lo.

Medula espinhal: estrutura pertencente ao sistema nervoso central, localizada no interior do canal vertebral. Estabelece a comunicação entre o cérebro e o restante do organismo.

Medula óssea: tecido mole contido nas cavidades internas dos ossos, nas quais se formam as células sanguíneas (glóbulos vermelhos, glóbulos brancos, plaquetas, monócitos, linfócitos e neutrófilos) que combatem as infecções e geram novas células do sangue.

Melanócitos oculares: melanócitos presentes na membrana uveal ocular e no epitélio da retina e da íris, que dão cor à coroide e à íris.

Melanócitos: células especializadas na síntese da melanina. Encontram-se na epiderme, no bulbo piloso, na membrana uveal ocular, no epitélio pigmentado da retina e na íris.

Melanoma: tumor maligno da pele que se desenvolve a partir dos melanócitos, células que produzem o pigmento chamado melanina, e que muitas vezes se apresenta em forma de pinta. É um dos tumores de pele mais perigosos.

Mesotelioma: tumor maligno do mesotélio (revestimento das cavidades do corpo e dos órgãos nelas contidos). Costuma ocorrer na cavidade torácica.

Metabolismo: conjunto de reações bioquímicas necessárias para a manutenção, a renovação e o crescimento das células e dos organismos.

Metástase: células tumorais que se espalham do local onde se formaram para outras partes do corpo.

Metilprednisolona: glucocorticoide sintético com propriedades anti-inflamatórias, imunossupressoras e antialérgicas.

Microbiota: população de microrganismos que vivem no corpo humano sem prejudicá-lo. A microbiota intestinal é composta pelos microrganismos do intestino.

Mieloma: tumor que afeta os glóbulos brancos, fundamentais para a produção de anticorpos.

Minerais: micronutrientes utilizados pelo organismo para regular os fluidos corporais e os processos vitais das células, para a formação dos ossos e em muitos processos metabólicos. São minerais o cálcio, o fósforo, o magnésio, o potássio, o cloro, o sódio e o ferro.

Mioesteatose: infiltração ou acúmulo de gordura nos músculos.

Mitocôndrias: organelas (estruturas especializadas no interior de grande parte das células) nas quais é produzida a maior parte da energia necessária para as reações bioquímicas da célula.

Moléculas reativas de oxigênio: moléculas que promovem a apoptose (morte celular programada) mediante a ativação nas células tumorais dos processos de suicídio celular.

Mutações do gene KRAS: mutações genéticas entre as mais ligadas ao câncer. São frequentes nos tumores de pulmão, colorretal e pâncreas e podem criar metástases. Nas células saudáveis, o gene KRAS funciona como um interruptor *on-off*, que regula o crescimento celular, mas, quando sofre mutação, pode permanecer bloqueado na posição *on*, levando à multiplicação descontrolada das células.

Neoplasia: crescimento celular anômalo, que pode ser benigno ou maligno.

Neulastim: medicamento que estimula o crescimento de glóbulos brancos e reduz o risco de infecções.

Neuroblastoma: tumor que se origina nas células do sistema nervoso, na maior parte dos casos em recém-nascidos e crianças. Forma-se a partir dos neuroblastos, células nervosas imaturas ou em via de desenvolvimento, presentes no sistema nervoso simpático, composto por nervos espalhados em todo o organismo e que controlam funções corporais involuntárias, como os batimentos cardíacos. Normalmente inicia-se nas glândulas adrenais, mas também pode ter origem no abdômen, no tórax ou no tecido nervoso próximo à espinha dorsal.

Neuropatia: doença ou mau funcionamento dos nervos.

Neutrófilos: tipo de glóbulos brancos pertencentes à categoria dos granulócitos. Apresentam pequenas bolsas (grânulos) contendo enzimas que digerem os microrganismos. Também conhecidos como leucócitos polimorfonucleares.

Neutropenia: número anormalmente baixo de um tipo de glóbulos brancos.

Nevos atípicos: nevos (pintas) assimétricos, de diversas cores e contornos irregulares ou não definidos.

Oligoastrocitoma: forma de glioma de baixa malignidade, com composição mista de astrocitoma e oligodendroglioma.

Oligodendrócitos: células da glia que produzem mielina, substância que reveste e protege as fibras nervosas.

Oligodendroglioma: tumor cerebral raro da glia, que tem origem nos oligodendrócitos e se manifesta principalmente no córtex e na matéria branca dos hemisférios cerebrais.

Ômega 3: ácidos graxos essenciais que reduzem os níveis de colesterol LDL (colesterol "ruim") no sangue. Encontram-se nos óleos de peixe e em alguns alimentos vegetais e são utilizados por combater triglicérides altos, artrite reumatoide, depressão, formas de demência e asma.

Oncogenes: genes mutados que, teoricamente, podem provocar o câncer. Trata-se de versões transformadas dos mesmos genes que promovem o crescimento normal das células e aceleram o envelhecimento (por exemplo, Ras, AKT, PKA).

Oncossupressores: genes presentes nas células saudáveis do corpo que impedem a divisão das células (ou seja, a geração de outras células) e permitem suprimir as células danificadas segundo um mecanismo chamado "apoptose".

Organização Mundial de Saúde (OMS): agência especializada das Nações Unidas que se ocupa da gestão e da coordenação das políticas sanitárias.

Osteopenia: condição caracterizada por massa óssea ou densidade mineral óssea inferior ao normal, menos grave do que a osteoporose.

Osteoporose: condição caracterizada pela diminuição da quantidade e da espessura do tecido ósseo, que causa fragilidade óssea e fraturas.

Oxaliplatina: medicamento quimioterápico que se liga ao DNA e interfere nas fases do ciclo celular, causando a morte das células tumorais. É utilizado para tratar tumores em estágios avançados, entre os quais o câncer colorretal.

Oxigenoterapia hiperbárica: terapia que consiste em respirar oxigênio puro em ambiente pressurizado (caracterizado por níveis de pressão muito superiores aos da atmosfera).

Palbociclibe: medicamento usado para tratar o câncer de mama e impedir seu crescimento.

Penicilina: antibiótico usado para tratar inúmeras infecções.

PET (tomografia por emissão de pósitrons): técnica diagnóstica que prevê a administração por via endovenosa de um medicamento radioativo e o acompanhamento de seu percurso pelos órgãos. Diversos medicamentos se ligam a determinadas células ou substâncias, evidenciando sua presença. Por exemplo, ao se injetar uma pequena quantidade de glicose radioativa, é possível identificar as células tumorais do corpo, que tendem a absorver mais glicose do que as células normais. Trata-se, portanto, de uma técnica útil para confirmar um diagnóstico de câncer e para monitorar um tumor já diagnosticado ou a eficácia de seu tratamento.

Plaquetas (trombócitos): fragmentos de células da medula óssea (megacariócitos), situados no sangue e no baço. Auxiliam o processo de coagulação do sangue, reunindo-se perto de feridas para desacelerar ou deter o sangramento.

Policitemia: tumor raro do sangue, provocado por uma alteração nas células da medula óssea, que resulta em uma produção descontrolada das células sanguíneas.

Polifenóis: substâncias presentes no mundo vegetal que dão cor a algumas flores, frutas e verduras e têm propriedades antioxidantes.

Potássio: íon de carga elétrica positiva (cátion), fundamental para a regulação da pressão sanguínea e do conteúdo de água nas células, para a transmissão dos impulsos nervosos, a digestão, a contração muscular e os batimentos cardíacos.

Prednisolona: medicamento esteroide que exerce uma função anti-inflamatória e imunossupressora.

Probióticos: microrganismos vivos, usados como suplementos alimentares para auxiliar a digestão e a normal função intestinal. O probiótico mais comum é o *Lactobacillus acidophilus*, encontrado no iogurte.

Progesterona: hormônio secretado pelo ovário. Atua no ciclo menstrual e nas primeiras fases da gravidez.

Prostatectomia radical: intervenção cirúrgica de remoção parcial ou total da próstata e de parte do tecido que a circunda, incluídas as vesículas seminais (glândulas que ajudam a produzir o esperma).

Proteína de morte celular programada 1 (PD-1): proteína presente na superfície de alguns tipos de célula imunológica, que contribui para o controle das respostas imunes do corpo.

Proteína: molécula composta por aminoácidos. As proteínas são a base das estruturas do corpo, como a pele e os cabelos, e de substâncias fundamentais para o organismo, como enzimas, citocinas e anticorpos.

Proto-oncogene: gene envolvido no crescimento das células. Mutações em um proto-oncogene podem transformá-lo em um oncogene, que, por sua vez, pode causar o crescimento de células tumorais.

Queratinócitos: principais células que compõem e constituem cerca de 95% da pele.

Quimioterapia adjuvante: terapia quimioterápica administrada após a cirurgia, cujo objetivo é aumentar as probabilidades de cura e reduzir o risco de recaídas.

Quimioterapia neoadjuvante: terapia quimioterápica administrada antes da cirurgia, cujo objetivo é otimizar o resultado do tratamento cirúrgico.

Quimioterapia: administração de um ou mais medicamentos que agem nas células tumorais, eliminando-as, desacelerando seu crescimento ou evitando sua propagação em outros tecidos.

Quinase: tipo de enzima (proteína que acelera as reações químicas no corpo) capaz de regular inúmeros processos celulares, especialmente a transmissão de sinais internamente à célula. Trabalha modificando açúcares ou proteínas mediante o acréscimo de fosfatos (moléculas compostas por fósforo e oxigênio), de acordo com um processo chamado "fosforilação".

Radicais livres: moléculas tóxicas que podem danificar o DNA e muitos outros componentes das células e induzir as células tumorais a se suicidarem.

Radioterapia (PORT, *postoperative radiation therapy*): tratamento com radiações ionizantes de alta energia, muitas vezes utilizadas para destruir as células tumorais e impedir seu crescimento e sua multiplicação na área tratada. As radiações podem provir de uma máquina (radiações externas) ou de um dispositivo implantado dentro ou próximo do tumor (radiação interna).

Rapamicina: inibidor da quinase. Ao inibir a via metabólica de sinalização S6K-mTOR, aumenta os níveis de glicose no organismo.

Ras-PKA: uma das principais vias de sinalização que aceleram o envelhecimento, ativada pela glicose. A inibição dos genes pró-envelhecimento com uma dieta com baixo teor calórico e de glicose, como a dieta que imita o jejum, pode permitir que as células vivam por mais tempo.

Rasval19: mutação semelhante a uma mutação oncogênica.

Receptores do hormônio de crescimento (GHR): proteínas codificadas pelo gene GHR que regulam o crescimento e o envelhecimento, além de disciplinar o metabolismo e diversos processos fisiológicos.

Receptores: proteínas capazes de se unir a determinados hormônios. Algumas células tumorais têm receptores hormonais e precisam de hormônios para crescer, enquanto outras não têm receptores e crescem na ausência desses hormônios. Saber se o câncer é positivo ou negativo para os receptores hormonais pode ajudar a planejar o tratamento.

Resistência diferencial ao estresse (DSR): criação das condições que tornam as células saudáveis mais resistentes às terapias.

Ressonância magnética (RMI): técnica usada para o diagnóstico de diversas doenças. Utilizando os campos magnéticos, permite gerar imagens detalhadas do corpo humano e evita intervenções cirúrgicas ou radiações de tipo X.

S6K-mTOR (alvo da rapamicina em mamíferos): proteína que contribui para regular diversas funções, como a divisão e a sobrevivência celular, e que integra as informações provenientes dos nutrientes que atuam como centro de controle para o metabolismo e o crescimento das células saudáveis. Pode ser mais ativa em alguns tipos de células tumorais do que nas normais, e bloqueá-la pode causar a destruição das células tumorais.

S6K-TOR: uma das principais vias de sinalização que aceleram o envelhecimento, ativada por aminoácidos e proteínas. A inibição dos genes pró-envelhecimento com uma dieta com baixo teor calórico e baixos níveis de glicose, como a dieta que imita o jejum, pode ajudar as células a viver por mais tempo.

Sarcoma: tipo de câncer que se inicia nos ossos ou nos tecidos moles do corpo, como a cartilagem, a gordura, os músculos, os vasos sanguíneos, o tecido fibroso ou outros tecidos conjuntivos ou de suporte.

Sarcopenia: redução da massa muscular associada ao envelhecimento natural.

SCH9/S6K-TOR: genes do envelhecimento na via metabólica dos aminoácidos e das proteínas.

Senescência replicativa: envelhecimento da capacidade das células de gerar outras novas, o que pode impedir que as células se dividam.

Sensibilidade diferencial ao estresse (DSS): criação das condições que tornam as células tumorais mais vulneráveis às terapias.

Síndrome de Laron: condição caracterizada pela carência do receptor do hormônio de crescimento e por baixos níveis do fator de crescimento semelhante à insulina tipo 1 (IGF-1), que leva a pessoa afetada a ter baixa estatura.

Síndromes paraneoplásicas: sintomas desencadeados pelo tumor para além do efeito de sua massa no órgão afetado. Muitas vezes são diagnosticadas em pacientes oncológicos em estágio avançado (como a caquexia neoplásica).

Sistema linfático: conjunto formado pelos tecidos e órgãos (entre os quais a medula óssea, o baço, o timo e os linfonodos) que produzem e conservam as células que combatem as infecções e as doenças.

Sistema nervoso simpático: sistema nervoso ativado em condições de estresse e em situações de emergência (ao contrário do sistema nervoso parassimpático, que regula as funções em repouso). Ambos os sistemas nervosos controlam as funções corporais involuntárias.

Sistema urogenital: conjunto formado pelo aparelho urinário e pelo aparelho genital.

Sobrevida livre de recidivas (ou recaídas): período no fim dos tratamentos no qual o paciente sobrevive sem sinais nem sintomas de tumor. Medir a sobrevida livre de recidivas (ou recaídas) é um modo de avaliar a eficácia de novos tratamentos.

Sódio: mineral presente em grande quantidade no organismo. Regula o equilíbrio dos fluidos corporais e está presente no sangue e nos tecidos conjuntivos e ósseos, bem como nas cartilagens.

Tamoxifeno: medicamento que bloqueia a ação dos estrogênios. É usado na terapia hormonal para tratar o câncer de mama.

Taxol: medicamento quimioterápico que inibe a divisão celular.

Tecnologia da nutrição: conjunto de tecnologias e métodos analíticos de ponta, baseados na pesquisa tradicional sobre a nutrição humana.

Telomerase: enzima ativada pelas células tumorais, capaz de manter o telômero suficientemente longo para permitir que a célula continue a crescer.

Telômeros: pequenos segmentos de DNA nas extremidades dos cromossomos. Se forem suficientemente longos, a célula pode continuar a gerar outras novas. Se forem encurtados, o crescimento celular se interrompe, e a célula é definida como "senescente" ou velha.

Terapia antiangiogênica: tratamento que reduz o crescimento de novos vasos sanguíneos por meio da utilização de anticorpos que inibem os sinais enviados pelo tumor para ativar a angiogênese.

Terapia hormonal: tratamento voltado a acrescentar, remover ou bloquear hormônios, a fim de desacelerar o crescimento das células tumorais ou destruí-las. Pode prever o uso de hormônios ou de antagonistas hormonais para inibir hormônios já presentes no organismo.

Teste de PSA (antígeno prostático específico): exame de sangue destinado a detectar uma proteína produzida pela próstata para o diagnóstico precoce e o controle do câncer de próstata em pacientes assintomáticos.

Testosterona: hormônio produzido principalmente nos testículos (parte do sistema reprodutor masculino), necessário para desenvolver e manter as características sexuais masculinas. Também pode ser produzido em laboratório e é usado para tratar algumas condições médicas.

Tomografia axial computadorizada (TAC) ou tomografia computadorizada (TC ou *CT*, *Computed Tomography*): técnica de aquisição de imagens médicas detalhadas, utilizada em radiologia para fins de diagnóstico.

Tomografia computadorizada com contraste: tipologia de TAC na qual o paciente recebe uma injeção (ou, em alguns casos específicos, uma administração oral) de uma substância iodada que permite visualizar o estado dos vasos sanguíneos, dos linfonodos e dos tecidos de alguns órgãos.

Toxicidade: capacidade de uma substância química ou farmacêutica de causar danos a organismos vivos (animais ou vegetais) que a absorvem ou entram em contato com ela.

Toxinas: produtos residuais do metabolismo ou substâncias provenientes do ambiente externo (por exemplo, de uma alimentação inadequada ou da poluição). Normalmente, são eliminadas pelo organismo, mas, quando em excesso, podem depositar-se nos tecidos.

Tratamentos citotóxicos: tratamentos com efeito tóxico sobre as células.

Triglicérides: gorduras que nosso corpo absorve sobretudo por meio da alimentação, com um pequeno porcentual produzido pelo fígado. Constituem grande parte das gorduras presentes nos alimentos e no organismo humano.

Trombocitopenia: condição caracterizada por um baixo número de plaquetas (trombócitos), importantes para a coagulação do sangue e a interrupção do sangramento.

Tumores ginecológicos: tumores relacionados ao aparelho reprodutor feminino e que afetam especialmente o útero e os ovários.

Tumores hematológicos (ou hematopoiéticos malignos): tumores que afetam o sangue, a medula óssea e os linfonodos. Entre eles se encontram diversos tipos de leucemia.

Tumores sólidos: tumores formados por uma massa compacta, de estrutura semelhante ao tecido celular saudável. Distinguem-se dos tumores do sangue e da linfa, nos quais as células tumorais ficam suspensas nos líquidos.

Urografia: teste radiológico específico para examinar o trato urinário, ou seja, os órgãos e os ductos pelos quais transita a urina.

VEGF (fator de crescimento endotelial vascular): proteína de sinalização que promove o crescimento de novos vasos sanguíneos (angiogênese). Contribui para o crescimento dos tumores e é inibida por alguns medicamentos antitumorais.

Ventrículos cerebrais: quatro cavidades comunicantes dentro do cérebro, nas quais circula o líquor ou líquido cefalorraquidiano (LCR), que permeia o sistema nervoso central e o protege de eventuais traumas.

Vias de sinalização: mecanismos de transmissão de sinais do exterior para o interior da célula.

Vias metabólicas: séries ordenadas de reações químicas, catalisadas por enzimas, nas quais o produto de cada reação participa da reação sucessiva, até chegar ao último produto.

Vitamina C: nutriente de que o corpo necessita em pequenas quantidades para permanecer saudável. Ajuda a combater infecções, a curar feridas e a manter os tecidos saudáveis.